BAKTERIOLOGIE FÜR ZAHNÄRZTE

EINFÜHRUNG
IN DIE MIKROBIOLOGIE UND
INFEKTIONSKRANKHEITEN

VON

PROF. DR. ARTHUR SEITZ
HYGIENISCHES INSTITUT DER UNIVERSITÄT LEIPZIG

ZWEITE AUFLAGE

MIT 7 TAFELN

BERLIN UND LEIPZIG
WALTER DE GRUYTER & CO.
VORMALS G. J. GÖSCHEN'SCHE VERLAGSHANDLUNG - J. GUTTENTAG, VERLAGS-BUCHHANDLUNG - GEORG REIMER - KARL J. TRÜBNER - VEIT & COMP.
1930

---

vormals G. J. Göschen'sche Verlagshandlung — J. Guttentag, Verlagsbuchhandlung — Georg Reimer — Karl J. Trübner — Veit & Comp.
Berlin und Leipzig.

Druck von Metzger & Wittig in Leipzig.

Vorwort zur ersten Auflage.

Die Entwicklung, welche die wissenschaftliche Zahnheilkunde in dem letzten Jahrzehnt genommen, hat auch die Anforderungen an die Ausbildung in der öffentlichen Gesundheitspflege und Bakteriologie gesteigert.

Für denjenigen, der seine Kenntnisse, welche einschlägige Vorlesungen und Übungen vermittelten, auffrischen oder erweitern will, soll das vorliegende Buch ein Leitfaden sein.

Ein kurzes Eingehen auf das Weben der Kleinlebewesen, nutzbringend oder verderblich, im Haushalte der Natur, schien bei dem Zusammenhange der Bakteriologie mit Medizin und Naturwissenschaft gerechtfertigt.

Für die schönen Zeichnungen nach mikroskopischen Originalpräparaten sei auch an dieser Stelle Herrn Dr. med. Max Fischer, Assistent am Hygienischen Institut, herzlicher Dank ausgesprochen.

Leipzig, Juni 1922.

A. Seitz.

Vorwort zur zweiten Auflage.

Die gute Aufnahme, welche die erste Auflage gefunden hat, bewies, daß das Bedürfnis zu einem Leitfaden der Bakteriologie mit Einführung in die Prinzipien der Immunitätswissenschaft und Mikrobiologie in den Kreisen der Zahnärzte vorlag.

Binnen einigen Jahren ist nun eine Neuauflage notwendig geworden. In ergänzter und hoffentlich verbesserter Gestalt, in neuem in dankenswerter Weise vom Verlage besorgten Gewande, liegt die Neuauflage vor.

Möge sie zur Ergänzung des Unterrichts und als Nachschlagebuch für den Zahnarzt, wie ihre Vorgängerin, freundlich aufgenommen werden.

Leipzig, Juni 1930.

A. Seitz.

Inhaltsverzeichnis.

Erstes Kapitel.

Allgemeine Morphologie der Mikroorganismen.

Betrachten wir die phylogenetische Entwicklung derselben, so finden wir auf der untersten Stufe die Bakterien; von ihnen zweigen sich ab, einmal durch das Zwischenglied der Streptotricheen die echten Schimmel- und Sproßpilze, sodann durch Vermittlung der Spirochäten die echten Protozoen. Die Bakterien werden meistens auch als Schizomyzeten (σχίζω = ich spalte) oder Spaltpilze bezeichnet, eine Nomenklatur (Naegeli), welche zwei ihrer allgemeinsten Charaktere gerecht wird, wenn sie auch in rein morphologischer Beziehung den Pilzen nicht nahe stehen. Sie vermehren sich durch einfache Spaltteilung und stehen den Algen näher, als irgendeine andere Klasse des Pflanzenreichs; mit den Algen haben sie, wenigstens der überwiegenden Mehrzahl nach, die Eigenschaft gemeinsam des Chlorophylls zu entbehren. Die Länge und Dicke der Bakterien ist eine sehr schwankende Größe: es gibt unter ihnen solche, welche eine Länge von 24—30 μ (1 μ = 0·001 mm) und eine Breite von 3—5 μ erreichen, so der größte bekannte Bazillus, der Bacillus Bütschlii, andere werden 9 μ lang und fast 1 μ dick, z. B. der Bazillus des malignen Ödems; kürzer ist der Milzbrandbazillus, welcher nur bis 4 μ lang wird, dagegen eine Breite von 1·5 μ erreicht. Die verschiedensten Abstufungen in den Größenverhältnissen führen sodann zu den kleinsten Vertretern, zu denen der Bazillus des Maltafiebers mit 0·4 μ Länge und 0·3 μ Breite, sowie der Influenzabazillus mit Abmessungen von 0·4 × 0·3 μ gerechnet werden. Die Einteilung der Bakterien erfolgt am zweckmäßigsten nach den morphologischen Prinzipien, auf denen Ferdinand Cohn sein System der Bakterien aufbaute, nachdem er sein Gesetz von der Konstanz der Form formuliert hatte. Bakterien

Demnach werden unterschieden drei Grundformen: die Kugel, das Stäbchen und die Schraube, denen drei Gattungen entsprechen, die Kokken, die Bazillen und die Spirillen.

Die Kugelbakterien oder Kokken haben entweder vollkommen runde Gestalt und können sich in ungleich große Häufchen oder Trauben (z. B. Staphylokokken) gruppieren oder immer in derselben Richtung des Raumes wachsend, Ketten bilden (z. B. Streptokokken). Bleiben die einzelnen Kokken zu zweien aneinander haften, so bezeichnet man sie als Diplokokken. Erfolgt die Teilung in zwei aufeinander senkrechten Dimensionen, so daß tafelförmige Verbände resultieren, so haben wir Tetragenus- oder Tafelkokken, während bei der Teilung in den drei Richtungen des Raumes Würfel von je acht Individuen entstehen, welche man Sarcina nennt, Warenballen- oder Paketkokken.

Eine besonders kleine Form von Kokken wird Mikrokokken genannt, wobei die Zugehörigkeit zur Kugel- oder Stäbchenform nicht selten wegen ihrer Kleinheit zweifelhaft sein kann (z. B. Micrococcus seu Bacillus melitensis).

Die Stäbchenbakterien oder Bazillen kommen als plumpe (z. B. Bacterium coli, Milzbrandbazillus) oder als feine Stäbchen vor (z. B. Influenzabazillus), wobei die Enden scharf abgeschnitten (Milzbrand) oder abgerundet sein können (Fäulnisbazillen). Sie können auch elliptische Gestalt annehmen und sich so der Eiform nähern (z. B. Pestbazillen) oder zugespitzte Enden aufweisen und spindelförmig werden (z. B. Spießbazillen). Die Form des Stäbchens ist nicht immer eine ganz gerade: sie kann etwas gekrümmt sein (Bacillus oedematis malignis), wodurch die Vibrioform vorgetäuscht wird. Ebenso können Scheinfäden entstehen, wenn die Teilindividuen in zusammenhängendem Verbande bleiben (Milzbrand) oder die Stäbchenform wird verschleiert durch Aneinanderkleben der einzelnen Bazillen, eine „palisaden- oder fingerförmige“ Anordnung, welche besonders charakteristisch für den Diphtheriebazillus ist.

Die Schraubenbakterien werden entweder als Spirillen oder als Vibrionen bezeichnet, je nachdem sie eine vollständige Schraube mit mehreren ganzen Windungen oder nur einen Abschnitt einer Schraube ausmachen.

Der Choleravibrio wird mit Unrecht noch Kommabazillus genannt, denn er ist nicht etwa, wie man nach der Bezeichnung annehmen könnte, nur in einer Ebene gekrümmt, sondern echter Schraubenabschnitt. Auch innerhalb dieser Bakterienklasse kommen die verschiedensten Größenunterschiede vor, die Länge der einzelnen Schrauben schwankt zwischen 4—15 μ (Spirillum tenue) und 25—30 μ (Spirillum volutans).

Die vorhin betonte Konstanz der Form innerhalb der einzelnen Bakterienarten und deren Verbände, läßt dennoch eine gewisse Pleomorphie zu, so daß sich die gleiche Bakterienart in verschiedener Wuchsform präsentieren und innerhalb dieser noch weitere individuelle Differenzierungen vorkommen können. Allerdings sind alle diese Schwankungen nicht die Regel, sondern meistens durch die Evolution oder Involution des Mikroorganismus, durch spezielle Ernährungsbedingungen usw. bedingt, wobei der allgemeine Artcharakter stets bewahrt und erkennbar bleibt.

Streptotricheen Gewisse morphologische Eigenarten weisen denselben einen Platz an zwischen den Pilzen und den Bakterien. Man hat sie daher auch Mykobakterien, d. h. Pilzbakterien genannt. Myzelartiges Wachstum, echte Verzweigungen, die Ausbildung von Keulenformen, welche als Degenerationsformen aber auch als Analoga der zum Schutze gebildeten Kapseln bei den Bakterien gedeutet werden, beweisen die Verwandtschaft, welche zwischen ihnen und den echten Pilzen besteht. Andrerseits zerfallen die Fäden häufig in Stäbchen oder kokkenartige Gebilde, und umgekehrt besitzen wir in manchen Bakterienarten Zwischenglieder, welche durch ihre abnormen Wuchsformen die Brücke schlagen zwischen den Streptotricheen (nach Kruse besser ganz allgemein „Strahlenpilze" genannt) und den Schizomyzeten. Tuberkel-, Diphtherie-, Rotz-, gelegentlich auch Rotlauf- und Pestbazillen gehören zu den interessanten Vertretern, welche diesen Bimorphismus aufweisen; sie wachsen gelegentlich in Kulturen, sehr selten im Tierkörper, Sputum und membranösen Auflagerungen zu Fäden mit echten Verzweigungen und Keulenformen aus. Lediglich als Degenerationsformen können sie nach unseren heutigen Kenntnissen wohl nicht mehr angesprochen werden, treten sie doch gerade dann, wenn die Wachstumsbedingungen ungünstig sind, z. B. bei Erschöpfung des Nährbodens, wo man also am ehesten degenerative Formen erwarten sollte, nicht auf. Vielmehr treten sie nach den Beobachtungen Friedrichs auf dem Höhepunkte der Entwicklung auf. Ähnliches fanden Lubarsch und Schulze, welche Verästelungen bei Bakterien dann fanden, wenn dieselben auf dem Höhepunkte der Vegetation auf engem Raume wuchsen. Wir haben es also mit ganz charakteristischen Wuchsformen zu tun, wenn diese auch zu den Seltenheiten gehören, und das ursprüngliche Stäbchen die dominante Wuchsform der Tuberkel-, Diphtherie-, Rotz- und anderen Bazillen bleibt. Diese Mikroben wegen der gelegentlich auftretenden überraschenden abnormen Wuchsform ganz aus der Klasse der Bakterien streichen zu wollen, und sie unter die Hyphomyzeten einzureihen, muß daher als nicht gerechtfertigt erscheinen, wenn es auch eine interessante Erscheinung ist, die weit häufiger vorkommt, als man früher annahm. Die Strahlenpilze gehören zur Ordnung der Hyphomyzeten und zur Familie der Trichomyzeten. Zahlreiche Gattungen sind vertreten, von denen speziell die zwei pathogenen bekannt sind: Der Aktinomyces oder Strahlenpilz stricto sensu, bildet echte Verästelungen bei strahlenförmiger Anordnung in Drusen, und der Streptothrix mit gleichfalls echten Verästelungen, aber ohne strahlenförmige Anordnung. Häufig sind übrigens auch Abweichungen in diesem letzteren Verhalten zu konstatieren. In Brunnen und Wasserleitungen kommen vor zwei saprophytische, Cladothrix und Leptothrix, erwähnenswert wegen ihrer Scheinverzweigung. Die Schimmelpilze (Fungi) auch Fadenpilze genannt, sind die bekanntesten Vertreter der niederen Pilze. Als graugrüner Rasen wachsen sie an feuchten Stellen in Wohnräumen, überziehen in kurzer Zeit Nahrungsmittel aller Art und beeinträchtigen durch ihr Wachstum den Wohlgeschmack derselben. Vom ökonomischen Standpunkte aus

Schimmel- und Sproßpilze

sind sie ferner deshalb wichtig, weil sie, wenn sie als „Hausschwamm“ auftreten, die Festigkeit der Gebäude untergraben können. Manche von ihnen vermögen aber auch für Tier und Mensch direkt pathogen zu werden. Die Schimmel- oder Fadenpilze setzen sich aus Zellen, Hyphen zusammen, welche bis zu 10 μ im Durchmesser groß werden, anfangs aus farblosem Plasma bestehen, später jedoch durch Bildung feinster Fetttröpfchen und Aufnahme von Farbstoff ein körniges buntes Aussehen erhalten. Ihr Wachstum erfolgt durch Verlängerung an den Spitzen (Spitzenwachstum), wobei der Faden sich gliedert und durch Teilung der Endzelle echte Verzweigung zustandekommen kann. Das wirre Geflecht der Hyphen, welches, auf dem Nährsubstrat wuchernd, aus diesem Nahrung zieht, nennt man Myzelium. Besondere Hyphen, welche in die Höhe wachsen und der Erhaltung und der Verbreitung der Art dienen, sind die Fruchthyphen; diese tragen an der Spitze die Sporen, welche äußerst resistent gegen äußere Einflüsse sind. Vom Mutterfaden abgetrennt und auf ein anderes Nährsubstrat übertragen, können sie zu Keimschläuchen und neuen Fäden auswachsen. Manchmal bilden mehrere Hyphen zusammen derbe, verdickte Gebilde, reich an Reservestoffen, Sklerotien genannt, welche den Pilz gegen ungünstige äußere Einflüsse schützen sollen. Bei Penicillium glaucum, dem gemeinen grünen Pinselschimmel, teilen sich die Fruchthyphen in feine Äste, die Basidien, aus denen feinere Ästchen, die Sterigmen, pinselartig hervorgehen, welche an ihren Enden eine Reihe von Sporen tragen, welche sich durch einfache Abschnürung abtrennen. Penicillium brevicaule (siehe Speziellen Teil).

Aspergillus glaucus, der gelbgrüne Kolbenschimmel, zeigt keine Teilung am Ende der Fruchthyphen. Diese schwellen vielmehr kolbenförmig an, am Ende des Kolben radiär angeordnet die Sterigmen, und auf diesen die sich abschnürenden Sporen tragend. Je nach der Färbung unterscheidet man Aspergillus glaucus, flavescens, niger, fumigatus. Sie vegetieren besonders auf Fruchtsäften.

Mucor mucedo, der Köpfchenschimmel, bildet seine Sporen in einer kleinen runden Blase aus, das Sporangium, welches dem Ende der nicht mit Querwänden versehenen Fruchthyphen aufsitzt. Bei der Reifung der Sporen platzt das Sporangium und entleert seine meist farblosen Sporen nach außen. Die Mucorarten gedeihen gerne auf tierischen Exkrementen.

Oïdium lactis, der Milchschimmel, trägt am Ende der Fruchthyphen eine Kette von endständigen vierkantigen Sporen. Myzel und Sporen sind farblos. Er wird regelmäßig auf saurer Milch angetroffen, ferner parasitiert er als „Mehltau“ auf lebenden Pflanzen. Die Erreger einiger Dermatomykosen des Menschen, so Favus, Herpes tonsurans und Pityriasis versicolor gehören zu den Schimmelpilzen.

Die Sproß- oder Hefepilze (Blastomyzeten) sind in der Natur weit verbreitet und als Erreger der alkoholischen Gärung bekannt. Wie Brefeld zeigte, kommen Übergänge von den Fadenpilzen zu den Sproßpilzen, sowie umgekehrt vor, so daß eine Trennung von Sproß- und Fadenpilzen mehr aus praktischer Erwägung aufrecht erhalten wird. Besonders historisches Interesse haben sie dadurch, daß Leeuwenhoek bereits 1680 kleine Kügelchen in der Bierhefe entdeckte.

Erfinder des Mikroskops waren die Brüder Johannes und Zacharias Janssen, die in Middelburg in Holland um 1590 das erste Mikroskop verfertigten. Die Vergrößerungsmöglichkeit war zunächst gering (50—100fach), sie wurde vermittels der Vervollkommnungen, welche Antonius van Leeuwenhoek (1632—1723) an seinem Mikroskop anbrachte, auf etwa 270—300fache Vergrößerung gebracht.

Bewundernswert ist, was van Leeuwenhoek mit seinem einfachen Instrument alles entdeckte. Er sah zuerst die Infusionstierchen, die Hefe aus Bier und Wein, die Bakterien der Mundhöhle, und zusammen mit dem aus Stettin stammenden Studenten Ludwig v. Hamm 1677 die Spermatozoen des Menschen.

Schwann konnte sodann 1837 die zweifellose Pflanzennatur der Hefezelle dartun. Die Sproßpilze bestehen aus Zellen von etwa 15 μ im Durchmesser, von variabler Form. Innerhalb des von deutlicher Membran umgebenen körnigen Protoplasmas finden sich Vakuolen und Öltröpfchen. Die Zellen zeigen meist Auswüchse, Sprossungen, und diese Art der Fortpflanzung durch Sprossung ist die verbreitetste. Neben dieser existiert noch eine zweite Art der Fortpflanzung, diejenige durch Sporen, welche allerdings nur von einigen besonders geeigneten Zellen und bei einer gewissen Temperatur gebildet werden. Diese endogenen Sporen werden Askosporen genannt.

Die Saccharomyces cerevisiae-Arten, die echten Hefepilze, vermehren sich meistens durch Sprossung, seltener durch Sporen, und rufen dabei in Zuckerlösung Gärung hervor, indem sie den Zucker in Kohlensäure und Alkohol zerlegen. Unterschieden werden die Hefepilze nach ihrem Gärvermögen in Weinhefe und Bierhefe, wobei die erstere die spontane Gärung der zuckerreichen Flüssigkeit (Most) bewirkt, während die Bierhefe, künstlich gezüchtet, der zu vergärenden Flüssigkeit zugesetzt wird. Es gibt verschiedene Rassen, „obergärige", welche sehr stürmische Gärung hervorrufen und die Hefe mitreißen, und „untergärige". Nicht jede Hefe ist im Gärgewerbe brauchbar; man verwendet daher heutzutage nur sorgfältig gezüchtete und im Laboratorium kontrollierte Hefen, deren Reinzucht hauptsächlich durch die Arbeiten E. Chr. Hansens[1] und seine Mitarbeiter (Lindner u. a.) ermöglicht wurde. Die sogenannten „wilden Hefen", welche kein oder ein nur sehr unvollkommenes Gärvermögen besitzen, aber zu Krankheiten des Bieres Veranlassung geben können, so Torula, Monilia, Oïdiumarten, dann auch Schimmelpilze — so Mucorarten mit Gärungsvermögen — werden dadurch ausgeschaltet (Lafar).[2]

Torula vermehren sich lediglich durch Sprossung und bilden Pigment. Die in der Luft verbreitetste ist die Torula rosea.

---

[1] Comptes rendus trav. du laboratoire de Carlsberg, Kopenhagen 1870.
[2] Lafar, Handbuch der technischen Mykologie 1905—07.

Das charakteristischste Merkmal zur Differenzierung der zahlreichen Schimmelpilze ist das rein morphologische der Art der Sporenbildung. Meistens wechselt eine geschlechtlose Fortpflanzung mit einer geschlechtlichen ab, derart, daß aus sexuell befruchteten Sporen eine geschlechtlose Generation hervorgeht, welche ungeschlechtlich erzeugte Sporen (Karposporen) produzieren, aus denen wiederum eine Generation mit sporenbildenden Sexualzellen hervorgeht. Gelegentlich kommen Übergänge von den Fadenpilzen zu den Sproßpilzen vor, indem manche der ersteren unter besonderen Ernährungsbedingungen, beispielsweise innerhalb von zuckerhaltigen Nährmedien, Sprossungen hervorstülpen, welche morphologisch und biologisch von den echten Sproßpilzen nicht zu trennen sind. Diese fakultative Hefewuchsform wandelt sich jedoch sofort wieder in die für die Art übliche Fadenform, wenn bei der Vergärung des Zuckers die Kohlensäure die Zelle an die Oberfläche treibt.

Spirochäten

Über die Stellung der Spirochäten im System herrschte noch bis vor kurzem große Uneinigkeit. Seit den Untersuchungen Schaudinns jedoch, dem sich die Mehrzahl der modernen Forscher angeschlossen hat, werden die Spirochäten von den Spirillen (Bakterien) abgetrennt und den Protozoen (Flagellaten) zugerechnet. In der Tat finden wir bei vielen Spirochäten deutliche undulierende Membran (Periblast mit eingelagerten Fibrillen), während die starre, feste Membran der Bakterien und daher die Fähigkeit der Plasmolyse ihnen abgeht, ferner eine Vermehrung durch Längsteilung. Mit den Flagellaten haben sie auch gemeinsam die Übertragbarkeit durch Zwischenwirte, die leichte Beeinflussung durch Arsenikalien, sowie die nur schwer gelingende Züchtung. Es ist jedoch von einer ganzen Reihe von Autoren auch Querteilung der Spirochäten beobachtet worden, ferner seitliche Begeißelung, so daß die Auffassung der Spirochäten als eine den Protozoen äußerst nahestehende Übergangsform zwischen Pflanzen und Tierreich auch manches für sich hat.[1]

Ob nun die zur Spirochätengruppe zusammengefaßten Organismen an sich eine einheitliche Klasse darstellt, ist noch Kontroversen unterworfen; enge Beziehungen bestehen immerhin zwischen den saprophytischen Arten (Spirochaeta balbiani oder große Muschelspirochäte; Spirochaeta buccalis und denticola in der Mundhöhle des Menschen) und den später näher zu besprechenden pathogenen Vertretern.

Die Spirochäten sind äußerst feine, korkzieherartig gewundene ein-

---

[1] Hartmann, M., Praktikum der Protozoologie. II. Aufl. Jena 1910. — Hölling, A., Spirillum giganteum u. Spirochaeta balbiani, 1907 (Arch. f. Protistenkunde 1909). — Swellengrebel, N. H., Sur la cytologie comparée des Spirochaetes et des Spirilles, 1907 (Ann. Pasteur, T. 27). — Schellack, Studien zur Morphologie u. Systematik der Spirochäten aus Muscheln, 1909 (Arb. aus dem K. Gesundh., Bd. 30). — Gaude, Bruno, Die Spirochäten der menschlichen Mundhöhle, (Inaug.-Dissert. Königsberg 1919).

zellige Mikroorganismen, welche einerseits durch ihre undulierende Membran, oder wenigstens die Anlage dazu, den Randfaden, und große Flexibilität, engste Beziehungen zu den Flagellaten (Trypanosomen) haben, andererseits durch ihre geringe Größe und Kernverhältnisse (in Chromidien aufgelöst oder zu einem Kernstab ausgezogen) zu den Bakterien hinüberleiten.

Spirochaeta buccalis und dentium, stets im Zahnbelag zu finden, die kleinere Spirochaeta dentium ist rein kultiviert.

Spirochaeta refringens und pallida. Der Buccalis sehr ähnlich ist die Spirochaeta refringens. Diese ist ziemlich dick, stark lichtbrechend, besitzt wenige flache Windungen, die sich zwecks Lokomotion stark verändern, außerdem eine deutliche undulierende Membran. Die Pallida hingegen, der Dentium ähnlich, ist äußerst zart, schwach lichtbrechend, besitzt zahlreiche regelmäßige, aber kurze Windungen, die bei der Lokomotion formbeständig sind. Sie ist 10—20 μ lang, die Tiefe der Windungen beträgt 1—1·5 μ, die Winkel der beiden Schenkel einer Windung sind kleiner als 90°. Beide Spirochäten finden sich an der Oberfläche von syphilitischen Produkten.

Spirochaeta Obermeieri, pathogener Blutparasit, Erreger des Rekurrensfiebers des Menschen. Verschiedene Abarten, europäische, afrikanische und amerikanische Form mit geringen morphologischen Abweichungen.

Spirochätenkrankheiten finden sich ferner häufig beim Geflügel, besonders wichtig ist die Gänseerkrankung in Rußland und Nordafrika.

Protozoen

Die Protozoen sind die auf der untersten Stufe des Tierreiches stehenden Mikroorganismen. Wenngleich die genaue Kenntnis derselben, verglichen mit derjenigen der Erreger aus dem Pflanzenreich, jungen Datums ist, hat ihre Bedeutung als Krankheitserreger in kurzer Zeit ständig zugenommen. Gewiß wird bei weiterer Entwicklung der Protozoenforschung die Zahl der ihnen zugerechneten Erreger noch wachsen. Wir erinnern hier nur an die verschiedenen Arten von filtrierbarem Virus (Aphanozoen Kruse), an die zahlreichen parasitären Krankheiten mit unbekannten Erregern, deren offenbar nahe Verwandtschaft mit den Protozoen, trotz der Lückenhaftigkeit unseres heutigen Wissens über sie, sofort in die Augen springt. Von den wichtigsten Klassen seien genannt folgende:

Die Rhizopoden, Vertreter: die Amöben.

Die Mastigophoren, Vertreter: die Flagellaten und Trypanosomen. Hämosporidien.

Amöben nennt man eine Ordnung von Protozoen von leicht wechselnder Gestalt, welche sich durch sogenannte Pseudopodien fortbewegen (Wurzelfüßler). Diese Pseudopodien sind bruchsackartige Ausstülpungen des Protoplasmas, deren Formen im allgemeinen für jede Art eine konstante ist, wenngleich leichte Abweichungen von der Norm vorkommen. Bedingt sind die Ausstülpungen durch lokale Herabsetzung der Oberflächenspannung. Die

Wurzelfüße dienen außer zur Lokomotion auch noch zur Nahrungsaufnahme, indem die Nahrungskörper einfach von ihnen umflossen werden. Die verschiedenen Arten werden unterschieden nach der Anordnung des Protoplasmas, welches sich bei der pathogenen Form (wie übrigens auch bei der harmlosen Amoeba buccalis) im lebenden Zustande mehr oder weniger deutlich sondert in ein stark lichtbrechendes, zähflüssiges, hyalines Ektoplasma, welches allein die Pseudopodien bildet, und ein mit Körnelungen, Flüssigkeits- und Nahrungsvakuolen versehenes Endoplasma. Der durch die Bewegungen der Amöbe leicht verschiebbare Kern ist bei den saprophytischen Formen (Amoeba buccalis und Amoeba coli, diese häufig im Darm gesunder Menschen), sowie bei der pathogenen Amoeba tetragena, leicht, bei der pathogenen Amoeba histolytica hingegen schwer erkennbar.

Flagellaten besitzen als Bewegungsapparate eine oder mehrere Geißeln, deren Zahl, Anordnung oder Zusammenhang mit dem Rest des Zellkörpers von Bedeutung für ihre Klassifikation ist. Die Geißeln treten auf als Hauptgeißeln, die nach vorn gerichtet sind, als Nebengeißeln und Schleppgeißeln. Ein besonderer Körperbestandteil ist der Randfaden, welcher, der Körperseite anliegend, eine dünne Lamelle von Protoplasma mit sich zieht, welche undulierende Membran genannt wird. Die Körperform der Flagellaten ist meist länglich, eine Differenzierung des Plasmas in äußere und innere Schicht fehlt, häufig sind ein Zellmund und kontraktile Vakuolen vorhanden. Pathogen kann gelegentlich die Lamblia werden, sie besitzt 7 Geißeln und mehrere große Kerne und Innenkörper.

Ziliaten, ringsum mit Zilien als Bewegungsapparate besetzt. Im Menschendarm häufig Balantidium coli. Saprophytisch.

Die Trypanosomen besitzen außer Geißeln und undulierender Membran zwei meist deutliche Kerne, von denen der eine lokomotorischer Kern oder Blepharoplast genannt, die Geißel abgibt, während der andere Hauptkern, vegetative Funktionen hat.

Ein zuverlässiges Merkmal ist allerdings der Blepharoplast nicht. Es lassen sich auch experimentell Trypanosomen ohne Blepharoplast züchten mit Vererbbarkeit dieser Eigenschaft.

Die Trypanosomen verdanken ihren Namen der eigentümlichen Gestalt ihres Körpers, welcher Schraubenkörpergestalt besitzt. Sie wurden 1841 zuerst von Gluge im Froschblut gefunden und von Gruby 1843 als Trypanosomen (τρύπανον = Drehschraubenkörper) bezeichnet und näher beschrieben.

Es gibt deren eine ganze Anzahl von Arten, welche sich in morphologischer Hinsicht nur wenig unterscheiden. Viele von ihnen sind nicht direkt gefährlich für den Menschen, sondern in ökonomischer Beziehung von Bedeutung, indem sie unter den Haustieren der Tropen und Subtropen Verheerungen anrichten. In dieser Hinsicht seien genannt das Trypanosoma

Brucei als Erreger der Tsetsekrankheit (Nagana) der Haustiere in Afrika, die Trypanosoma Evansi, equinum, equiperdum, ferner das Trypanosoma Lewisi, verbreitet unter unseren Hausratten.

Menschenpathogen sind das Trypanosoma Gambiense, bekannter Erreger der Schlafkrankheit, sowie das Trypanosoma oder Schizotrypanum Cruzi, welches unter den Eingeborenen Brasiliens eine infektiöse Schilddrüsenerkrankung hervorruft.

Das Trypanosoma Gambiense ist 15—30 μ lang und bis zu 2 μ breit, besitzt wie die übrigen Trypanosomen undulierende Membran und Geißel, welche vom Blepharoplasten entspringt. Der Hauptkern hat eine feinwabige Struktur und liegt in der Mitte, in der Nähe des Hinterendes befindet sich häufig eine Vakuole.

Das Trypanosoma Lewisi oder Rattentrypanosom, welches von Lewis 1878 in Indien im Rattenblut entdeckt wurde, hat zwar für die menschliche Pathologie keinerlei Bedeutung, soll hier aber doch erwähnt werden, da es der Ausgangspunkt für das genaue Studium der übrigen Arten war. Dies Trypanosom ist nur bei Ratten gefunden worden, und zwar sowohl im Blut der bei uns jetzt einheimischen grauen Wanderratte, Mus decumanus, wie auch bei der schwarzen Hausratte, Mus rattus. Dies Protozoon ist sehr beweglich, im Protoplasma sind Chromatinkörnchen eingelagert, der ovale Kern liegt im Vorderende, das Hinterende ist zugespitzt.

Das Trypanosoma Brucei oder der Nagana unterscheidet sich hauptsächlich vom vorhergehenden durch das Hinterende, welches bei diesem abgestumpft ist, sowie durch seine plumpe Körperform.

Schizotrypanum Cruzi in Brasilien von Chagas in einer großen Wanzenart, Conorrhinus megistus, entdeckt, vermehrt sich nicht wie die anderen Trypanosomen durch Längsteilung, sondern nach Abrundung durch Schizogonie, besonders im Lungenendothel und Herzmuskel.

Kala-Azar ist zu den echten Flagellatenkrankheiten zu rechnen. Leishman und Donovan entdeckten sie im Blute des Menschen und des Haushundes. Die Parasiten sind kleine rundliche bis ovale Gebilde von 2—4 μ Durchmesser, mit fein granuliertem Plasma und Vakuolen. Im Laufe seiner Entwicklung kommen außerdem Flagellatenstadien vor (eingeißelige Leptomonasformen).

Piroplasmosen oder Babesien (Babesia, Südafrika) sind ausgesprochene Schmarotzer der roten Blutkörperchen. Die typischen Formen des Erregers sind birnförmig gestaltet und liegen meist zu zweien, stets jedoch in paariger Zahl in oder auf den Erythrozyten. Sie sind etwa 3 μ lang und bleiben meist nach ihrer Teilung mit den spitzen Enden konvergierend aneinander haften. Nicht alle Pirosomen besitzen jedoch die typische Birnform, es kommen vielmehr fast alle Übergänge von kleinen ringförmigen, bis zu unregelmäßig gestalteten Formen vor. Die Erreger machen eine Entwicklung in Zecken durch, welche auch als Überträger fungieren. Es kommen verschiedene Arten von Piroplasmosen vor, und die als Erreger der einzelnen Krankheiten in Betracht kommenden Babesien lassen sich nicht auf andere Tierarten übertragen. Sie unterscheiden sich morphologisch durch kleine Abweichungen von der Grundform.

Piroplasma bigeminum, birnförmig, etwa 3 μ lang, Erreger der Piroplasmose der Rinder, auch in Deutschland verbreitet, in Amerika als Texasfieber der Rinder bekannt.

Die Parasiten des Küstenfiebers der Rinder erinnern in ihrer Form an kleine schmale Bazillen, die an den Enden etwas gekrümmt, häufig wie gekreuzte Schwerter auf den Erythrozyten liegen. Auch kleine Ringformen kommen vor, die spärlich auftretenden Birnformen sind viel kleiner als beim Piroplasma bigeminum. Der Erreger des Küstenfiebers, das Piroplasma parvum, von Theiler in Südafrika entdeckt, vermehrt sich nicht im peripheren Blut, sondern in den parenchymatösen Organen, hauptsächlich Milz. In diesen Organen, sowie in Lymphdrüsen finden sich auch die für das Küstenfieber spezifischen Kochschen Kugeln, runde chromatinreiche plasmatische und vielkernige Gebilde, welche offenbar Entwicklungsstadien (Schizogonie) dieses Piroplasmas darstellen.

Je nach dem Auftreten bei verschiedenen Tieren unterscheidet man noch Piroplasma canis, diese Art größer als Piroplasma bigeminum; Piroplasma ovi, meist nur ein Parasit im Blutkörperchen; Piroplasma equi.

Die Gattung Babesia scheint ein interessanter Beweis zu sein, wie im Verlauf der phylogenetischen Entwicklung die Anpassung an den intrazellulären Parasitismus sich vollzieht. Bei den Babesien ist die Rückbildung des lokomotorischen Apparates erfolgt bis auf den Geißelkern, und nur gelegentlich treffen wir noch im Tierblute Formen an, welche die bei den Trypanosomen noch wohlausgebildete Geißel besitzen. Aber selbst bei denjenigen Stadien, welche die Geißel als für sie überflüssiges Organ rückgebildet haben, gewahren wir häufig deutlich die beiden Kerne, d. h. neben dem Hauptkern auch den lokomotorischen Kern, oder Blepharoplasten. Am weitesten geht nun aber die Anpassung an die endoglobuläre Lebensweise bei der menschlichen Malaria, wo Geißel und die beiden Kerne nur mehr ganz vereinzelt deutlich beobachtet werden.

Malariakrankheiten. Die Malariaplasmodien des Menschen sind Protozoen, welche in und auf den roten Blutkörperchen des Menschen leben, und sich zusammensetzen aus Protoplasma und Kernsubstanz, sowie einer um den Kern gelegenen achromatischen Masse. Sie machen einen doppelten Entwicklungsgang durch, einen ungeschlechtlichen (Schizogonie) im Menschen und einen geschlechtlichen (Sporogonie) im Weibchen der Stechmücke Anopheles. Während ihrer ungeschlechtlichen Entwicklung sind die Malariaplasmodien Schmarotzer der roten Blutkörperchen, welche sie vollkommen zerstören, indem sie deren Hämoglobin durch ihre Verdauungstätigkeit in ein schwarzbraunes Pigment, das Melanin, verwandeln.

Bei der ungeschlechtlichen Entwicklung gelangt durch den infizierenden Stich der Anophelesmücke ein Sichelkeim (Sporozoit) ins Blut und dringt aktiv in einen Erythrozyten ein, wobei er sich in ein kleines Protoplasmakörperchen von unregelmäßiger Gestalt umwandelt. Dies Körperchen wächst sehr schnell unter Pigmentbildung, welches es in seinem Plasma aufspeichert, bis es durch einfache Zerfallsteilung (Schizogonie) eine gewisse Anzahl von jungen Parasiten (Merozoiten) bildet, welche nun ihrerseits wieder aktiv in ein neues rotes Blutkörperchen eindringen können. Außerdem und gleichzeitig werden aber im menschlichen Blute aus den Merozoiten geschlechtliche Formen entwickelt (Gametozyten), von denen man große weibliche und kleine männliche unterscheidet. Die weiblichen Makrogametozyten sind ausgezeichnet durch ein intensiv färbbares, stark mit Reservestoffen beladenes Protoplasma und kleinen peripher liegenden Kern. Die männlichen Mikrogametozyten sind mehr hyalin, haben ein blasses Protoplasma und großen Kern. Das Pigment ist hier zahlreicher. Diese beiden Geschlechtsformen kommen nun, falls sie durch Anopheles mit dem menschlichen Blute aufgenommen werden, in deren Magen erst zur weiteren Entwicklung, und zwar derart, daß aus dem durch Ausstoßung eines Reduktionskernes zum Mikrogameten gereiften Mikrogametozyten mehrere trypanosomenähnliche Mikrogameten (Spermatozoen) hervortreten, welche in den Empfängnishügel des gereiften Makrogameten eindringen und ihn befruchten. Diese entwickeln sich nun in der Mückenmagenwand zu zystenartigen Gebilden, den Ookineten oder Zygoten, deren Inhalt durch Sporogonie in Tausende von Sichelkeimen (Sporozoiten) zerfällt, welche zu den Speicheldrüsen der Mücke wandern und von hier aus neu infizieren können.

Die ungeschlechtlichen Formen (Schizonten), sowie die geschlechtlichen männlichen, Mikrogametozyten, verschwinden bei längerem Bestehen der Krankheit aus dem Blute, während die weiblichen, Makrogametozyten, erhalten bleiben. Diese sind sehr widerstandsfähig gegen Chinin, können sich jahrelang im Körper halten und sich eventuell durch Parthenogenese wieder vermehren, wodurch die Möglichkeit des Malariarezidivs auch ohne neue ektogene Infektion seine Erklärung findet.

Es gibt verschiedene Arten von Malariaparasiten: den Parasiten der Febris tertiana (Plasmodium vivax von Grassi und Feletti); den Parasiten der Febris quartana (Plasmodium malariae von Laveran); den Parasiten der Febris tropica (Plasmodium praecox s. immaculatum von Grassi und Feletti). Tertiana und Quartana haben große Parasiten, die Tropica zeichnet sich durch kleine Parasiten aus.

Die einzelnen morphologischen Unterschiede treten im ungefärbten Blutstropfen nicht immer deutlich hervor, so sind namentlich die verschiedenen sogenannten Siegelringformen kaum voneinander zu trennen. Der Tertianparasit kommt vorwiegend in Ringform oder in amöboider Gestalt vor, derjenige der Quartana hat Siegelringform. Zur Unterscheidung der einzelnen Parasitenarten muß daher noch ein anderes Kriterium herangezogen werden, und zwar dasjenige der Teilungs (Sporulations) formen. Der Tertianparasit zerfällt in 14—25, der Quartanparasit in meist 8 junge Parasiten, während die Teilungsformen des Parasiten der Tropica bereits durch ihre relative Kleinheit auffallen.

Aphanozoen Unter dem Sammelnamen filtrierbares invisibles virus, Aphanozoen (Kruse), wird eine große Anzahl von unsichtbaren oder unbekannten Erregern ansteckender Krankheiten zusammengefaßt, welche jenseits der Grenze des mikroskopisch Sichtbaren stehen, deren Existenz jedoch bewiesen wird durch ihr Vermögen engporige Bakterienfilter zu passieren. Durch sogenannte Kolloidfilter, Colloidum oder Ultrafilter (Bechhold), konnte das Virus andererseits zurückgehalten werden, wie durch Impfversuche bewiesen wurde. Allerdings gibt es auch einzelne sichtbare Erreger, welche die Filter von Kieselgur [Berkefeldkerze] oder Ton [Chamberlandkerze] zu passieren vermögen, so das Spirillum parvum [Esmarch]). V. Prowazek hat einige dieser Erreger auch unter dem Sammelnamen „Chlamydozoen" oder Manteltiere zusammengefaßt, da sie sich von chromatin- und plastinartigen Stoffen wie mit einer Hülle umgeben, welche wohl das Reaktionsprodukt des Zellplasmas auf das in dem Mantel enthaltene eigentliche Virus darstellt.

Hierher gehören zunächst die Pocken oder Variola, bei denen Guarnieri zuerst sog. Vakzinekörperchen nachgewiesen hat. Diese 1892 gefundenen Gebilde lassen sich besonders gut nach Verimpfung von bakterienfreier Vakzinelymphe auf die Hornhaut von Kaninchen nachweisen; es zeigen sich dabei im Epithel dieselben Einschlüsse, welche sich auch in der Haut Pockenkranker finden. Die Annahme, daß sie den Erreger, den Guarnieri „Cytorryctes vaccinae et variolae" genannt hat, darstellen, wird heute nicht mehr geteilt, vielmehr wird man wohl der Wahrheit näherkommen, wenn man die Einschlüsse innerhalb der Körperchen für spezifische Erreger hält. Diese Einschlüsse sind nach v. Prowazek äußerst feine kokkenartige Gebilde, „Elementarkörper" genannt, welche durch Teilungen in Hantelform in der Zelle zu den größeren „Initialkörpern" heranwachsen. Die Kultur dieser kleinen Gebilde ist bisher nicht gelungen, doch will v. Prowazek positive Impfungen mit ihnen ausgeführt haben. Möglicherweise sind sie identisch mit den etwas kleineren von Paschen[1] in Ausstrichen von Impfpusteln gefundenen Körnchen, die sich mit Löfflerscher Geißelbeize und Karbolfuchsinnachfärbung darstellen lassen.

Als Erreger des Trachoms (Granulose, Körnerkrankheit) sind v. Prowazek und Halberstädter kleine Körnchen angegeben worden, ähnlicher Art wie die Elementarkörnchen bei der Variola.

Lyssa (Hundswut, Hydrophobia) ist charakterisiert durch die Negri-

---

[1] M. m. W. 1906, Nr. 49.

schen Körperchen, welche 1903 im Nervensystem, besonders in dem von der Fimbrie umschlossenen Teil des Ammonshornes wutkranker Tiere und Menschen gefunden wurden. Die Körperchen liegen meist intrazellulär, haben elliptische oder birnförmige Gestalt und sind bis zu 27 μ groß. Die innere Struktur ist wabenförmig, bedingt durch Vakuolen in besonderer, häufig kreisrunder Anordnung. Im Inneren sind jedoch durch Färbung besondere punktförmige Gebilde darstellbar, ähnlich wie bei den anderen Chlamydozoen. Die ursprüngliche Annahme Negris, daß das ganze Gebilde den Erreger der Tollwut darstelle, ist heute allgemein fallen gelassen, wenngleich an der Spezifität der Negrischen Körperchen wohl nicht mehr gezweifelt werden kann.

Maul- und Klauenseuche (Löffler und Frosch 1897), Varizellen und andere Krankheiten mit noch unbekannten Erregern (vielfach wohl auch Husten und Schnupfen [Aphonozoon coryzae Kruse], Influenza?) scheinen auch durch filtrierbares Virus hervorgerufen zu werden. Beim Fleckfieber erscheint dies fraglich.

Encephalitis epidemica stellt eine Erkrankung des Zentralnervensystems dar, welche Entzündungsherde in der grauen Substanz hauptsächlich im Mittelhirn setzt. Das Krankheitsbild beginnt mit Kopf und Gliederschmerzen, Neuralgien, das Fieber ist sehr unregelmäßig, ab und zu setzt Schüttelfrost ein. Auffällig ist der Speichelfluß, während Reflexe und Sensibilität im allgemeinen wenig gestört sind. Die Dauer der Krankheit beträgt Wochen bis Monate, der Ausgang ist in etwa $^1/_3$ der Fälle Übergang in Heilung, aber in vielen Fällen ist der Ausgang chronisches Siechtum. Häufig ist die Krankheit mit der Grippe verwechselt worden, hauptsächlich wurde für sie der Ausdruck „Kopfgrippe" geprägt. Die Krankheit hat ihren Beinamen „lethargica", von der eigentümlichen Schlafsucht, welche in sehr vielen Fällen vorhanden ist, häufig verbunden mit Benommenheit.

Die Ätiologie ist noch unklar. Die Bakterien, welche als Erreger in Betracht kommen sollten, haben sich als harmlose Begleitbakterien herausgestellt. Man geht wohl nicht fehl, wenn man den Erreger sucht bei dem ultravisiblen, sog. filtrierbaren Virus. Vielleicht hat er epidemiologische Beziehungen zur Grippe, welche in der Tat häufig mit der Encephalitis zusammenfällt. Jedoch darf man keine Verwandtschaft annehmen weder mit dem Grippevirus, noch mit anderen somnolenten Krankheitszuständen, wie sie bei Malaria und echter afrikanischer Schlafkrankheit vorkommen.

Die Bakteriophagen.

Nachdem man schon verschiedentlich in älteren Bouillonkulturen eine Auflösung von Bakterien beobachtet hatte, die unter Klärung der Bouillon, aber nicht unter Vermehrung des Bodensatzes vor sich ging (1892 Kruse und Pansini), waren es Emmerich und Löw (1899), welche zuerst diese

Erscheinung spezifischen thermolabilen Substanzen zuschrieben, und zwar bakteriolytischen Enzymen.

Towort hat dann 1914/15 nachgewiesen, daß das lytische Agens durch Porzellankerzen filtrierbar und ein von den Bakterien selbst erzeugtes autolytisches, fortzüchtbares Prinzip ist. 1917 beschrieb Gildemeister sogenannte „Flatterformen“ auf Agarkulturen, Vorläufer der d'Herelleschen Beobachtungen. 1917 hat dann d'Herelle zuerst an Ruhrbazillen das sogenannte d'Herellesche Phänomen beschrieben. Aus den Filtraten von Darmentleerungen eines Ruhr-Patienten gewann er ein Filtrat, welches tropfenweise Bouillonkulturen von Dysenteriebazillen zugesetzt diese unter Auflösung der Bakterien klärte. Durch Weiterimpfung von den gelösten Kulturen auf frische Dysenterie-Kulturen konnten auch diese gelöst werden, derart, daß die Wirksamkeit bei jeder weiteren beliebig fortgesetzten Übertragung an Wirksamkeit zunahm. Voraussetzung für das Phänomen der Lyse war aber, daß lebende und noch vermehrungsfähige Keime in der Kultur vorhanden waren. Die bakteriophage Lyse konnte ferner demonstriert werden auf festen Nährböden. Setzt man zu einer Fleischbrühekultur fallende Dosen eines lysinhaltigen Filtrats und streicht von diesem Gemisch auf einen festen Nährboden aus, so entstehen inmitten des sonst normalen Bakterienrasens leere Stellen („taches vierges“), welche je nachdem die Einwirkung des Filtrats auf die Fleischbrühekultur einige oder viele Stunden betrug, verschieden groß sein können.

Man kann das Filtrat auch auf frisch beimpfte Agarplatten auftropfen („Auftropfverfahren“), oder endlich das Filtrat dem flüssigen Agar direkt zusetzen („Mischverfahren“).

„Bakteriophagen“ (= Lysin) wurden gefunden in sehr vielen Bakterienfiltraten, überwiegend allerdings bei gramnegativen Keimen, und unter diesen wieder am schönsten in der Typhus-Coli-Dysenteriegruppe. Sie finden sich aber auch vor im Darm von gesunden Menschen, ferner Hühnerkot, im Boden, jauchigen Wässern usw.

Über die Natur des Bakteriophagen, also des lytischen Agens, gehen die Ansichten noch auseinander. Nach d'Herelle selbst ist der Bakteriophage ein Lebewesen, so klein, daß es Bakterienfilter passiert, sehr widerstandsfähig gegen physikalische Einflüsse. Es wird im allgemeinen bei Temperaturen über 60° zerstört, ebenso durch Säuren und Alkalien, während Sublimat und Phenollösungen es erst in stärkeren Konzentrationen schädigen.

Nach dieser Theorie, daß ein belebtes Agens vorliegt, gibt es nur eine Art von Bakteriophagen, welcher ein normaler Bewohner des Darmes ist, wo er auf Kosten der saprophytischen Bakterien lebt, aber den Kampf aufnimmt gegen die Krankheitserreger und so in erster Linie der Abwehr dient.

Auch die Ansicht wurde vertreten, daß unter Mitwirkung der Abwehrkräfte des Körpers, ein Abbau der Bakterien stattfindet, bis zu Bakterien „Splittern“, welche das Kieselgur- (Berkefeld-) Filter passieren.

Nach anderer Auffassung hingegen, der die Mehrzahl der Forscher beigetreten, handelt es sich bei den Bakteriophagen um einen rein fermentativen Prozeß, der allerdings verschieden ist von der gewöhnlichen, schon lange bekannten „Autolyse" der Bakterien. Mit einem belebten Stoff haben wir es hier nicht zu tun, es spricht sehr viel dafür, daß das „bakteriophage Lysin" sich zusammensetzt aus kleinsten Eiweißteilchen, sehr disperses kolloidales Gemisch, für dessen Entstehung die lebende Bakterienzelle allerdings unerläßlich ist.

Der Entdecker der „Bakteriophagen" knüpfte große Erwartungen an dieselben bezüglich ihres Einflusses auf den Krankheitsverlauf bei Infektionen. Es sollte ein weitgehender Parallelismus bestehen zwischen dem Auftreten wirksamer Bakteriophagen im Darm und dem Krankheitsausgang. Folgerichtig wurde, wenn auch versucht, mit „Phagen", zu immunisieren und therapeutisch einzuwirken. Die Resultate sind noch nicht ganz spruchreif, im allgemeinen aber wenig Erfolg versprechend.

Bau der Bakterienzelle.

Geißeln. Verweilen wir etwas näher bei der äußeren Form des Bakterienleibes, so wäre zunächst ihrer Bewegungsorgane zu gedenken. Dieselben sind im ungefärbten Zustand nur bei sehr großen Spirillen oder bei den kleineren Individuen vermittelst Dunkelfeldbeleuchtung zu beobachten. Erst durch besondere Beizungs- und Färbemethoden lassen sie sich genau auch bei den kleinsten beweglichen Bakterien nachweisen. Die schwer färbbare Substanz der Geißeln imponiert als ein langer wellenförmig gekrümmter Protoplasmafaden, welcher nach der Meinung mancher Forscher durch Poren in der Zellenmembran mit dem Protoplasma und hier mit einem chromatischen Basalkorn zusammenhängen sollen. Die allgemeine Ansicht geht dahin, daß die Geißeln besonders differenzierte ektoplasmatische Gebilde darstellen und von der äußeren Umhüllung des Bakteriums entspringen (Babes, Bütschli, Zettnow). Im Innern der Geißeln kann nicht selten ein Achsenfaden nachgewiesen werden, der mit dem Zelleib des Bakteriums in Verbindung steht. Wenn sich die Geißeln in größerer Anzahl von dem Bakterium losreißen, können sie ein leicht erkennbares größeres Konglomerat, Geißelzöpfe, bilden. Die Geißeln sind für jede bewegliche Bakterienspezies in Zahl und Anordnung gleichmäßig vorhanden, und nach dem Vorgang von Messea werden unterschieden: Geißeln

Bakterien mit nur einer Geißel an einem Pol — Monotricha (Cholera vibrio, Bacillus pyocyaneus).

Bakterien mit nur einer Geißel an jedem Pol — Amphitricha (Spirillum volutans).

Bakterien mit einem Geißelbüschel an einem Pol — Lophotricha (Spirillum undula, Bacillus fluorescens).

Bakterien mit einem Geißelbesatz rings um den Bakterienleib — Peritricha (Subtilis und Typhusbazillus).

Geißellos — atrich — sind die meisten Kokkenarten, von wichtigen Bazillenarten der Milzbrandbazillus. Bei den Protozoen kommen als besondere Organe der Lokomotion in Betracht, Zilien oder Wimperhaare; diese haben denselben Bau wie die Geißeln der Schizomyzeten, ferner Membranellen bestehend aus einer Verklebung von Zilienreihen und undulierende Membranen. Diese entstehen durch Herausziehen einer Protoplasmalamelle durch den am Körper entlang ziehenden Randfaden (Trypanosomen).

Zilien oder Wimperhaare

Membran und Kapseln

Membran und Kapseln. Daß die Bakterien eine Membran besitzen, ist wohl zweifellos, allerdings scheint sie nicht bei allen Arten vorhanden, und auch ihre Dichtigkeit sehr schwankend zu sein. Für ihr Bestehen spricht einmal die Plasmolyse, d. h. die Zusammenziehung des Protoplasmas unter der Einwirkung wasserentziehender Substanzen, z. B. konzentrierter Salzlösungen, Karbolsäure, wodurch eine Membran sichtbar gemacht werden kann (Zettnow, Heim), ferner aber auch die Erscheinungen, welche man in absterbenden alten Kulturen beobachten kann, nämlich leere, scharf konturierte Zellen, also die Bakterienmembran ohne Inhalt, von Kruse „Schatten" genannt. Die Membran kann als feine Kontur gerade an der Grenze des Wahrnehmbaren stehen (Bacillus cyanogenes), aber auch sehr stark entwickelt (Milzbrandbazillen) und sogar aus besonders widerstandsfähigem Material zusammengesetzt sein. Sie enthält, wie bei den säurefesten Bazillen (Tuberkelbazillus), fett- und wachsartige Substanzen, bei den übrigen Bakterien nur proteinartige Stoffe (Mykoprotein) sowie gelegentlich Zellulose.

Die Kapsel ist aufzufassen als ein Abwehrorgan des Bakteriums gegen Reize verschiedenster Art, seien diese nun Antistoffe des bakteriziden Serums oder Nahrungsreize, z. B. gewisse Eiweißstoffe im Serum, oder chemische Zusätze (z. B. Arsenik) zum Nährboden. Die Kapseln werden zwar für gewöhnlich nur im Tierkörper gebildet, können aber auch willkürlich in vitro hervorgerufen werden. Die Kapseln sind schleimige Hüllen, entstanden durch gallertige Aufquellung des Ektoplasmas des Bakterienleibes; sie umgeben, wenn gefärbt, am besten durch besondere Färbemethoden, das Bakterium wie mit einem Hofe. Es kann entweder nur ein Individuum, oder Verbände von solchen von einer Kapsel umschlossen sein (Diplokokken). Zoogloea ist ein Bakterienhaufen von schleimiger Zwischensubstanz eingeschlossen.

Kerne und Körnungen

Kerne und Körnungen. Nach den neuesten Arbeiten auf dem Gebiete der feineren Morphologie der Bakterienzelle kann es wohl als sichergestellt gelten, daß auch die Bakterien Kerne besitzen. Wenn der Kern nicht bei allen Bakterien in die Erscheinung tritt, so liegt das wohl daran, daß bei den Schizomyzeten die morphologische Differenzierung von Kernsubstanz und Plasma noch nicht weit gediehen ist; beide sind gemischt im Bakterienleib vorhanden (Zettnow, Bütschli, Weigert). Bei vielen ist die chromophile Kernsubstanz nur als feines Chromatinnetz im Plasma vertreten (Chromidien der Protozoen). Diese Anordnung des Chromatins kann bei weiterer Verdichtung zu einem anderen Kernäquivalent, der Chromatinspirale, führen, oder auch bei mehr fortgeschrittener Differenzierung zum deutlichen Kerne werden. Dieser ist dann auch in neuester Zeit bei vielen Bakterien durch Färbung nachgewiesen worden, und zwar bei Bazillen, Kokken und Sarcinen[1] (Ruzicka, Amato, Mencl, Swellengrebel, Ambrož, Kunstler).

Außer dem Kern und seinen Äquivalenten sind nun noch im Bakterienleib Körnelungen zu beobachten, welche bereits im ungefärbten Zustande als stärker lichtbrechende Granula imponieren. Sie sind schon relativ lange bekannt, unter dem Namen Babes-Ernstsche Körperchen, Chromatin- oder metachromatische Körnchen. Sie haben eine besondere Affinität zu basischen Anilinfarbstoffen und wurden von Babes zuerst nachgewiesen durch Doppelfärbung vermittelst polychromer (rotstichiger) Methylenblaulösung.[2]

In Bazillen zeigen sie sich meist an den Polen angehäuft als „Polkörner", welche bekanntlich für die Erkennung der echten Diphtheriebazillen vermittelst der Neisserschen Färbung von Bedeutung sind. Wahrscheinlich haben wir in diesen Körnelungen aufgespeicherte Stoffwechselprodukte zu sehen, während die Annahme, daß ein Parallelismus besteht zwischen der Zahl und Größe der Babes-Ernstschen Körnchen (Marx und Wöhle) und der Virulenz der Erreger als widerlegt zu betrachten ist (Ficker). Ebenso irrig ist die Auffassung der Körner als Sporenvorstufen (Bunge).

Sporen. Wenn die äußeren Existenzbedingungen für das Bakterium ungünstig werden und die gewöhnliche Wuchsform zur Erhaltung der Art nicht genügt, so bilden sich gewisse Zellen zu Dauerformen aus. Dieselben unterscheiden sich äußerlich in nichts von ihren Genossen, es sind aber Individuen, welche besonders widerstandsfähig gegen schädigende Einflüsse sind und die übrigen überleben. Man nennt sie wohl am treffendsten mit Kruse „Ausnahmezellen". Neben diesen, durch natürliche Auswahl besonders bestimmten Zellen kommen nun aber noch Dauerformen vor, welche schon morphologisch scharf charakterisiert sind als Spezialzellen. Es sind Sporen

[1] Mencl, Arch. f. Protistenkunde, Bd. X (1907); Bd. XIX (1910). — Ambrož, Zentr. f. Bakt., Bd. II, 3. 1909. — Amato, ebenda, Bd. XLVIII, 4. 1909. — Kunstler, C. r. Acad. d. sc. 1910. — Ruzicka, Arch. f. Hyg., Bd. XLVII. 1903.

[2] Die Metachromasie des Methylenblaus, d. h. die Möglichkeit Doppelfärbung, rotviolette u. blaue Färbung mit ihr zu erzielen, beruht auf der Anwesenheit des Methylenazurs, ein Oxydationsprodukt alten Methylenblaus, dessen Farbsalz blau, dessen freie Farbbase aber rotviolett gefäbt ist.

die Generationszellen, welche Sporen genannt werden, in schönster Form vertreten beim Milzbrand, Tetanus und Rauschbrandbazillus, sowie dem saprophytischen Heubazillus. Die Sporenbildung wird wahrscheinlich eingeleitet durch eine unvollständige Zellteilung (Schaudinn), wobei ein Teil des Chromatins des Zellprotoplasmas an die zu bildende Spore abgegeben wird. Nun tritt an einer Stelle eine Verdichtung des durch Wasserverlust kondensierten Protoplasmas ein, gleichzeitig sondert sich eine Grenzschicht zur Sporenmembran ab, welche sehr schwer permeabel ist, worauf ihre große Widerstandsfähigkeit und auch schwere Färbbarkeit beruht. Ist die Spore reif, so büßt sie ihre Chromatinfärbbarkeit ein, erhält aber Glanz, d. h. starkes Lichtbrechungsvermögen. Sie erscheint nunmehr als kugeliges bis elliptisches, scharf umgrenztes Gebilde, welches den Bakterienleib teilweise ausfüllt, denselben aber auch seitlich ausbuchten kann.

Die meisten Bakterien bilden nur eine Spore aus, und die Weise ihrer Lokalisation ist ein wichtiges Unterscheidungsmerkmal. So finden sich endständige Sporen „Köpfchenbakterien", Trommelschlägel- oder Nagelform beim Bacillus tetani, hingegen mittelständige beim Bacillus anthracis. Bemerkt sei hier schon, daß das Bakterium der Eigenschaft Sporen zu bilden, verlustig gehen kann; so kann man aus dem sonst leicht Dauerformen bildenden Milzbrandbazillus unschwer asporogene Rassen ziehen, durch Halten der Kulturen bei 42° oder züchten in stark zuckerhaltigen Nährmedien.

Die Spore, stets endogen entstanden, wird nach ihrer Ausreifung frei; dieser Prozeß kann in wenigen Stunden sich vollziehen und erfordert zu seinem Zustandekommen gewisse optimale Bedingungen (Temperatur, für manche Arten reichlich Sauerstoff). Gelangt die Spore nun auf einen ihr zusagenden Nährboden, so fängt sie an zu keimen, indem sie nach Verlust ihres Glanzes sich streckt und ihre Membran an einer für die Spezies stets konstanten Stelle einreißt. Der Riß, aus dem die Spore herauskeimt, kann in longitudinaler oder transversaler Richtung verlaufen, dementsprechend unterscheidet man polare oder äquatoriale Sporenauskeimung.

Abweichungen vom Grundtyp

Abweichungen vom Grundtyp: Eine gewisse Variabilität läßt sich bei sehr vielen Bakterien beobachten, so beim Influenzaerreger, wo dicke kurze, sowie schlanke lange Individuen vorkommen, beim Bacillus prodigiosus, wo in der Kultur neben den Stäbchen kokkenartige Gebilde sich finden, ferner beim Pestbazillus, der aufgebläht hefezellenartig sich präsentieren kann.

Mit Kruse bezeichnet man sie am besten ganz allgemein als „unregelmäßige Formen", d. h. unter gewissen Bedingungen in meist alten Kulturen auftretende, vom Grundtyp abweichende Bildungen. Meist ist ihre außergewöhnliche Bildung wohl verursacht durch schädliche Stoffwechselprodukte, wie sie sich in alten Kulturen finden, wodurch abnorme Wachstumsreize gegeben sind. Nicht selten aber entstehen sie auch in jungen Kulturen auf der Höhe des Wachstums der Kolonien, ein Beweis, daß es sich in diesen Fällen nicht um degenerative Vorgänge handelt. Diese geben den Anlaß zu Involutionsformen, das sind Degenerationsformen, welche wir scharf von den unregelmäßigen Formen trennen müssen: während diese letzteren absolut nicht die Frage der Lebensenergie des Bakteriums tangieren, sind die Degenerationsformen meist vergesellschaftet von einer schweren Schädigung des Individuums, gekennzeichnet durch herabgesetzte Wachstumsenergie und Widerstandsfähigkeit. Auch die Färbbarkeit und scharfe Begrenzung des Protoplasmas geht dabei verloren und in dem Innern desselben treten nicht selten Vakuolen auf. Ist die Degeneration sehr ausgeprägt, so kann sie zum vollkommenen Zerfall des Bakterienleibes führen, d. h. zur Auflösung desselben in Teilstücke, zur Fragmentation (Kruse). Dieselbe zeigt sich am deutlichsten in alten Kulturen, wird aber auch unter natürlichen Verhältnissen, beispielsweise im Sputum angetroffen. Hauptsächlich der Tuberkelbazillus zeigt gerne die fragmentierte Anordnung, so daß man von Splittern reden kann oder von „granulas". Die sogenannten Muchschen Granula seien hier genannt. Diese illustrieren übrigens das oben Gesagte, daß es sich bei den Involutionsformen nur um eine Herabsetzung der Wachstumsenergie handelt und nicht um eine vollkommene Aufhebung derselben. In der Tat können die Muchschen Granula unter günstigen Verhältnissen wieder zu normalen Tuberkelbazillen sich entwickeln. Der Kulturversuch muß in letzter Linie in jedem einzelnen Falle entscheiden, ob nur eine sog. „teratologische Wuchsform", als Ausdruck des Pleomorphismus, oder eine wirkliche Degenerationsform vorliegt.

In dem Abschnitt, welcher die Streptotricheen behandelt, gedachten wir bereits einer eigentümlichen Wuchsform, welche gleichfalls gelegentlich bei allen möglichen Bakterien auftreten kann, nämlich die verzweigten und kolbigen Wuchsformen. Sie sind unter den Bakterien zuerst am Tuberkelbazillus, später auch bei anderen säurefesten Bazillen, z. B. Leprabazillus, näher beobachtet worden, und zwar sowohl in Reinkultur derselben, wie auch in tuberkulösem Sputum. Durch besondere Züchtungsmethoden gelang es dann nachzuweisen, daß so gut wie bei allen Bakteriengruppen diese Formen auch experimentell erzeugt werden können; so beispielsweise sehr deutlich außer beim Diphtherie- auch beim Pestbazillus, ja sogar bei Streptokokken finden sich Ansätze zur Zweigbildung.

Zweites Kapitel.

Allgemeine Biologie der Mikroorganismen.

Was zunächst in Kürze die Zusammensetzung der Mikroben betrifft, so muß hervorgehoben werden, daß die chemische Beschaffenheit der Bakterien nicht immer die gleiche ist, vielmehr in weiten Grenzen schwankt. Es beruht das einmal auf der leichten Beeinflussung des chemischen Aufbaues durch Nährstoffe: die Bakterien können sehr leicht dem Nährboden sich anpassen, speziell was ihren Eiweißgehalt betrifft. Aber auch veränderte Wachstumsbedingungen physikalischer Art, z. B. Temperatur, können tiefgreifende Änderungen im Aufbau des Bakteriums hervorrufen. Von Einfluß ist in dieser Beziehung auch das Alter der untersuchten Kultur. So ist der Trockengehalt von Bakterien, die im Brutschrank bei 37° gewachsen sind, ebenso wie derjenige von jungen Kulturen, höher als der Trockengehalt von Bakterien, welche nur bei 15° gezüchtet oder älter waren (Cramer). Von Kayser wurde festgestellt, daß ein nicht unerheblicher Unterschied besteht zwischen Mikroben, welche bei Sauerstoffzutritt und solchen, welche unter Sauerstoffabschluß gewachsen waren, und zwar in bezug auf ihren Stickstoffgehalt. Im ersteren Falle waren sie stets stickstoffreicher. Näher auf die chemische Konstitution der Bakterien einzugehen, ist hier nicht der Ort. Wir lassen hier eine Analysentabelle[1] von Nicolle und Alilaire[2] folgen, sowie eine Übersicht über die Verteilung des Stickstoffs in Schimmel- und Hefepilzen von Stutzer.[3]

Verteilung des Stickstoffs in Schimmel- und Hefepilzen.

Schimmel	Hefe	
3·78%	8·65%	im ganzen
1·49%	5·51%	in verdaulichem Eiweiß
1·54%	2·26%	in unverdaulichem Nuklein
0·75%	0·88%	in Amiden u. Peptonen

[1] Gekürzt zitiert nach Kruse, Mikrobiologie. Leipzig, Vogel, 1910.
[2] Annales Pasteur 1909.
[3] Zeitschr. f. physiol. Chem. 6.

Analysentabelle des Bakterienprotoplasmas.

	Wassergehalt in %	In % der Trockensubstanz			Phosphor % in Fett
		Stickstoff	Azetonextrakt	Chloroformextrakt	
Rotz	76·5	10·5	11·7	8·6	2·5
Hühnercholera	79·3	10·8	7·5	6·3	2·4
Cholera	73·4	9·8	8·7	6·8	2·4
Dysenterie	78·2	8·9	12·8	10·6	1·6
Proteus vulgaris	80·0	10·7	10·9	7·1	1·6
Typhus	78·9	8·3	15·4	10·6	1·2
Milzbrand	81·7	9·2	6·3	1·5	0·9
Bac. Pneumoniae	85·5	10·4	15·4	10·3	0·8
Bac. coli	73·3	8·3	15·2	11·8	0·8
Bac. prodiosus	78·0	10·5	9·0	6·6	0·5
Diphtherie	84·5	—	7·0	5·2	0·2

Plasmolyse und Plasmoptyse

Plasmolyse und Plasmoptyse. Dieser Erscheinungen müssen wir hier in erster Linie gedenken, weil sie in innigem Zusammenhang stehen mit den osmotischen Gesetzen, denen die Schizomyzeten ebenso wie die übrigen Zellen unterworfen sind. de Vries formulierte die Plasmolyse als eine Ablösung des Protoplasmaschlauches von der Zellwand unter dem Einfluß wasserentziehender Stoffe, wie in konzentrierten Salz- oder Zuckerlösungen. Bekanntlich herrscht in der Zelle ein gewisser osmotischer Druck, und das Bakterium mit seinem Protoplasma läßt sich vergleichen mit einem mit einer Salzlösung gefüllten Bläschen, welches nur für Wasser, nicht aber für Salze durchlässig ist. Diese üben daher einen gewissen Druck auf das Protoplasma und die Zellwand aus, wodurch unter normalen Verhältnissen das Protoplasma fest an diese gepreßt wird. Für gewöhnlich befindet sich der osmotische Druck (Lösungsdruck) in der Zelle im Gleichgewicht mit dem Druck des umgebenden flüssigen Mediums. Steigt nun plötzlich der osmotische Druck des äußeren Mediums, indem die Konzentration wasserlöslicher Stoffe in demselben plötzlich größer wird als im Protoplasma im Innern der Zelle, so üben die im Übergewicht vorhandenen äußeren Stoffe durch die permeable Zellmembran hindurch auf das impermeable Protoplasma einen Druck aus und es kommt zur Plasmolyse. Hierbei findet neben der Ablösung von der Zellwand eine Schrumpfung und Verdichtung des Protoplasmas statt. A. Fischer[1] hat die Veränderungen, die sich aus den Schwankungen des osmotischen Druckes ergeben, näher studiert. Er fand, daß die Bakterienarten sich, was Plasmolyse angeht, verschieden verhalten, und unterscheidet daher plasmolysierbare, zu ihnen gehören der Typhus-Koli-Prodigiosusbazillus, sowie der Choleravibrio, und nicht plasmolysierbare Arten, wie der Anthrax-, Subtilis-, Tuberkel-, Diphtheriebazillus, Staphylo-

[1] A. Fischer, Vorlesungen über Bakt., II. Aufl. (1903); Berichte d. botan. Gesellsch., Bd. 24, 2. Heft (1906).

kokkus. Das Gegenteil der Plasmolyse ist nach A. Fischer die Plasmoptyse. Bei dieser herrscht ein erhöhter Druck im Innern der Zelle gegenüber dem Druck des umgebenden Mediums, wobei es schließlich zu einer Ausstoßung „Ausspeiung" des Zellprotoplasmas aus der Zellmembran kommt. Während die Plasmolyse ein Zustand ist, der nicht unbedingt den Tod der Zelle im Gefolge hat, vielmehr wieder zu einer restitutio ad integrum führen kann, haben wir es bei der Plasmoptyse mit einer sehr schweren Läsion der Zelle zu tun, mit einer Zerfalls- und Degenerationserscheinung. (Vergleiche hierfür allerdings auch Meyer, Leuchs[1], nach welchen die „Plasmoptyse" in Realität ein Kunstprodukt sein soll.) Plasmolyse und nach A. Fischer auch die Plasmoptyse können beobachtet werden überall da, wo Bakterien absterben, so in alten Kulturen und auch im Tierkörper.

Energetische Leistungen

Energetische Leistungen. Hierher gehören erstens die Leistungen physikalischer Natur, wie Lichtentwicklung, Phosphoreszenz und Fluoreszenz. Die Lichtentwicklung findet sich insbesondere bei bestimmten Bakterien des Meerwassers, welche auch das wohlbekannte „Meerleuchten" verursachen. Tote Fische und andere Seetiere (J. F. Heller[2], Pflüger), aber auch Fleisch (Molisch) können intensiv leuchten. Nach Molisch finden sich die Leuchtbakterien in 89% der daraufhin untersuchten Fleischproben. Es gibt viele Arten von Bakterien, sowohl Bazillen wie auch Vibrionen, welchen die Leuchtfähigkeit zukommt, und welche nach Beyerinck Photobakterien genannt werden. Von den Vibrionen sind es die gewöhnlichen Wasservibrionen, welche nach Dunbar und Kutscher[3] leuchten, während die Choleravibrionen dies nicht vermögen. Viele der Leuchtbakterien, so die Sarcina noctiluca, sind sehr widerstandsfähig gegen hohe Kältegrade, Temperaturen von 20—30° sollen aber die optimalen sein für ihre Leuchtkraft. Sie erfordern einen hohen Salzgehalt des Nährbodens, am besten ist Meerwasser. Chloroform, Äther und andere Anästhetica lähmen die bakterielle Leuchtkraft. Allgemein wird angenommen, daß das Vermögen der Lichtentwicklung an den Bakterien selbst haftet; nötig dazu ist freier Zutritt von Sauerstoff, Schütteln der Bakterien mit Luft befördert das Leuchten.

Erwähnt sei der Versuch, die Phosphoreszenz der Leuchtbakterien als Lichtquelle zu verwerten. Es gelang die photographische Aufnahme der Kulturen in ihrem eigenen Lichte. Der Versuch im großen, technisch die Leuchtkraft auszubeuten, so die Konstruktion schwach leuchtender „Bakterienlampen", wird wohl an der schlechten Rentabilität scheitern.

Gleichfalls im Wasser, auch Süßwasser, kommen Bakterienarten vor (Bacillus fluorescens liquefaciens), welche dem Nährmedium eine schöne

---

[1] Leuchs, Arch. f. Hyg., Bd. 54.

[2] J. F. Heller, Arch. f. phys. u. path. Chem. u. Mikrosk. Wien (1853). Pflügers Archiv, Bd. 10 u. 11 (1875).

[3] Dunbar u. Kutscher, C. f. Bakt., Bd. 15, H. 44 (1894).

grüne und blau fluoreszierende Farbe verleihen. Die Fluoreszenz ganz allgemein soll auf einem Körper beruhen, der nicht kristallisierbar, aber in Wasser und Alkohol löslich ist (Thumm).[1]

Wärme wird von allen Mikroorganismen während des Wachstums erzeugt, und zwar übertreffen diese Leistungen alle übrigen um ein Beträchtliches. Allgemein bekannt ist die Erhitzung von Heu und Mist infolge von Bakterienwucherung. Diese erzeugt auch die großen Wärmemengen in der Gärungsindustrie. Vermittelst eines selbstkonstruierten Kalorimeters stellte Rubner[2] die durch Bakterienwachstum erzeugte Wärmemenge fest; hauptsächlich in Faulflüssigkeiten wurden große Kaloriemengen produziert, sodann auch auch bei der Alkohol- und Milchsäuregärung.

Chemische Prozesse spielen sich mannigfach während des Lebens der Bakterien ab und als Stoffwechselprodukte kommen zahlreiche Körper in Betracht, wie Kohlensäure, Wasserstoff, Methan, Schwefelwasserstoff u. a. m. (Wegen ihrer hervorragenden Bedeutung für den Menschen als krankmachende Agenzien sind die giftigen Stoffwechselprodukte hier nicht angeführt, sondern werden gesondert abgehandelt werden.)

Die resultierenden Stoffwechselprodukte werden am besten eingeteilt in solche, welche der Fäulnis und solche, welche der Verwesung ihre Entstehung verdanken. Bei der Fäulnis in der Natur werden noch relativ komplexe Körper aus den stickstoffhaltigen Verbindungen produziert, H_2, CH_4, NH_3, H_2S, während die Verwesung die einfachsten anorganischen Verbindungen als Endziel hat (CO_2 Nitrate, Sulfate). Solche Verwesungen oder Oxydationen (Verbrennungen), auch Oxydationsgärungen genannt, sind z. B. die Umwandlung des Zuckers zu Kohlensäure, Zitronensäure usw. und Wasser; des Alkohols zu Essigsäure; der Fette zu Kohlensäure und Wasser, der Eiweißstoffe zu Kohlensäure, Ammoniak und Wasser; des Ammoniaks zu Salpetersäure, des Schwefelwasserstoffs zu Schwefelsäure, z. B.: $C_6H_{12}O_6$ (Traubenzucker) $+ 3O = C_6H_8O_7$ (Zitronensäure) $+ 2H_2O$. Die Produktion von Energie in Gestalt von Wärme ist bei dieser Oxydation beträchlich (86 Kalorien), im übrigen ist die Wärmeentwicklung bei den Verbrennungsvorgängen quantitativ recht verschieden.

Bei der Fäulnis, d. h. der Zersetzung des Eiweißmoleküls unter Abschluß von Sauerstoff (Reduktion) treten neben der zu fast 97% gebildeten CO_2 stinkende Produkte auf, hauptsächlich durch Lebensprozesse der anaëroben Bakterien, unter denen die wichtigsten sind der H_2, CH_4, NH_3 und H_2S. Ammoniak entsteht auch reichlich bei der Vergärung des Harnstoffs

$$CO\langle{}^{NH_2}_{NH_2} + 2H_2O = CO_3\langle{}^{NH_4}_{NH_4}$$

[1] Thumm, Arb. aus bakt. Inst. Karlsruhe (1895).

[2] Rubner, Arch. f. Hyg., Bd. 57 (1906).

[kohlensaures Ammoniak, durch die Bakterium ureae-Varietäten (bzw. ihr Ferment, die Urease)]. Namentlich findet regelmäßig bei der Fäulnis die Produktion von Schwefelwasserstoff statt, entstanden durch Reduktion des Schwefels und der Schwefelsäure. Mit am längsten genauer bekannt ist die Entstehung von H_2S bei der faulenden Zersetzung von Leichen usw.; später wurde entdeckt, daß die Fähigkeit der H_2S-Bildung sehr viele Mikroben besitzen, wenn auch in verschieden hohem Grade. Im besonderen sind es die obligaten Anaërobier bzw. ihre Fermente, die Bazillen des malignen Ödems, des Rauschbrandes, ferner die Typhus-, Koli-, Enteritisbakterien, Staphylokokken und Vibrionenarten, welche in Reinkultur aus ihrem Nährsubstrat den H_2S abspalten (Bienstock[1]). Am üppigsten geht die Bildung vor sich in Bouillon mit reichlichen Peptonmengen (10%), wenn Sorge getragen wird, daß der Luftsauerstoff nicht frei hinzutreten kann. Der Nachweis des H_2S wird am leichtesten durch Bleizuckerpapier geführt, das sich, wenn H_2S vorhanden ist, schwarz färbt infolge der Bildung von Schwefelblei. Neben H_2S werden fast stets auch Sulfide, Merkaptan, von den meisten Bakterien gebildet.

Was die angebliche Bildung von H_2S in Eiern durch Choleravibrionen angeht, so wurde sie von einigen Autoren, Hueppe und Scholl[2] u. a., behauptet. Es sollten dadurch in den Eiern anaërobe Verhältnisse gebildet werden und die Choleravibrionen, obligate Aërobier, demnach auch anaërob sich entwickeln können. Von vielen Seiten ist diese Behauptung aber widerlegt worden (Dönitz[3], Abel und Draer[4]): es stellte sich heraus, daß bei absolut reinen Cholerakulturen in den Eiern sich niemals H_2S entwickelte, daß also eine Verunreinigung mit fäulniserregenden Anaërobiern bei den angeblichen Befunden mit im Spiele gewesen war.

Andere Reduktionen oder Reduktionsgärungen sind neben der Schwefelwasserstoffgärung und der Salpetersäuregärung (Reduktion der Salpetersäure zu Stickstoff oder Ammoniak) die Reduktionsgärung des Zuckers zu Mannit, $13\,C_6H_{12}O_6$ (Traubenzucker) $+ 6\,H_2O = 12\,C_6H_{14}O_6$ (Mannit) $+ 6\,CO_2$ (Kohlensäure).

Haupterreger stinkender, d. h. echter Fäulnis, sind vor allem auch die Bacillus proteus-Arten, insonderheit das Bakterium proteus vulgare, das sich bei Anwesenheit oder unter Abschluß von Sauerstoff (fakultativer Anaërobier) überall neben anderen Keimen in faulenden Substanzen findet. Ein anderer Fäulniserreger ist der Bacillus putrificus Bienstock, ebenso verbreitet wie der Bacillus proteus (siehe diesen) (= Bakterium vulgare), und wie dieser ein normaler Darmbewohner. Bei diesem und den anderen Fäulniserregern nimmt durch hydrolytische Spaltung (d. h. bei H_2O-Aufnahme) die Zersetzung des Eiweißes ihren Lauf, zunächst in Peptone, sodann in Mono- und Diaminosäuren (Leuzin, Tyrosin, Asparaginsäure, Glykokoll

---

[1] Bienstock, Arch. f. Hyg., Bd. 36 (1889).
[2] Hueppe u. Scholl, C. f. Bakt. 4 (1888).
[3] Dönitz, Z. f. Hyg. 20 (1895).
[4] Abel und Draer, Z. f. Hyg., Bd. 19 (1895).

u. a. m.), und durch deren weitere Spaltung in Ammoniak, Phenol, Indol, Skatol, Schwefelwasserstoff usw.

Die physiologische Darmfäulnis beruht wohl nicht auf Bacillus proteus-Arten oder anaëroben Bazillen, ist vielmehr verursacht durch Bacillus coli und Bac. aërogenes. Die Bedeutung dieser letzteren ist dabei eine doppelte, indem sie gleichzeitig eine deutliche antagonistische Wirkung ausüben, wodurch eine allzu intensive Fäulnis im Darme, wodurch leicht toxische Endprodukte entstehen könnten, hintangehalten wird.

Die Kohlensäure im Boden verdankt ihre Hauptentstehung der durchgreifenden Mineralisierung des C-Moleküls durch saprophytische Mikroben bei Sauerstoffzutritt (Verwesung).

Es können aber wohl alle Bakterien Kohlensäure erzeugen und die Menge derselben hängt natürlich innig zusammen mit dem Quantum verbrauchten Sauerstoffs, welches schwankend ist, je nach der Bakterienart. Gasanalysen, an Bakterien angestellt, ergaben folgendes: der Choleravibrio verbrauchte und erzeugte 68·1 ccm Kohlensäure. Der Pestbazillus binnen 39 Tagen 51·6 ccm Sauerstoff bzw. 39·2 ccm Kohlensäure. Der Choleravibrio hätte so das 5—10fache, der Pestbazillus das $2^1/_2$—5fache seines Gewichts an Sauerstoff verbraucht.

Salpetersäure entsteht reichlich durch die Oxydation des organischen Stickstoffs und Ammoniaks. Diesen für den ganzen Haushalt der Natur ungemein wichtigen Prozeß nennt man „Nitrifikation". Pasteur, Schlösing, Müntz und Winogradsky verdanken wir den Aufschluß über diesen wichtigen Verwesungsvorgang. Der Nitrifikationsprozeß verläuft in zwei Phasen, einmal diejenige der Nitritbildung, sodann diejenige der Nitratbildung. Nitrifikation oder Salpetergärung: **Nitrifikation**

$$NH_3 + 3O = HNO_2 + H_2O + 79 \text{ Kalorien},$$
$$HNO_2 + O = HNO_3 + 18 \text{ Kalorien}.$$

Beide Vorgänge sind auf die Tätigkeit verschiedener spezifischer Mikroben zurückzuführen, einmal der Nitritbildner, welche bei Gegenwart von Ammoniak dieses zu Nitrit oxydieren, sodann der Nitratbildner, welche unter Ausschluß des Ammoniaks Nitrite zu Nitraten oxydieren. Winogradsky züchtete zuerst die bei der Nitrifikation in Aktion tretenden Bakterien (Nitroso- und Nitrobakterien) auf festen Nährböden ohne organische Substanz. Umgekehrt kommt wieder manchen Mikroorganismen die Fähigkeit zu, durch Reduktion aus Nitraten Nitrite zu bilden, so der Typhusbazillus, das Bacterium coli, sowie der Choleravibrio (siehe Indol).

Denitrifikation Denitrifikation im engeren Sinne ist ein Vorgang, welcher beispielsweise im Ackerboden von Bedeutung ist und welcher gleichfalls in einer Reduktion von Nitraten durch Bakterien besteht, aber unter Entbindung von freiem Stickstoff. Dieser freie Stickstoff wird nebenbei außerdem noch aus der Luft bezogen, durch Vermittlung von Stickstoff fixierenden Bakterien in den Wurzelknöllchen der Leguminosen, Bakterien, welche diesen Luftstickstoff zu assimilieren vermögen (Bacillus radicicola).

Indol

Ein differentialdiagnostisch wichtiges Stoffwechselprodukt ist das Indol, ein Eiweißzersetzungsprodukt. Das Bacterium coli sowie der Choleravibrio, Vibrio Metschnikoff, Vibrio Finkler, bilden stets Indol, was zu ihrer Unterscheidung von dem Bacillus typhi und anderen Bakterien dient. Versetzt man Reinkulturen (am besten in zuckerfreier Nährlösung) von Kolibazillen mit Spuren von Kaliumnitrit und etwas reiner Schwefelsäure, so bildet sich ein schöner roter Farbstoff aus dem vorhandenen Indol, das Nitrosoindol. Der Choleravibrio, der Vibrio Metschnikoff, Vibrio Berolinensis, nicht aber Vibrio Finkler, vermögen nun an sich aus den Spuren von im Nährboden vorhandenen Nitraten Nitrite zu bilden, so daß der Zusatz von Kaliumnitrit nicht nötig ist bei den erstgenannten. Diese geben die Nitrosoindolreaktion oder „Cholerarotreaktion", also schon auf Zusatz von reiner, d. h. salpetrigsäurefreier Mineralsäure allein.

Pigmentbakterien

An dieser Stelle seien auch die chromogenen Bakterienarten erwähnt, d. h. Bakterien, welche imstande sind, Farbstoffe zu bilden (Pigmentbakterien). Das Pigment ist dabei für gewöhnlich rein extrazellulär gelagert, z. B. Bacillus prodigiosus, violaceus, und die Bildung desselben ist abhängig von den optimalen Wachstumsbedingungen des betreffenden Bakteriums. Die ebengenannten bilden Pigment nur bei Temperaturen zwischen 20—25°, wo sie ihr Optimum haben. Wenn der Farbstoff in Wasser unlöslich ist (Prodigiosus, Violaceus), ist nur der Bakterienrasen, nicht der Nährboden gefärbt. Der Farbstoff ist aufzufassen als ein typisch gefärbtes Stoffwechselprodukt des betreffenden Bakteriums.

Reduktionen

Reduktionen durch Bakterien bewirkt, haben wir bereits umstehend kennen gelernt, bei der Besprechung der Denitrifikation. Wir wollen hier noch solcher Reduktionsvorgänge Erwähnung tun, welche bei sehr vielen pathogenen Bakterien vorkommen und wie sie sich durch Zusatz organischer Farbstoffe zum Nährboden leicht demonstrieren lassen (Ehrlich).[1] Es entstehen dabei durch Reduktion der Farbstoffe die farblosen Leukoprodukte derselben, welches durch die eintretende Entfärbung des Nährbodens sinnfällig gemacht wird. Die Probe, ob wirkliche Reduktion vorliegt, kann leicht angestellt werden, indem man das farblose Leukoprodukt wieder reoxydiert durch reichlichen Luftzutritt („verküpt"), wobei der ursprüngliche Farbstoff wieder sichtbar gemacht wird. Lackmus und Methylenblau, nach Rothberger[2] auch das Neutralrot, eignen sich besonders gut zum Studium dieser Fragen (Noeggerath).[3] Speziell das Neutralrot kann herangezogen werden zur Differentialdiagnose zwischen Typhus und Kolibazillus.

---

[1] Ehrlich, Das Sauerstoffbedürfnis des Organismus. Berlin 1885.
[2] Rothberger, C. f. Bakt. 24, 513 (1898).
[3] Noeggerath, C. f. Bakt. 3, 401 (1888).

Der letztere hat starkes Reduktionsvermögen, er verwandelt das Neutralrot in einen hellen grünlichgelb fluoreszierenden Farbstoff.

Fermentation und Gärung

Fermentation und Gärung: Fermente oder Enzyme sind die Analoga der Katalysatoren der anorganischen Chemie, d. h. solche Stoffe, welche bedeutende chemische Veränderungen hervorrufen können, ohne dabei selbst in nennenswerter Weise verändert zu werden. Die Fermentwirkung ist nicht an das lebende Protoplasma gebunden, wie wir seit der Entdeckung E. Buchners[1] wissen, welcher auch mit Hefepreßsaft (Zymase) dieselben Wirkungen erzielte, wie mit der geformten Hefe. Mit Kruse bezeichnet man die Fermente zweckmäßig mit dem deutschen Wort „Umsatzstoffe". Scharf läßt sich die Gärwirkung, d. h. die durch Gärstoffe (Kruse) bewirkte Spaltung kaum von der Fermentwirkung trennen, wenn auch der Begriff Gärung im engeren Sinne speziell auf die Zersetzung der Kohlehydrate angewandt wird. Einer großen Anzahl von Mikroorganismen kommt die Fähigkeit zu, solche zu bewirken vermöge ihrer speziellen Fermente (Enzyme, Umsatzstoffe). Wichtig sind:

Stärkegärung: Ptyalin, ein diastatisches Ferment, wandelt die Stärke in Traubenzucker um.

$$\underset{\text{Stärke}}{(C_6H_{10})_x} + x\,H_2O = \underset{\text{Traubenzucker}}{x\,(C_6H_{12}O_6)}$$

Unter den pathogenen Bakterien kommt diese Fähigkeit dem Choleravibrio, Milzbrandbazillus und Tuberkelbazillus zu.

Milchsäuregärung: Hierbei geht eine Aufspaltung des Traubenzuckers in zwei Milchsäuremoleküle vor sich, $C_6H_{12}O_6 = 2\,C_3H_6O_3 + 15$ Kalorien). Es kommen die verschiedensten Mikroben in Betracht, so der Bacillus acid. lactici, der Rechtsmilchsäure, und der Bacillus acid. laevolactici, der Linksmilchsäure bildet. Aber auch pathogene Bakterien können Milchsäure produzieren, so der Choleravibrio, der Bacillus pestis. Die Milchsäuregärung in Milch wird durch den Kruseschen Streptococcus lacticus hervorgerufen, wobei ein Milchzuckermolekül in vier Milchsäuremoleküle zerlegt wird:

$$C_{12}H_{22}O_{11} + H_2O = 4\,C_3H_6O_3 \text{ (Milchsäure).}$$

Alkoholische Gärung: Der Traubenzucker wird in Alkohol und Kohlensäure gespalten

$$(C_6H_{12}O_6 = 2\,C_2H_5OH + 2\,CO_2).$$

Hefeenzyme sind enthalten in der Bierhefe, Saccharomyces cerevisiae, und in der Weinhefe, Saccharomyces ellipsoides.

Essigsäuregärung: Durch Oxydation des Äthylalkohols bei Anwesenheit von reichlichem Sauerstoff (= Oxydationsgärung). Die Keime der Essig-

[1] E. Buchner, Berichte der chem. Gesellsch. 30, 117.

säuregärung sind weitverbreitet in der Natur, so Bacillus acetigenum, Bacillus acetosum.

$$C_2H_6O + O_2 = C_2H_4O_2 + H_2O.$$

Harnstoffgärung (siehe auch Fäulnis): Die Urease wandelt durch hydrolytische Spaltung den Harnstoff in kohlensaures Ammoniak. 17 verschiedene Urobakterien sind bekannt, die wichtigsten sind der Bacillus ureae und der Micrococcus ureae.

Sumpfgasgärung (im Schlamme von Flüssen, in Klärbecken und im Darme von Tieren). Nach vorheriger Wasseraufnahme der Zellulose nach der Formel

$$\underset{\text{Zellulose}}{(C_6H_{10}O_5)_x} + x\,H_2O = x\,C_6H_{12}O_6$$

setzt sich um

$$\underset{\text{Traubenzucker}}{C_6H_{12}O_6} \text{ in } 3CO_2 + 3CH_4 \;(+\,33 \text{ Kalorien}).$$

Tryptische oder peptonisierende Fermente werden vielfach von pathogenen Bakterien sezerniert. Dies äußerst sich durch die Verflüssigung der Gelatine, des Serums, und auch gelegentlich des Agars (Gelase). Ferner peptonisieren sie Fibrin und das Kasein der Milch (Flügge).[1] Außerdem unterscheidet man noch fibrinolytische, elastinlösende und andere trypsinähnliche Fermente.

Fettspaltende Fermente (Lipase) sind in Schimmelpilzen (Aspergillus- und Penicilliumarten), sowie im Tuberkelbazillus nachgewiesen worden.

Giftige Stoffwechselprodukte

Giftige Stoffwechselprodukte, Toxine: Die krankmachende Eigenschaft der pathogenen Bakterien beruht fast ausnahmslos auf ihren giftigen Stoffwechselprodukten oder Toxinen. Dieselben werden zweckmäßig eingeteilt in solche welche, fest an der Bakterienzelle haftend, erst mit dem Tode und der Auflösung derselben in Freiheit gesetzt werden, den Endotoxinen (R. Pfeiffer), und diejenigen, welche als Sekrete der Bakterien in die Umgebung übergehen und von dem lebenden Bakterium leicht gewonnen werden können, Ektotoxine oder echte Toxine (H. Buchner). Eine dritte Gruppe von Bakteriengiften sind solche, welche als Spaltungs- und Abbauprodukte der den Bakterien zu Gebote stehenden Nährstoffen zu betrachten sind. Diese Gifte richten sich also in ihrem Aufbau nach dem Nährsubstrat, auf dem sie gedeihen, sie werden Ptomaine, Fäulnisalkaloide oder organische Basen genannt (Panum[2], Brieger[3], E. Bergmann[4], Nencki[5]). Über die chemische Zusammensetzung der von den Bakterien

---

[1] Flügge, Z. f. Hyg. 17, 272.

[2] Panum, Bibliothek for Läger (1856).

[3] Brieger, Untersuch. über Ptomaine. Berlin (1885).

[4] E. Bergmann, Das putride Gift und die putride Intoxikation. Dorpat (Gläser, 1868).

[5] Nencki, Über Zersetzung der Gelatine u. des Eiweißes. Bern (1876).

gebildeten spezifischen Gifte, seien sie nun Ektotoxine (Sekretgifte) oder Endotoxine (Leibesgifte), wissen wir noch nichts Bestimmtes. Lange Zeit wurden sie für eiweißartige Körper gehalten und Toxalbumine genannt, da sie Eiweißcharakter zeigten (Kolloidnatur). Brieger und C. Fränkel[1], die Entdecker dieser Stoffe, wiesen jedoch nach, später auch A. Wassermann und Proskauer[2], daß die wahre Natur des Giftes durch Beimengungen ungiftiger Eiweißkörper verschleiert wird und die Eiweißnatur des wirklichen Giftes fraglich ist. Das gemeinsame wichtige Material der bakteriellen, echten Toxine (Ektotoxine) ist, daß sie antigen wirken, d. h. der Körper reagiert auf ihre Einverleibung mit der Bildung spezifischer Antikörper. Diese Eigenschaft, neutralisierende Gegengifte zu produzieren, geht den endogenen Bakteriengiften (Endotoxine) ab.

Zu den echten Toxinen (Ektotoxinen) rechnet man zunächst die Gifte der Erreger von Tetanus (Wundstarrkrampf), Diphtherie, Botulismus (Wurstvergiftung). Sie erfordern eine gewisse Inkubation oder Latenzzeit, welche sehr von der Temperatur abhängig ist; was ihre Wirkung angeht, so sind es sämtlich hochtoxische Produkte. So vermag vom Botulismustoxin, Produkt des Bacillus botulinus, 0·01 ccm der Bouillonkultur noch relativ große Tiere, wie Affe und Meerschwein binnen 24 Stunden zu töten, während vom Tetanustoxin 0·000025 g die in einigen Stunden für Meerschweine letal wirkende Dosis darstellt bzw. 0·2 mg für den erwachsenen Menschen.

Endotoxine hingegen werden gebildet vom Typhus- und Tuberkelbazillus und dem Choleravibrio. Das Paradigma der Endotoxinwirkung, weil am eingehendsten studiert, gibt das Choleraendotoxin ab; einige Milligramm abgetöteter Choleravibrionen töten Meerschweine unter den Erscheinungen des Kollapses, Lähmung der Vasomotoren, des Wärme- und Atemzentrums. Die Gewinnung des Endotoxins setzt stets die Abtötung des betreffenden Bakteriums voraus, entweder auf schonende Weise: beispielsweise durch Chloroformdämpfe, oder gewaltsam, z. B. durch Zertrümmerung unter starkem Druck, trockene oder feuchte Zerreibung. Im Gegensatz zu den Ektotoxinen oder echten Toxinen sind die Endotoxine gegen chemische und thermische Eingriffe sehr widerstandsfähig.

---

[1] Brieger und C. Fränkel, Berl. kl. Woch. 11, 12 (1890).

[2] Wassermann und Proskauer, Deutsche m. W. 17 (1891).

Drittes Kapitel.

Allgemeine Lebensbedingungen der pathogenen Bakterien.

Die Anforderungen, welche das Bakterium an die Zusammensetzung des Nährbodens stellt, werden bestimmt durch den chemischen Aufbau des Bakteriums selbst. Hauptsächlich Kohlenstoff, Stickstoff, Wasserstoff, Sauerstoff, Schwefel, Phosphor, setzen dasselbe zusammen, also dieselben Grundelemente, welche auch die Leibessubstanz der Pflanzen und Tiere zusammensetzen. Diese nämlichen Stoffe werden also auch das Nährsubstrat zusammensetzen müssen, wenngleich von den chemischen Verbindungen, welche das nötige Element enthalten, häufig Spuren genügen, um dem Bedürfnis des Bakteriums nach dieser Richtung zu genügen. Die meisten Bakterien zeigen eine Vorliebe für gewisse, ihnen besonders zusagende Nährbestandteile. Außer mineralischen Stoffen, unter denen die Salze der Phosphorsäure an erster Stelle stehen, sind es vor allem unter den organischen die Eiweißstoffe und ihre Derivate, welche die Spaltpilze zu ihrem Aufbau benötigen. Natives Eiweiß ist für viele Erreger dabei Notwendigkeit; so bedürfen der Gonokokkus und sein Verwandter, der Meningokokkus, unkoaguliertes Serumalbumin, der Diphtheriebazillus Rinderserum, der Pneumokokkus Aszitesflüssigkeit oder Kaninchenblutserum, der Choleravibrio alkalisches Rinderblut usw. Außer lösliches Eiweiß engeren Sinnes kommen als Stickstofflieferanten in Frage die Peptone und Leim, aber auch einfacher zusammengesetzte stickstoffhaltige Körper, wie Amidosäuren, Leuzin, Asparagin, Kreatin und Ammoniaksalze. Stickstofffreie Nahrung wird bezogen aus Kohlehydraten und Glyzerin; es ist jedoch erwiesen, daß manche besondere C-Quellen gar nicht bedürfen, sondern ein geeignetes N-haltiges Medium auch zu ihrem C-Lieferanten machen, so der Choleravibrio, welcher in Peptonwasser allein bereits gedeiht. Neben der Zusammensetzung spielt nun die Konzentration des Nährbodens, sowie die Reaktion desselben noch eine Rolle. Zu konzentrierte Lösungen wirken entwicklungshemmend, während eine starke Verdünnung der Nährbodensubstanzen meist noch gut vertragen wird; das Optimum liegt in der Mitte. Die Reaktion ist für die meisten Arten am besten schwach alkalisch, nur der Choleravibrio verträgt einen sehr starken Alkaleszenzgrad, während er umgekehrt äußerst empfindlich ist gegen saure Reaktion, 0·07% Salzsäure sistiert seine Entwicklung vollkommen. Ähnlich „azidophob" ist der Erysipelstreptokokkus. Starke Säuregrade vertragen die „azidophilen" Bakterien, beispielsweise der Bacillus acidophilus des Säuglingsstuhls.

Ebenso wichtig wie die eben besprochenen Wachstumsbedingungen ist nun die Temperatur, und zwar gibt es für alle Arten gewisse Temperaturgrenzen, innerhalb welcher das Wachstum möglich ist, während ein Überschreiten nach oben oder unten der Entwicklung hinderlich ist. Das Temperaturoptimum für weitaus die meisten Bakterien liegt bei 37° C, jedoch gibt es thermophile Arten, welche bei 75° C noch wachsen, so Saprophyten in Mist und heißen Gewässern, und andere Arten wiederum, welche noch bei Gefrierpunktstemperaturen gut fortkommen, so phosphoreszierende Bakterien der Eismeere. Zwischen diesen beiden Extremen kommen nun Bakterienarten vor mit verschiedenstem Optimum und Minimum. Die oberste Grenze des Säugetiertuberkelbazillus liegt bei 40° C, während der Erreger der Geflügeltuberkulose, bei einem Optimum von 37—43°, entsprechend der höheren Bluttemperatur der Vögel, noch bei 45° wächst. Sehr empfindlich gegen höhere Temperaturgrade ist der Gonokokkus; er wird schon geschädigt bei etwas über 38·5°.

Wie alle Wesen, bedürfen nun auch die Bakterien des Sauerstoffs[1] zu ihrem Leben, allerdings in sehr verschiedener Menge. Es gibt Mikroorganismen, die unbedingt reichlichen Sauerstoffwechsel brauchen und daher obligate Aërobier genannt werden. Hierher gehören viele Saprophyten, wie Wasserkeime, der Heubazillus, der Pestbazillus, Influenzabazillus, Pneumokokkus und Gonokokkus. Aber auch in betreff Sauerstoffspannung besteht für die obligaten Aërobier ein Optimum, dessen Überschreiten Entwicklungshemmung im Gefolge hat; bei einer Sauerstoffspannung von $1^1/_2$ bis 2 Atmosphären sterben beispielsweise Choleravibrio und Milzbrandbazillus ab. Eine andere Kategorie gedeiht sowohl bei Luftzutritt wie bei Abschluß, wozu die meisten Krankheitserreger, wie die Erreger des Milzbrands, des Typhus, der Cholera zu rechnen sind. Eine dritte Klasse endlich wird als obligate Anaërobier bezeichnet, wenngleich wir heute wissen, daß diese Bezeichnung nicht vollkommen exakt ist, denn diese Bakterien wachsen scheinbar nur ohne Sauerstoff. In Wirklichkeit gebrauchen auch sie denselben, wenngleich nur in äußerst geringer Spannung und in nicht freier Form, indem sie ihrem Nährsubstrat den gebundenen Sauerstoff entziehen. Für sie ist das Wachstumsoptimum also an äußerst minimale Mengen Sauer-

[1] Literatur: Nencki, J. f. prakt. Chemie 1880, Bd. II (1892). — Beyerinck, C. f. Bakt., I. Bd., 14 (1893). — Tarrozzi, C. f. Bakt., I. Bd., 38 (1905).

stoff gebunden, wobei der Sauerstoff nicht etwa durch direkte Atmung per oxydationem von den Bakterien verbraucht wird, vielmehr wohl als Reiz zu denken ist für das Wachstum. Daß jedoch die obligaten Anaërobier tatsächlich auch unter vollkommenem Sauerstoffabschluß gedeihen können, ist vielfältig erwiesen. Zu den obligaten Anaërobiern gehören wichtige Arten, wie der Tetanusbazillus, die Erreger des Rauschbrandes, des Malignen Ödems, ferner unter den Saprophyten, Fäulnisbakterien.

Viertes Kapitel.

Übersicht der Theorie und Praxis der natürlichen und erworbenen Immunität.

Zwei Momente sind es im wesentlichen, welche zu einer Infektion führen, das eine ist, wenn ein Ansteckungsstoff, meist belebter Art, als Antigen in den Körper eindringt und sich in ihm vermehrt, das andere, wenn er dort zugleich krankmachend wirkt. Ersteres nennen wir die Infektiosität des körperfremden Stoffes, das letztere seine Pathogenität.[1]

Zum Zustandekommen einer Infektionskrankheit gehört ein Lebewesen, welches auf Grund seiner giftigen Stoffwechselprodukte zu einem parasitären Dasein befähigt ist, oder in seltenen Ausnahmen, diese giftigen Stoffwechselprodukte allein. Eine scharfe Grenze zwischen Parasiten und Saprophyten läßt sich insofern allerdings nicht ziehen als auch letztere, wenn sie entweder massenhaft auftreten, durch Nahrungsentzug ihren Wirt schädigen können oder, an lebenswichtiger Stelle angesiedelt, auf mechanischem Wege Störungen verursachen. Ferner können Mikroorganismen, welche bislang als harmlose Schmarotzer oder sogar nützliche Symbionten in ihrem Wirt lebten, plötzlich krankheitserregende Eigenschaften erlangen, wenn sie durch Verminderung der Abwehrkräfte des Körpers, oder durch enges Zusammenleben mit ausgesprochen pathogenen Keimen, hierzu befähigt werden. Die Schwelle zwischen Parasitismus und Saprophytismus, obligaten und fakultativen Parasiten ist leicht überschritten. Dies geht schon hervor aus der Stammesgeschichte der parasitischen Bakterien, die ursprünglich offenbar aus frei lebenden verwandten Arten entstanden, durch Anpassung an einen Zwischenwirt mehr und mehr zum pathogenen Lebewesen sich entwickelten. Daher finden wir auch stets Bindeglieder zwischen pathogenen und saprophytischen Kleinlebewesen, und es finden sich zu jedem Krankheitserreger verwandte Arten.

[1] Als „Antigen“ bezeichnen wir einen Stoff, welcher, in den Körper eingedrungen, in diesem Anlaß zur Entstehung von Antikörpern gibt.

Auch ausgesprochene Saprophyten sind imstande, sobald sie lebend oder tot in größeren Mengen, entweder in die Bauchhöhle oder in die Blutbahn einverleibt werden, pathogen und sogar tödlich zu wirken. Es können aber so gut wie alle Kleinlebewesen unter die Haut oder in die vordere Augenkammer eingebracht, Reizungen mit konsekutiver Eiterung hervorrufen. Auch die Fähigkeit Gift zu bilden und so toxisch zu wirken, ist demnach durchaus keine ausschließliche Eigenschaft der Parasiten gegenüber den Saprophyten. Es sind aber die Parasiten, infolge ihrer Anpassung an einen Wirtskörper fast ganz auf diesen angewiesen, während die Saprophyten sich meist unabhängig von diesem vermehren können.

Die Entwicklung der Erreger im Körper kann rasch oder langsam verlaufen, und auch die Bakteriengifte können in verschiedensten Mengen gebildet werden, wozu noch die meist gleichzeitig vorhandene Begleit- oder Mischflora mit ihren spezifischen Eigenschaften tritt. Wichtig für das Verständnis der Infektionslehre ist die Tatsache der Veränderlichkeit der Eigenschaften, welches den Verlust oder wenigstens die Abschwächung ihrer Pathogenität im Gefolge haben kann. Grundlegend sind für die Infektionslehre die Forschungen von Mendel und de Vries geworden, da sie uns die Gesetze der Veränderlichkeit kennen lehrten, welche sich allmählich, dann „Modifikation", oder sprunghaft, dann „Mutation", vollzieht.

In der Anfangszeit der Mikrobiologie, da die Isolierungs- und Reinzuchttechnik noch in den Kinderschuhen stak, hatte man eine fast unbegrenzbare Variationsbreite der Mikroorganismen angenommen. Heute wissen wir, daß die Lehre der Spezifität von Robert Koch wohl noch zu Recht besteht, wenn auch nicht in so starrer Form, wie man früher annahm, sie z. B. die Umzüchtung einer Art in eine andere nahverwandte zuläßt. Trotzdem heute erkannt ist, daß die Mikroorganismen in ihren Eigenschaften nicht unbedingt beständig sind, werden die Gesetze der Spezifität in ihrem Grundprinzip hiervon nicht betroffen. Sie besagen, daß jede Infektion von einem bestimmten Infektionserreger hervorgerufen wird, daß die betreffende Infektion nur durch diesen einen Infektionserreger hervorgerufen werden kann, und daß letzterer endlich nur immer diese Infektion und keine andere zu erzielen vermag. Man würde das Wesen einer Infektion aber nicht voll verstehen, wenn man nicht die Konstitution mitberücksichtigen würde. Das Schicksal eines Infektionserregers, die Art und die Richtung in der er sich auswirken kann, wird wesentlich im angesteckten Organismus bestimmt.

Das Studium des Angreifers genügt zum Verständnis des Infektionsmechanismus nicht. Auch der Schauplatz der sich abspielenden Kämpfe zwischen Schädlichkeit und den Abwehrkräften will wohl erforscht sein, dies ist das Gebiet der Konstitutionsforschung. Sie befaßt sich hauptsächlich mit der Disposition und der Immunität, von deren Verhalten der Ausgang der Infektion abhängig ist.

Die eigentümliche Tatsache, daß manche Individuen und Arten, ja ganze Rassen, sich vollkommen oder teilweise refraktär erweisen gegen die ihnen einverleibten Krankheitserreger oder deren giftige Stoffwechselprodukte, hängt innig zusammen mit dem Vorhandensein auch in normalen Geweben und Körperflüssigkeiten von Stoffen, welche die Erreger abzutöten und aufzulösen vermögen, d. h. bakterizide Wirkung entfalten können.[1] Neben dieser Resistenz gegen Bakterien besteht auch eine solche gegen bakterielle Toxine, also eine Giftfestigkeit. Beide Arten natürlicher Immunität können beim gleichen Individuum in verschiedenstem Grade vorhanden sein, und ihre mehr oder weniger starke Ausbildung bedingt die verschiedenen Grade des Zustandes, welchen wir als „Disposition“ für eine Krankheit bezeichnen (Hahn).[2] Die äußeren Ursachen natürlicher Immunität treten zurück gegenüber denjenigen, welche durch innere Faktoren bedingt sind, immerhin können manche auch der äußeren Abwehrvorrichtungen von einschneidender Bedeutung sein.

Die äußere, unverletzte Bedeckung bietet im allgemeinen einen sicheren Schutz gegen das Eindringen von Erregern, wenigstens insoweit das Plattenepithel der Haut in Betracht kommt. Für diejenigen Erreger, welche mit starker aktiver Beweglichkeit ausgestattet sind, wie Trypanosomen und Rekurrensspirillen beispielsweise, ist der Durchtritt mechanisch erleichtert und erwiesen. Aus demselben Grunde ist auch das Durchdringen der Haut verständlich, welches in oft sehr kurzer Zeit von den Larven mancher parasitischer Würmer bewerkstelligt wird. Die meisten bakteriellen Erreger bedürfen jedoch der mechanischen Unterstützung zum Überwinden des Schutzwalles der Haut. Hierzu genügt das Einreiben, wodurch kleinste unsichtbare Epitheldefekte und Hautrisse gesetzt werden können. (So erklärt sich z. B. das Eindringen von Staphylokokken bei den Furunkeln und Karbunkeln in der Halsgegend.)

Der Tuberkelbazillus dringt durch die völlig intakte Haut nicht hindurch, auch erst bei kleinen Insulten derselben ist dies möglich. Stets ist der Erfolg der Infektion von der Invasionsfähigkeit des Erregers abhängig. Die Menge der Erreger spielt dabei keine so große Rolle, wie man annehmen könnte. Offenbar sind auch Unterschiede von Alter und Geschlecht, schließlich auch die histologische verschiedene Individualität der Haut von nicht zu unterschätzendem Einfluß.

Bei der Schleimhaut liegen die Verhältnisse so, daß sie keinen so sicheren Schutzwall bieten, wie die mit Pflasterepithel ausgerüstete Haut. Typhus und Choleraerreger, ferner Tuberkelbazillen können wohl die unverletzte Schleimhaut passieren, letztere ohne irgendwelche Spuren an der Eintrittsstelle zu hinterlassen. Wahrscheinlich kann der Tuberkelbazillus auch unter

[1] Fodor, D. med. W. 1887, Nr. 34. — Nuttall, Z. f. Hyg., Bd. 9, 353. — Hans Buchner, Arch. f. Hyg., Bd. 10.

[2] M. Hahn, Kolle-Wassermann, Handb. d. p. M. II. A. (1912).

natürlichen Verhältnissen nicht selten durch die Schleimhaut des Augenbindehautsackes hindurch in den menschlichen Körper gelangen. Es ist aber wohl die Schleimhaut der Mund- und Rachenhöhle und der oberen Atmungswege überhaupt, von wo aus häufig die Resorption des Tuberkelbazillus erfolgt. Die unverletzte Schleimhaut des Darmes ist für den Tuberkelbazillus nicht passierbar. Für Bact. Coli, Streptokokken, Staphylokokken, Tetanus ist die unverletzte Schleimhaut undurchdringbar, was uns verständlich macht, daß wir beispielsweise den Erreger des Wundstarrkrampfes zwar im Darminhalt des Pferdes fast regelmäßig nachweisen können, dies hierfür sehr empfängliche Tier vom Darm aus jedoch nicht mit diesem Erreger infiziert wird. Ein Vordringen von Darmbakterien in die Blutbahn des Menschen kann offenbar nur erfolgen bei Erkrankung der Darmschleimhaut.

Bei den Wundinfektionskrankheiten ist die Wichtigkeit der unverletzten Epidermis ohne weiteres einleuchtend, ebenso die Einrichtung der Flimmerepithelauskleidung des oberen Respirationstraktus, die leichte Reizbarkeit der integren Schleimhaut desselben und der von hier aus reflektorisch auslösbaren Exspirationsstöße. Eins der wichtigsten und bekanntesten Beispiele für die ausschlaggebende Rolle, welche die Disposition bei Infektionen spielen kann, gibt uns die Cholera asiatica ab. Für das Zustandekommen der Cholerainfektion ist unerläßlich, daß erst die natürliche Schutzvorrichtung der Azidität des Magens überwunden werde. Der gegen geringste Mengen freier Säure höchst empfindliche Choleravibrio kann unter normalen Magenverhältnissen, d. h. bei saurer Reaktion und mäßiger Füllung, dieses natürlichen Schutzwalles nicht Herr werden. Erst gastrische Störungen, welche eine Abnahme der Azidität und Entzündung der Schleimhaut bewirken, wozu wohl auch noch andere, bis jetzt nicht näher bekannte Hilfsmomente treten, schaffen die für eine erfolgreiche Cholerainfektion unerläßliche Disposition. Die lokale Disposition hängt nun wiederum zusammen mit dem Alter des Individuums bzw. der Widerstandsfähigkeit und Lebenskraft seiner Zellen, mit Stoffwechselanomalien, Diabetes begünstigt bekanntlich die Ansiedelung des Tuberkelbazillus, und mit dem Ernährungszustand überhaupt. Ebenso wie ein schlechter Ernährungszustand und chronische Erschöpfung eine stetige Disposition für den Durchtritt von Infektionserregern durch den Darmtraktus schafft, kann im Lungengewebe durch plötzliche Abkühlungen ein locus minoris resistentiae und damit die Disposition beispielsweise zur Pneumonie geschaffen werden.

Inkubation Als Inkubation bezeichnen wir den Zeitraum zwischen dem ersten Eindringen des Erregers in den Körper und dem Auftreten der ersten Krankheitserscheinungen. Die Länge der Inkubation wird durch die Menge der bei der betreffenden Infektion auftretenden Erreger, seine Virulenz und Toxizität beeinflußt.

Erfahrungen gerade der letzten Zeit haben gezeigt, daß die Erreger gewisse Veränderungen im Körper durchmachen können, besonders wenn sie auf Schleimhäuten wuchern. Unter dem Einfluß der Abwehrkräfte können pathogene Keime in saprophytäre Typen umgewandelt werden. Solchen Virulenzverlust unter dem Einfluß der Schleimhautpassage kennen wir von den Diphtheriebazillen, Streptokokken und Pneumokokken.

Infektionsablauf

Der Infektionsablauf wird also zuerst durch die Eintrittspforte mitbestimmt. Je nach der Stelle, von der der Erreger in den Körper eindringt, kann die Infektion verschieden verlaufen. Während beispielsweise der Milzbrandbazillus für gewöhnlich durch Kontakt von kleinen Wunden der unbedeckten Haut aus, die Milzbrandinfektion setzt in Gestalt der örtlichen pustula maligna, kann er auch durch Einatmung in die Lungen tödlichen Lungenmilzbrand setzen.

Ein anderes Beispiel ist der Streptokokkus: Gelangt er in das feste Bindegewebe des Fingers, das seiner Verbreitung ein Hindernis entgegensetzt, entsteht eine lokale Entzündung, ein Panaritium. Gelangt er in lockeres Unterhautzellgewebe, so kommt es zur Phlegmone; gelangt er in die Lymphspalten der Haut, so entsteht das Erysipel. In der Peritonealhöhle kommt es zur Peritonitis, im Blute entsteht eine Septikämie. Die weitere Verbreitung der Erreger im Körper wird nun wieder von Gewebs- und Organspezifitäten derselben abhängen.

Virulenzabschwächung

Das Problem des Infektionsablaufs wird nun noch dadurch kompliziert, daß wesentliche Abänderungen der Infektiosität und der Virulenz eintreten können, und zwar sowohl im Sinne einer Virulenzabschwächung, wie auch einer Virulenzsteigerung. Schon durch lange Züchtung auf den gebräuchlichen Nährböden erfolgt eine Abschwächung der meisten Krankheitserreger, entweder durch Erschöpfung des Nährbodens oder durch Anhäufung ihrer giftigen Stoffwechselprodukte, wodurch eine Vergiftung der Bakterien erfolgt. Wahrscheinlich erfolgt die Regulierung der Keimzahl in einer Bakterienkultur automatisch, indem jede Bakterienart eine Höchstzahl hat, die unbeeinflußbar ist vom Nährboden.

Nährmedien, welche in ihrer chemischen Zusammensetzung am wenigsten von der Zusammensetzung der Körpersäfte abweichen, sind die günstigsten für die Virulenzerhaltung des betreffenden Bakteriums.

Praktisch wichtig ist es, Kulturen nicht zu lange auf künstlichen Nährböden zu belassen, sondern in nicht zu langen Zwischenpausen den Erreger durch ein empfängliches Tier zu schicken. Weniger virulente Kulturen können auf diese Weise ihre volle Virulenz wieder erlangen, bei anderen kann sie sogar gesteigert werden. Gelegentlich können einzelne Bakterienrassen- und Stämme aber auch in Kulturen virulent bleiben. So weiß man, daß manche Typhusstämme trotz langjähriger Überimpfung im Laboratorium hochpathogen geblieben waren.

Absichtliche Abschwächungen lassen sich leicht herbeiführen auf physikalischem oder chemischem Wege. Das einfachste Mittel ist Erhitzung, an Milzbrandbazillen wies man beispielsweise zuerst nach, daß 10 Minuten lange Erwärmung auf 55° diese Bazillen so verändert, daß damit geimpfte Tiere nicht an Milzbrand erkranken. Abgestufte Austrocknung bewirkt Ähnliches auf indirektem Wege. Ebenso wirken Chemikalienzusätze zu den Kulturen, wie Karbolsäure oder Kaliumbichromat in minimalen Mengen, ferner Schwefelsäure, dünne Chlorlösungen, Jodtrichlorid usw.

Eine Methode der Abschwächung besteht darin, daß man das pathogene Bakterium mit seiner für eine Tierart geltenden Giftigkeit, Passagen durch einen andersartigen Tierkörper machen läßt.

Virulenzsteigerung

Virulenzsteigerung wird erzielt, indem man die Anhäufung der den Bakterien feindlichen Stoffwechselprodukte in den Kulturen verhindert, dies geschieht am besten durch häufige Überimpfung auf günstige Nährböden.

Allgemein aktivierende Stoffe in Fleischbrühekultur pathogener Bakterien können auch eine Virulenzsteigerung bewirken, von weit größerer Bedeutung ist aber die wiederholte Passage durch empfängliche Tierkörper. Allerdings gibt es Ausnahmen von dieser Regel, indem manche Bakterienarten durch fortgesetzte Tierpassagen auch an Virulenz einbüßen können. Die jeweilige Wiedergewinnung der virulenzgesteigerten Bakterien aus den Organen des verendeten Tieres ist die Bedingung für das Gelingen dieser Virulenzsteigerung durch Tierpassage.

Wirkungen des Infektionserregers

Die Wirkungen der Infektionserreger im Körper sind teils lokaler, teils allgemeiner Natur. Die erste sinnfällige Reaktion auf die Ansiedlung von Krankheitserregern oder deren Stoffwechselprodukte auf Haut oder Schleimhäute ist die Entzündung, ein Symptomenkomplex den bereits die alte Medizin zusammenfaßte in die Worte rubor, calor, tumor, dolor. Die Entzündung ist ein komplizierter Vorgang, bei dem verschiedene Wirkungen vom Bakterium oder giftigen Stoffwechselprodukten oder beider auf Gefäße, Nerven und die Gewebszellen ausgehen. Daß das Bakterium als solches nicht vorhanden sein muß in den entzündlichen Produkten, lehrt beispielsweise die Tatsache, daß es auch mit Bakteriengiften, z. B. dem Filtrat aus Diphtheriebouillonkultur gelingt, die gleichen Gewebsveränderungen zu setzen wie mit dem Diphtheriebazillus selbst. Ferner kann man ein typisches „Tuberkulum“ ein tuberkulöses Knötchen, auch erzielen durch intravenöse Injektion von toten Tuberkelbazillen.

Allerdings können auch Saprophyten, wenn sie nur in genügender Menge dem Körper einverleibt werden, schon durch ihr körperfremdes Protoplasma entzündungserregend wirken. Die einzelnen Gewebe des Körpers reagieren nun auf einen entzündlichen Reiz in qualitativer und quantitativer Hinsicht verschieden; ein und derselbe Erreger kann gelegentlich alle möglichen Arten der Entzündung hervorrufen, wenn auch spezifische, d. h. dem jeweiligen Bakterium eigentümliche Wirkungen, vorhanden sind.

Von großem Einfluß ist die lokale Gewebsdisposition, ihre anatomische und histologische Beschaffenheit. Schon lange hat man solche Beobachtungen gemacht bei der experimentellen Diphtherieinfektion — und Intoxikation des Meerschweines. Bei diesem Versuchstier erzeugt dies Bakterium oder seine Stoffwechselprodukte, wenn man sie subkutan einverleibt, eine seröse oder hämorrhagische, auf den Schleimhäuten hingegen eine pseudomembranbildende Entzündung.

Alle Gewebszellen, welche ein Antigen zu binden vermögen, sind gleichzeitig auch imstande, Antikörper dagegen zu produzieren. An dem Orte, wo sich diese beiden Vorgänge abspielen, kann es nun gleichfalls zur Entzündung kommen. Diese Entzündung dient nicht der Abwehr, sondern ist nur Begleitsymptom des Immunisierungsvorganges, welcher zur lokalen Immunität führen kann. Beispiele hierfür sind die Gewebsreaktionen, die speziell als Kuti- und Ophthalmoreaktion in der Diagnostik der Tuberkulose bekannt geworden sind, ferner die Schickreaktion bei der Diphtheriediagnostik und der „Dick-Test" bei Scharlach. Was das Fieber betrifft, welches in dem Symptomenkomplex der Entzündung mit den breitesten Raum einnimmt, so ist seine Ätiologie durchaus keine einheitliche. Von Belang ist hier diejenige Temperatursteigerung, welche die Reaktion auf ein Gift darstellt, und in der großen Mehrzahl der Infektionskrankheiten sind die Bakterienleiber selber oder ihre giftigen Stoffwechselprodukte die Ursache des Fiebers. Schutzimpfungen haben gezeigt, daß schon die Injektion kleinster Mengen abgetöteter Bakterien Fieberreaktionen auslösen können, und zwar daß das Bakterienprotoplasma als solches fiebererregende Eigenschaft besitzt. Die bakteriellen Leibesgifte können also für sich Ursache des infektiösen Fiebers sein, es sind dies Stoffe, welche eine Vielheit von Giften darstellen. Gleichzeitig zeigen aber Tierversuche, daß auch mit den Giften allein von Bakterien sich Temperatursteigerungen erzielen lassen. So verschieden die einzelnen Infektionskrankheiten sind, so gründlich weichen die einzelnen Fiebertypen voneinander ab, diese Differenzen beruhen offenbar auf der unterschiedlichen Eigenart der Infektionserreger und ihrer Toxine.

Die präponderante Rolle bei der natürlichen Immunität spielen jedoch die inneren Schutzvorrichtungen des Körpers und unter diesen unterscheidet man aus Zweckmäßigkeitsgründen wieder solche, welche zellulären und andere welche humoralen Ursprungs sind. Im weiteren Verlaufe werden wir sehen, daß sich diese strenge Trennung nicht scharf durchführen läßt, um so weniger, da die Immunitätslehre täglich neue Brücken zwischen Zellular und Humoralpathologie schlägt und die Wissenschaft heutzutage nur mehr einen vermittelnden Standpunkt zuläßt.

Zu beachten ist, daß die natürliche Resistenz hauptsächlich in zwei wesentlichen Punkten abweicht von der echten Immunität. Diese ist streng spezifisch, d. h. hat nur Gültigkeit für denjenigen Erreger, mit welchem die Infektion geschah, ferner erstreckt sie sich fast immer — wenigstens soweit es sich um eine Immunität im Anschluß an ein wirkliches Überstehen der Krankheit handelt — auf einen längeren Zeitabschnitt. Der Resistenz geht die Spezifität ab; sie tritt häufig schon am zweiten Tage auf, ist aber meist von viel kürzerer Dauer als die echte Immunität.[1]

Ein Faktor, der nicht übersehen werden darf, ist die Menge der Bakterien, welche es zu überwältigen gilt. Während der Körper mit seinen natürlichen Schutzkräften der Invasion einer bestimmten Menge von Erregern gewachsen sein kann, wird der Kampf sehr ungleichartig und kann mit der Niederlage der Schutztruppen des Körpers enden, sobald das Heer der Angreifer zu groß und die Erreger den Körper überfluten. In direktem Zusammenhang hiermit steht dann ferner die Ausbreitung der Infektion, welche, abgesehen von der Natur des Erregers und seiner Eintrittspforte, von der Quantität und Qualität bzw. Virulenz der einverleibten pathogenen Mikroorganismen abhängig ist. Kruse und Pansini[2] studierten näher die Frage des Zusammenhanges zwischen Menge und Ausbreitung der Bakterien im Organismus. Der schwach virulente Pneumokokkenstamm mit dem die Autoren arbeiteten, machte, wenn Kaninchen in kleinen Dosen subkutan injiziert, überhaupt nicht krank, die Resistenz war vollkommen. Etwas größere Dosen hatten eine Bakterienwucherung im Gefolge, welche aber begrenzt blieb, ebenso die nachfolgende leichte Entzündung, welche bald spurlos schwand. Mittlere Dosen erzeugten ein starkes Exsudat mit starker Vermehrung der Erreger und nachfolgender Abszedierung, große Dosen töteten die Kaninchen durch Septikämie.

Der Beginn der modernen Forschung über die Beteiligung der weißen Blutkörperchen an den vitalen Vorgängen wird gekennzeichnet durch die berühmten grundlegenden Untersuchungen Cohnheims[3] in den 60er Jahren des vorigen Jahrhunderts. Cohnheim zeigte zuerst, daß, wenn irgendeine entzündungserregende Noxe eine gefäßhaltige Körperstelle trifft, Veränderungen in der Blutströmung in benachbarten Gefäßen einsetzen, die zur Randstellung weißer Blutkörperchen und weiterhin zu ihrer Auswanderung aus den Gefäßen nach der gefährdeten Stelle führen.

Während die „Emigration", d. h. der Übertritt der Leukozyten aus den hämatopoetischen Organen in die Blutbahn allgemein als aktiver Vorgang aufgefaßt wird, sind die Ansichten, den Modus der „Extravasation" betreffend, noch geteilt. Klemensiewicz[4] scheint auf dem Standpunkt zu stehen, daß die Leukozyten passiv aus den Blutgefäßen herausgepreßt werden („ohne Druck keine Auswanderung"); Veränderungen der Blutströmung und der Blutgefäßwandungen würden die Extravasation einleiten. Ribbert[5] und seine Schüler leugnen die Notwendigkeit der Gefäßwand-

[1] Pfeiffer u. Issaef, Z. f. Hyg., Bd. 17, 355.

[2] Kruse u. Pansini, Z. f. Hyg., Bd. XI.

[3] Cohnheim, Virchows Archiv, Bd. 40 (1867). — Vorlesungen über allg. Pathologie, II. Aufl., I. Bd.

[4] Klemensiewicz, Die Entzündung (Jena, Fischer 1908).

[5] Ribbert, Die Bedeutung der Entzündung (Cohen, Bonn).

und Strömungsänderungen. Ihre Versuche haben ergeben, daß aus Bauchdeckenvenen des Kaninchens nach Aleuronataufstreuung weiße Blutkörperchen auswandern können, ohne daß am fixierten Material Anhaltspunkte für eine primäre Veränderung der Strömung und der Gefäßwand nachweisbar wären. Manche Autoren nehmen einen vermittelnden Standpunkt ein und möchten bei Anerkennung der Wichtigkeit des Momentes aktiver Wanderung der Leukozyten, dem Blutdrucke beim Zustandekommen des ganzen Vorgangs jegliche Bedeutung doch nicht absprechen.

Die weißen Blutkörperchen

Die weißen Blutkörperchen, welche nach Metschnikoffs[1] Phagozytenlehre (φαγεῖν, fressen, und κύτος, Zelle) den wichtigsten Teil im Abwehrkampf des Organismus gegen die pathogenen Mikroorganismen übernehmen sollen, werden nach diesem Forscher in zwei große Kategorien eingeteilt, in die Mikrophagen und die Makrophagen. Diesen letzteren sind zuzurechnen die sessilen (fixen) Riesenzellen des Knochenmarks, die Gefäßendothelien der Blut- und Lymphbahn, des Netzes, die Kupferschen Sternzellen, sowie die mobilen großen mononukleären Leukozyten (Lymphozyten). Die Mikrophagen hingegen bilden das große Heer der mobilen (polynukleären) polymorphkernigen, neutrophilen Leukozyten, und ihre Tätigkeit soll die wichtigste sein. Näheres über die Morphologie der weißen Blutzellen siehe: P. Morawitz, „Klinische Diagnostik innerer Krankheiten", Leipzig, Verlag Vogel, S. 274. Dabei werden sie unterstützt durch phagotaktische Stoffe speziell des Bakterienproteins, welche die Chemotaxis bewirken (Pfeffer, Th. Leber, Buchner). Man unterscheidet leukozytenanlockende Stoffe, durch sie positive Chemotaxis —, welchen leukozytenabstoßende Stoffe (Kruses „Aggressine") gegenüberstehen — durch sie negative Chemotaxis. Die Anlockung der weißen Blutkörperchen hat nun eine massige Ansammlung derselben im Gefolge, wodurch die gesunden Gewebeteile wie durch einen Schutzdamm gegen die Noxe abgeschlossen werden. Neben diesem, auf mechanische Momente zurückzuführenden Schutz, findet nun eine weitgehende Verdauung der „gefressenen" Fremdkörper und Gewebstrümmer innerhalb der Leiber der Leukozyten statt. Es handelt sich dabei um eine Enzym- oder Zytasewirkung, deren es nach Metschnikoff zweierlei Arten geben soll, eine Mikro- und eine Makrophagenzytase. Die Enzyme, auch Leukozidine genannt, werden nun auch in Freiheit gesetzt, wobei die Ansichten über den Modus ihres Freiwerdens divergieren. Während Metschnikoff daran festhält, daß stets der Tod des betreffenden Leukozyten vorhergeht, stehen andere Forscher auf dem Standpunkte, daß auch lebende Leukozyten die Leukozidine sezernieren.[2]

Namentlich in neuerer Zeit haben Weil und Suzuki wieder sog. „Aphagozidie" beschrieben, wobei in vitro die restlose Zerstörung von

[1] Metschnikoff, Pathologie comparée de l'inflammation. (In Kolle-Wassermanns Handbuch, II. Aufl.)

[2] Schneider u. Pettersson, Arch. f. Hyg., Bd. 43 u. 65.

Bakterien stattfand, ohne daß die beigemischten frischen weißen Blutkörperchen ihre Freßtätigkeit überhaupt entfaltet hätten. Metschnikoff und seine Schule wollten nun überhaupt sämtliche Schutzstoffe des Körpers in genetischen Zusammenhang bringen mit den Phagozyten, jedoch leisten ihm in dieser Ansicht die wenigsten Forscher Gefolgschaft. Unzweifelhaft gibt es neben der Phagozytose und den bakteriziden Leukozytenstoffen noch anderorts produzierte sehr wichtige Schutzstoffe im Blutserum, welche entweder die pathogenen Keime abtöten oder in einen Zustand überführen, welcher ihre spätere Aufnahme durch die Freßzellen überhaupt erst ermöglicht. Gebräuchlicher ist heutzutage für „Zytase" der Ausdruck „Alexin" (Buchner) oder Komplement (Ehrlich). Während Buchner die Einheit der Alexine (Schutzstoffe von proteolytischem Charakter) verfocht, trat Ehrlich für die Vielheit der Alexine oder Komplemente ein. Die Pluralität der Komplemente ist heute wohl allgemein akzeptiert. Bezüglich der Verschiedenheit der Komplemente der differenten Tierspezies (Bordet) waren die Meinungen stets ungeteilt; sie wirken immer nur auf bestimmte Blutarten.

Die Versuche, einzelne Zellarten oder Organe als ausschließliche Alexin- oder Komplementspender hinzustellen, so zahlreich dieselben auch angestellt wurden, müssen heutzutage als gescheitert betrachtet werden. Vielfach suchte man die Matrix dieser Schutzstoffe zu ergründen, indem man die Extraktion der daraufhin zu prüfenden Organe vornahm. Es fand sich, daß das Knochenmark und in ihm die Myeloblasten, aus welchen nach Ehrlich polynukleäre Leukozyten entstehen, allerdings mit den größten Gehalt an bakteriziden Substanzen aufweist, daß aber auch Organemulsionen von Leber, Nieren und Nebennieren, Pankreas und Hoden, besonders aber Lungen- und Bindegewebe starke bakterizide Wirkung entfalten.[1] Die Exstirpation der Milz hatte wohl häufig ein starkes Sinken des Gehaltes an bakteriziden Substanzen im Gefolge[2], es stellte sich aber heraus, daß nicht nur Splenektomie, sondern auch die Entfernung beispielsweise des Netzes eine solche Herabsetzung bewirkte (Melkich).[3]

Bakterizide Substanzen spezifischer Art können nach den Untersuchungen von Gruber und Futaki[4] den „Plakanthrakozidinen", sowie nach Schneider[5] den „Leukinen" vindiziert werden. Erstere sind Bestandteile der Blutplättchen und üben eine außerordentlich starke milzbrandtötende Wirkung aus, während man mit denselben Blutplättchenextrakten auf andere Bakterien keine Einwirkung erzielte. Für letztere, Extrakte

[1] Wauters, Arch. med. expér. 10, 751.

[2] Montuori, Rif. med. I., 472 (1893). — Bardach, Ann. Pasteur 1889 u. 1891.

[3] Melkich, Wratsch 1909, 22/23.

[4] Gruber u. Futaki, Münch. med. W. 1907, Nr. 6.

[5] Schneider, Arch. f. Hyg., Bd. 70, 40.

der Leukozyten, hatte schon Schattenfroh[1] nachgewiesen, daß sie sich in wesentlichen Punkten von den Alexinen des Blutes unterscheiden (sie sind hitzebeständig bis zu 80—85°, sind unabhängig vom Salzgehalt ihres Mediums usw.). Gruber sprach sich zuerst scharf für die Nichtidentität der Leukozytenalexine mit den Blutalexinen aus. Schneider[2], welcher die Frage weiterhin verfolgte, wies dann eindeutig nach, daß in der Tat die Leukozyten von den Blutalexinen sich unterscheidende bakterizide Stoffe abgeben können, die er „Leukine" nannte. Allerdings ist die Frage noch nicht geklärt, welche Mengen von Alexinen neben diesen Leukinen von den Leukozyten herstammen. Fest steht jedenfalls, daß allen Organen und unter gewissen Bedingungen allen Körperzellen das Vermögen innewohnt, bakterizide Substanzen (Alexine-Komplemente) zu produzieren.

Das Komplement (Alexin — von ἀλέξειν = abwehren) ist eine chemisch noch nicht näher charakterisierte Substanz von großer Labilität. Möglicherweise ist die Komplementwirkung nur an eine bestimmte Zustandsform der kolloidalen Lösung des Serums gebunden. Man bezeichnet die Komplementwirkung auch als Funktion chemisch-physikalischer Faktoren. Halbstündiges Erhitzen auf 55—56°, aber auch schon mehrtägiges Verweilen außerhalb des Körpers, beraubt dasselbe seiner Eigenschaften; es ist in gleicher Menge im Blutserum normaler und vorbehandelter Tiere vorhanden. Untersuchungen jüngerer Zeit haben ergeben, daß das Komplement komplex gebaut ist und sich mindestens in zwei verschiedene Bestandteile zerlegen läßt.[3] Durch das Dialyseverfahren wird es gespalten in zwei an und für sich unwirksame Komponenten, deren eine in den Globulinniederschlag übergeht, Mittelstück, während die andere, Endstück, in Lösung bleibt. Auch durch schwaches Ansäuern[4] oder durch Einleiten von Kohlensäure[5] gelingt die Spaltung. Das Mittelstück verliert seine Wirksamkeit in NaCl-Lösung, behält sie in Wasser; welches der beiden Komponenten zerstört wird, bei 55°, darüber sind die Ansichten geteilt, nach Ferrata ist nur das Endstück, nach Brand auch das Mittelstück hitzeunbeständig. Durch Spaltung in seine Komponenten kann man übrigens auch[6] das bakteriolytische von dem hämolytischen Komplement trennen; beim hämolytischen vermögen nur beide Spaltprodukte zusammen zu aktivieren (bzw. den Ambozeptor zu komplettieren), beim bakteriolytischen gelingt dies mit dem Endstück allein. Andere Forscher, so P. Schmidt[7], kommen durch

Das Komplement

---

[1] Schattenfroh, Arch. f. Hyg., Bd. 31 u. 35.

[2] Schneider, Arch. f. Hyg., Bd. 70, 40.

[3] Ferrata, Berl. klin. W. 44. — Brand, ibid. 44. — Hecker, Arbeiten Inst. experim. Ther., H. 3.

[4] Sachse u. Altmann, Berl. klin. W. 1908.

[5] Liefmann u. Cohn, Z. f. Immun., Bd. 6, 7, 8.

[6] Liefmann u. Stutzer, Berl. kl. W. 1910.

[7] P. Schmidt, Studien über das Komplement. Arch. f. Hyg., Bd. 76.

ihre Versuche zu der Anschauung, daß das Komplement als ein „Fermentkolloid von Eiweißcharakter" bei dem Dialyseverfahren oder Säurebehandlung überhaupt nicht gespalten wird, sondern lediglich eine Ausflockung durch das ausfallende Globulin eintritt. Es sei hier noch des „Kältebindeversuches" Erwähnung getan, welcher gleichfalls den zusammengesetzten Bau des Komplements dartut. In diesem Versuch werden Erythrozyten mit größeren Ambozeptormengen und mit aktivem, d. h. komplementhaltigem Serum bei einer Temperatur von 0° C zusammengebracht; es wird dann das Mittelstück des Komplements gebunden. Erst bei Zusatz von Endstück erfolgt die Auflösung der Blutzellen und Hämolyse. Solche Erythrozyten, welche mit Ambozeptor und Mittelstück beladen sind, nennt man „persensibilisiert". Übrigens finden sich die beiden Bestandteile des Komplements nicht in allen Seren in gleicher Menge, dies ist nur für das Meerschweinchenserum der Fall.

Neuere Versuche scheinen endlich für das Bestehen einer dritten Komponente des Komplements zu sprechen. Das durch Kobragift seiner komplementären Eigenschaften beraubte (inaktivierte) Meerschweinserum gewinnt diese Eigenschaft wieder, d. h. läßt sich „reaktivieren", durch Meerschweinserum, welches durch halbstündiges Erwärmen auf 54° gebracht, also inaktiviert worden ist, wobei sich in diesem Serum weder Mittelstück noch Endstück nachweisen lassen. Diese „dritte Komponente"[1], welche man demnach dem Meerschweinserum wohl vindizieren müßte, besitzt nur eine relative Thermostabilität und geht bei der Kohlensäurefällung des Meerschweinserums in beide Fraktionen, überwiegend aber in den Globulinteil über.

Der Ambozeptor

Das Komplement würde nun aber allein für sich seine Wirksamkeit nicht entfalten können ohne eine zweite Substanz, welche gleichfalls im Blutserum, jedoch in schwankender Menge angetroffen wird, und welche sowohl gegen Erhitzung, wie gegen andere schädigende Einflüsse weit resistenter ist. Es ist dies der zuerst von Bordet als „sensibilisierende Substanz" bezeichnete Körper; von Metschnikoff „Fixator", von Ehrlich „Ambozeptor oder Zwischenkörper", von Gruber „Präparator" benannt. Erst durch die Mitwirkung dieses Körpers, welcher gleichsam als Beize wirkt für die anzugreifende Zelle oder Eiweißmolekül, wodurch dieses empfänglich gemacht oder sensibilisiert wird, kann die andere notwendige Komponente in Aktion treten. Diese komplettiert also gewissermaßen die erstere. Der Auffassung Ehrlichs, daß Ambozeptor und Komplement eine Bindung eingehen, wurde von verschiedener Seite, hauptsächlich Bordet, entgegengetreten, wenn auch mit wenig Erfolg. Bordet nahm an, daß durch den Eintritt des Ambozeptors in die Zelle, diese eine spezifische Schädigung erfährt, welche die Zelle vorbereitet für die Wirkung des Komplements. Eine eigentliche Bindung fände aber nicht statt. Nach Ehrlich und Morgenroth müssen wir im Serum, sowohl normalen wie immunen, nicht nur mehrere Komplemente, sondern auch zahlreiche Ambozeptoren

---

[1] Ritz, Z. f. Immun. 1912.

annehmen. Es wurde gezeigt, daß beispielsweise Ziegenserum Meerschwein- und Kaninchenblut löst. Nach Absorbierung des einen Ambozeptors durch die eine Blutart wurde dennoch völlige Lösung einer anderen Blutart mit demselben Serum erreicht. Später tat R. Pfeiffer die Pluralität der Ambozeptoren normaler bakteriolytischer Sera, und M. Neisser die Verschiedenheit der bakteriziden von den hämolytischen Ambozeptoren des normalen Kaninchenserums dar. Die Ambozeptoren können mit einer größeren Anzahl von komplementophilen Gruppen ausgestattet sein, können also nicht nur ein, sondern mehrere Komplemente verankern. Das für den konkreten Fall unbedingt notwendige Komplement wird „dominantes Komplement" genannt.

Seitenkettentheorie

Zum Verständnis der Vorgänge, deren erfolgreiches Zusammenwirken schließlich den Zustand bedingen, welchen wir als Immunität bezeichnen, bedarf es hier eines kurzen Eingehens auf die geistvollen Anschauungen Ehrlichs über die Antikörperproduktion und ihre Wirkungsweise, welche als wertvolle heuristische Arbeitshypothese unter dem Namen „Seitenkettentheorie" zum wichtigen Rüstzeug des mit serologischen Fragen Beschäftigten geworden ist. Ehrlichs Seitenkettentheorie baut sich auf strukturchemischen Anschauungen auf, und zwar ist nach ihm das Protoplasma der Zelle am besten dem Benzolkern und seinen verschiedenen Seitenketten vergleichbar. Neben dem „Leistungskern", welcher aus Atomkomplexen von besonderer Struktur besteht, welche die Eigenart der Zelle ausmachen, sind von großer Wichtigkeit für die Assimilation und Verbrennung der Nahrungsstoffe die Seitenketten oder Rezeptoren der Zellen. Diese Assimilation ist ein chemischer Vorgang, welcher bewirkt wird auf der einen Seite durch Rezeptoren der Zelle, in diesem Falle „Nutrizeptoren", auf der anderen durch Atomkomplexe des Nahrungsmoleküls, d. h. seine haptophoren Gruppen. Ähnlich erfolgt nun auch die Bindung der Toxine an das Zellprotoplasma, denn dieselben Rezeptoren, welche für gewöhnlich dem nützlichen Vorgange der Nahrungsassimilation dienen, können unter Umständen auch auf die haptophoren Gruppen des Toxinmoleküls eingestellt sein, so daß sie mit ihnen eine Bindung eingehen. Diese Bindung ist nun aber eine feste, im Gegensatz zur lockeren, welche der Ernährung dient. Die Besetzung der Rezeptoren der Zelle mit mehr oder weniger fest verankerten toxophoren Gruppen, führt nun zu einer vorübergehenden oder dauernden Ausschaltung der Funktion dieser Zelle, die, wenn sie in ausgedehntem Maße Platz greift oder besonders lebenswichtige Zellkomplexe betrifft, zum Tode des Zellträgers führen kann. Wird die Zelle Herr des Toxinmoleküls, so bildet sie als Ersatz für ihre durch die giftige Umklammerung verloren gegangenen Rezeptoren neue, so daß die Zelle ihre Integrität wiedererlangt. Diese Regeneration erfolgt nun aber auch hier, wie überall in der Natur, nach dem Prinzip der Überkompensation, es bleibt nicht lediglich beim Ersatz des verloren gegangenen, vielmehr werden die

Seitenketten von der übermäßig belasteten Zelle abgestoßen, so daß sie in die Blutbahn gelangen als freie Rezeptoren („Haptine“). Diese Fähigkeit der Zelle auf einen Reiz mit der Bildung von freien Rezeptoren zu reagieren, kann nun sehr gesteigert werden. Diesen Zweck verfolgt die aktive Immunisierung, indem durch fortgesetzte neue Einverleibung von Antigen — Antigen ist der Stoff, welcher Anlaß gibt zur Bildung von Antikörpern — die Zelle gewissermaßen trainiert wird, die betreffende, für den einen Reiz spezifische Seitenkette überreichlich abzustoßen. War das Antigen ein Toxin, so werden die abgestoßenen Seitenketten oder Rezeptoren die Antitoxine (Gegengifte) sein, welche die Eigenschaft haben, die auf sie eingestellten, d. h. mit Affinität zu ihnen ausgestatteten haptophoren Gruppen der Toxine zu binden und zu neutralisieren. Je vollkommener es nun den freien Rezeptoren, welche gewissermaßen als Vorposten die Blutbahn beherrschen, gelingt, die dem Organismus einverleibten Noxen abzufangen, ehe sie an die Körperzelle selbst herantreten können, je wirksamer wird der spezifische Schutz des Individuums gegen das betreffende Gift, d. h. seine Immunität sein. Der Organismus reagiert nun auf jeden Reiz in spezifischer Weise, beispielsweise werden durch Einverleibung der Bakterienleiber als Reaktionsprodukt die spezifischen Bakteriolysine oder auch spez. Agglutinine gebildet, wobei also die Rezeptoren jeweils auch die Träger der Spezifität sind.

Nach Ehrlich unterscheidet man nun verschiedene Arten von Rezeptoren, welche dem Verständnis näher gebracht werden, wenn wir uns dieselben stereochemisch vorstellen. Rezeptoren I. Ordnung sind einfachster Konstitution; sie besitzen nur eine haptophore Gruppe, an welche sich die passende haptophore Gruppe des Toxinmoleküls unmittelbar verankern kann. Nach erfolgter Verankerung kann dann die toxophore Gruppe des Toxinmoleküls ihre vergiftende Wirkung entfalten oder in der freien Blutbahn unschädlich gemacht werden: Rezeptoren I. Ordnung sind die Antitoxine, Antikomplemente, Antifermente, Tropine. Rezeptoren II. Ordnung sind die Agglutinine, Präzipitine; sie besitzen außer der haptophoren noch eine zymophore Gruppe.

Den kompliziertesten Bau besitzen die Rezeptoren III. Ordnung, indem sie zwei haptophore Gruppen aufweisen, eine zur Verankerung an die haptophore Gruppe des Zellmoleküls (Bakterium, Erythrozyt usw.), daher „zytophile“ Gruppe genannt, die andere zur Verankerung an die haptophore Gruppe des fermentartigen Prinzips, d. h. Komplements, daher „komplementophile“ Gruppe genannt. Wie ersichtlich, hat der Rezeptor III. Ordnung oder „Immunkörper“ zwei freie Valenzen, daher wird er auch Ambozeptor genannt. Er kann nur dann seine Funktion voll ausüben, wenn er ergänzt oder komplettiert wird durch das Komplement. Rezeptoren III. Ordnung sind die Bakteriolysine und Hämolysine, ganz allgemein „Zytolysine“, ferner Opsonine.

Beginnen wir mit den relativ einfach gebauten, aber ungemein wichtigen Antitoxinen. Ihre Kenntnis verdanken wir der grundlegenden Entdeckung Behrings, welcher 1890 mit seinen Schülern Kitasato und Wernicke das Auftreten spezifischer antitoxischer Substanzen im Blutserum der künstlich mit Tetanus, sodann auch mit Diphtherie immunisierten Tieren nachwies. Bald wurde sodann die Antitoxinlehre Behrings ausgedehnt durch Ehrlich auf andere als bakterielle Gifte, wie das Rizin und Abrin, ferner durch Calmette auf tierische Gifte. Diese Forscher und andere zeigten, daß auch diesen Giften die Fähigkeit zukommt, in dem mit ihnen vorbehandelten Tierkörper die Produktion spezifischer, giftneutralisierender Stoffe anzuregen. Diese Schutzstoffe werden Antitoxine genannt, und ihre Bildung ist abhängig vom lebenden Tierkörper, in vitro ist ihre Darstellung noch nicht gelungen. Bezüglich ihrer chemischen Struktur sind wir noch auf Mutmaßungen angewiesen, wir wissen nur, daß es sehr labile Körper sind, welche ihre volle Wirksamkeit erst nach einer gewissen Inkubationszeit entfalten, und dann aber auch schon in minimalsten Dosen die größten Wirkungen erzielen können. Ein wichtiger Punkt, der gleichzeitig ein sicheres Kriterium für das Vorhandensein eines echten Toxins und echten Antitoxins ist, wurde zuerst von Ehrlich nachgewiesen. Dieser Forscher machte auf die Mengenverhältnisse aufmerksam, in denen sich Toxin und Antitoxin miteinander binden und stellte Versuche an, die gestatten, in vitro den sich im Tierkörper abspielenden chemischen Prozeß der Giftbindung nachzuahmen. Es zeigte sich, daß die Bindung zwischen Toxin und Antitoxin abhängig ist sowohl von der Konzentration der Antitoxine — indem konzentrierte Antitoxinlösungen eine raschere Neutralisierung der Toxine ermöglichen als weniger konzentrierte — wie auch von der Dauer der gegenseitigen Einwirkung der beiden Stoffe und von der Temperatur, indem die Neutralisierung bei höherer Temperatur rascher verläuft als bei niedriger. Ehrlich stellte für die Bindung von Toxin- und Antitoxinmolekül das Gesetz der Multipla auf, welches besagt, daß die beiden Körper sich stets nach festen quantitativen Verhältnissen binden: eine Einheit Toxin neutralisiert eine Einheit Antitoxin, 100 Teile Toxin 100 Teile Antitoxin.

Grundsätzlich verschieden von den echten Antitoxinen, deren Hauptkriterien wir soeben skizziert haben, scheinen nach Untersuchungen, die wir hauptsächlich R. Pfeiffer[1] und seinem Schüler Bessau, A. v. Wassermann und Bruck[2], Neufeld[3] u. a. m. verdanken, die Antistoffe der nichtsezernierten, sondern erst mit dem Zerfall der Bakterienzelle frei werdenden Toxine, der Endotoxine zu sein. Diese Antiendotoxine nehmen in manchen wichtigen Punkten eine Sonderstellung ein, indem sie einmal nicht dem

[1] Pfeiffer u. Bessau, Münchn. med. W., Centralbl. f. Bakteriologie, Bd. 56.

[2] Bruck, Z. f. Hyg. u. Inf. 1904.

[3] Neufeld u. Dold, Berl. kl. W. 1911, Nr. 2.

Gesetz der Multipla folgen, sodann aber zu ihrer Wirkung stets des Komplements bedürfen, was bei den echten Toxinen nicht der Fall ist. Es scheint vielmehr, wie dies Pfeiffer und Bessau hauptsächlich auch für die Typhusantitoxine klargelegt haben, eine weitgehende Übereinstimmung zu bestehen zwischen diesen Antiendotoxinen und den bakteriziden Antikörpern. So lassen sich beim Kaninchen durch einmalige Injektion bakterizide Sera gewinnen, welche fast ebensogut wirken, wie die Antitoxine, wobei übrigens zu beachten ist, daß auch normale Sera bereits eine deutliche, wenn auch schwache Wirkung zeigen. Es kommen hier also wohl keine wirklichen Antitoxine in Betracht, vielmehr beruht die giftneutralisierende Kraft dieser antiendotoxischen Sera, auf dem Zusammenwirken zweier Körper, welche den Abbau des Giftes bewirken: dem Ambozeptor als Bestandteil des antiendotoxischen Serums und dem Komplement als normalen Bestandteil des Tierkörpers. Zusammenfassend können wir also sagen, daß die Vorbedingung für die Bildung von echten Antitoxinen in der Verwendung von wirklichen zytogenen Sekretionsprodukten, d. h. echten Toxinen beruht. Nach der Ehrlichschen Seitenkettentheorie unterscheiden wir also an den Toxinen einmal die haptophore Gruppe oder zweckmäßig auch Bindungsgruppe genannt, da sie die Bindung des Toxins an die Zelle ermöglicht, sodann die toxophore Gruppe als Trägerin der Giftwirkung. Von einem echten Toxin müssen wir nach Ehrlich also auch noch verlangen, daß es vermittelst einer spezifischen haptophoren Gruppe an einen passenden Rezeptor einer Zelle richtig gebunden wird. Nun haben die Toxine eine verschieden große Affinität zu den verschiedenen Geweben des Körpers und dementsprechend ist auch die Bildungsstätte der Antitoxine eine spezifisch verschiedene.

Versuche von Bruck ergaben übrigens, daß sich der Bindung des Antigens an die Zelle noch ein anderes Moment hinzugesellen muß, um zur Produktion von Antikörpern anzuregen. Es ist dies ein gewisser „Bindungsreiz“. Bruck immunisierte Meerschweinchen mit zwei verschiedenen, mehrere Jahre alten Tetanusgiftlösungen, von denen die eine noch eben giftig, während die andere ungiftig geworden war. Daß beide Toxine noch intakte haptophore Gruppen besaßen, ergab sich aus dem Toxin-Antitoxinbindungsversuch, welcher nach dem Gesetze der Multipla erfolgte. Trotzdem wurde nur mit dem einen dieser beiden Gifte, und zwar mit demjenigen, welches eben noch toxisch war, bei der Immunisierung ein Antitoxin erzielt, während das andere ganz unwirksam gewordene Gift dies nicht vermochte. Die Antikörperproduktion wird somit nicht nur allein durch die Bindung der haptophoren Gruppe eingeleitet, vielmehr ist hierzu noch die Reizwirkung der toxophoren Gruppe nötig.

Es blieb nun noch der Begriff „Toxoid“ zu analysieren. Wir haben bereits gesehen, daß nach Ehrlich an jeder Substanz, gegen die sich immunisieren läßt, zwei Gruppen zu unterscheiden sind, eine haptophore und eine funktionelle Gruppe als Trägerin des Giftes, eine agglutinophore Gruppe als Trägerin der agglutinierenden Funktion, und endlich eine zymophore Gruppe als Trägerin der Fermentwirkung. Während nun die haptophore oder Bindungsgruppe ziemlich resistent ist, erweist sich die funktionelle Gruppe als labil, indem sie schon durch geringfügige Schädlichkeiten, wie Erhitzen oder längeres Stehen, zerstört wird. Die haptophore Gruppe wird sich also noch bindungstüchtig erweisen und die Rezeptoren werden noch abgesättigt werden können, ohne daß beispielsweise infolge der Zerstörung der toxophoren Gruppe Vergiftung eintritt. Diese Trümmer von Toxinen werden Toxoide genannt. Obwohl selbst kaum mehr giftig, da ihres giftigen Prinzips beraubt, können sie trotzdem noch ihr ursprüngliches Antitoxinbindungsvermögen intakt erhalten haben und auch noch Antitoxin produzieren. Analog den Toxoiden unterscheidet man nun auch Agglutinoide und Fermentoide, für welche Körper, mutatis mutandis, das für die Toxoide Gesagte Geltung hat. Die Toxine sind nach Ehrlich nicht einheitlich, da sie sich sehr rasch in ihrer Zusammensetzung verändern. So entstehen verschiedene Arten von Toxoiden, unter denen man Protoxoide, mit größerer Affinität zum Antitoxin als die Toxine, Syntoxoide mit gleicher Affinität, und Epitoxoide mit geringerer Affinität unterscheiden kann.

Speziell beim Diphtherietoxin sind nun noch die Toxone abzutrennen, gleichfalls wie die große Menge des Toxins ein echtes Sekretionsprodukt des Diphtheriebazillus, jedoch durch geringere Giftigkeit und Verwandtschaft zum Antitoxin ausgezeichnet. Auch in ihrer Wirkung sind die Toxone von den Toxinen verschieden, so töten sie selbst in größeren Dosen die Versuchstiere niemals akut, rufen vielmehr nach längerer Inkubationszeit hauptsächlich Lähmungen hervor.

Die Toxone sollen demnach nach Ehrlich wohl in ihrer haptophoren Gruppe mit den Toxinen übereinstimmen, sich aber durch ihre toxophore Gruppe von ihnen unterscheiden.

Neben der Ehrlichschen Anschauung über die spezifische Bindung von Toxin und Antitoxin, welche genau dem Gesetz gleicher Proportionen folgt, sind noch zwei andere Hypothesen aufgestellt worden zur Erklärung dieser Erscheinung. So beruht nach Bordet die Bindung zwischen Toxin und Antitoxin, ebenso übrigens wie auch andere Antigen- und Antikörperbindungen, auf mechanischer Adsorption, also auf Molekular-Adhäsion. Eine andere gleichfalls auf physikalisch-chemischer Basis aufgebaute Anschauung wurde von Arrhenius und Madsen entwickelt; nach diesen Forschern beruht die Bindung der Toxine durch die Antitoxine auf dem Guldberg-Waageschen Massengesetz, wonach die Reaktion zweier Stoffe bei bestimmter Temperatur nicht nur von ihrer chemischen Konstitution, sondern auch von ihrer Konzentration oder Masse abhängt. Arrhenius und Madsen wiesen nach, daß das Toxin und Antitoxin in ihrer Lösung einen osmotischen Druck ausüben. Sie ließen Toxin und Antitoxin bei 6° in Zylinder aus erstarrter Gelatine diffundieren und bestimmten nach Ablauf einer gewissen Zeit den Toxin- und Antitoxingehalt ausgeschnittener Stücke der Gelatine. Während bei Diphtherietoxin die Diffusionskonstante 0·0142 war, fand sich diese beim Diphtherieantitoxin 0·00149, bedeutend weniger als beim Kochsalz, dessen Diffusionskonstante unter den gleichen Bedingungen 0·95 war. Beide Theorien, sowohl diejenige von Bordet, wie auch die von Arrhenius und Madsen, lassen jedoch einige Gesichtspunkte unberücksichtigt, so denjenigen der Spezifität, welcher durch mechanische Adsorption nicht erklärt werden kann; ferner ist das Massenwirkungsgesetz von Guldberg und Waage nur für vollkommen reversible Reaktionen gültig, während nach verschiedenen Autoren die Bindung zwischen Toxin und Antitoxin nicht als vollkommen reversibel betrachtet werden darf. Auch die weitere von Arrhenius geäußerte Meinung, daß bei langsamem Zusatz von Antitoxin zum Toxin ein Teil des Antitoxins zur Zerstörung des Toxins verbraucht werde und die Folge davon der Mehrbedarf an Antitoxin zur völligen Sättigung sei, wurde von anderen Forschern, so Morgenroth, zurückgewiesen. Es stellte sich heraus, daß eine Zerstörung des Toxins selbst nicht in mehrere Jahre alten Toxin-Antitoxingemengen Platz greift, daß vielmehr durch geeignete Behandlung des Gemenges mit verdünnten Säuren, Toxin und Antitoxin vollkommen wieder gewonnen werden können.

Wichtig für die praktische Verwendung der Antitoxine ist nun die Wertbestimmung derselben, welche, speziell was das Diphtherieserum angeht, bei uns nach der von Ehrlich[1] eingeführten Methode der Wertmessung antitoxischer Sera ausgeführt wird. Man geht dabei von einem Serum aus, dessen gleichmäßige Konservierung dafür garantiert, daß sein Wert gleich bleibt; von diesem Standardserum werden je nach Bedarf, geringe Mengen gelöst. Außer diesem Standardserum wird noch ein Gift vorrätig gehalten, welches vollkommen abgelagert ist, und daher keine Neigung zur Toxoidbildung mehr zeigt, daher in seiner Giftigkeit konstant ist. Mit diesem werden verschiedene Meerschweinchen von ganz gleichem Gewicht injiziert, zwecks Feststellung einmal der einfach tödlichen Dosis, sodann derjenigen Dosis, welche eine Immunitätseinheit (I. E.) genau sättigt, wobei die Tiere nach erfolgter Tötung nur Spuren örtlicher Reaktion zeigen (= Limes 0 = vollkommene Neutralisation), und endlich derjenigen Dosis, bei welcher nach der Vermischung mit 1 I. E. die Tiere am 4. Tage eingehen, somit also eine einfach tödliche Dosis gerade noch frei war (= Limes + = tödliche Giftdosis). In zwei parallelen Versuchsreihen wird nun an einer größeren Zahl Meerschweinchen von gleichem Gewicht die Wirksamkeit der verschiedenen Verdünnungen des Standardserums und des zu prüfenden Serums gegenüber der L + verglichen. Das Standardserum enthält in einem Kubikzentimeter eine Immunisierungseinheit (I. E.); zeigt nun bei-

[1] Ehrlich, Über die Giftkomponenten des Diphtherietoxins (Berl. kl. W. 1903); Die Wertmessung des Diphtherieserums (Kl. Jahrbuch 1897).

spielsweise das zu prüfende Serum dieselbe Wirkung schon in 300mal stärkerer Verdünnung, so enthält jeder Kubikzentimeter desselben 300 I. E. Diese Wertbestimmung der Toxine nach Ehrlich ist nun allerdings in anderen Ländern nicht ohne weiteres akzeptiert worden, und verschiedene Bedenken sind gegen diese Methode laut geworden. In Frankreich machten Forscher[1] darauf aufmerksam, daß die Toxin neutralisierende Kraft eines Diphtherieserums nicht dem Gehalt desselben an Immunitätseinheiten entspricht, daß also die Heilkraft eines Serums nicht dem Gehalt desselben an Immunitätseinheiten parallel gehen müsse, wie dies Ehrlich und sein Schüler Marx[2] betonen. Möglicherweise ist die verschiedene Methodik Schuld an dieser Divergenz der Anschauungen. (Siehe auch Referat von Schick: 7. Tag. Freie Vereinigung, Mikrobiologie, Berlin 1913.)

Bei der großen Wichtigkeit des Gegenstandes sei hier nunmehr kurz auf die Gewinnung der Antitoxine eingegangen, wie sie im großen zwecks Herstellung von Heilserum geübt wird. Vorbedingung für die Gewinnung eines tauglichen Immunserums ist die Gewinnung eines möglichst kräftigen Toxins. Man beginnt deshalb mit schwach wirkenden Dosen des Toxins und steigt dann allmählich zu hohen Dosen des einverleibten Giftes. Es gelingt nunmehr aber nicht, auch nicht mit minimalsten Mengen des unveränderten Giftes Tiere zu immunisieren, wie Versuche von Knorr, von v. Behring und Kitashima dargelegt haben; es wird vielmehr nicht nur keine Toleranz des Tieres gegen höhere Dosen, vielmehr eine Erhöhung der Empfänglichkeit für das Gift hervorgerufen. Man geht daher so vor, daß man für die ersten Injektionen abgeschwächtes Gift verwendet, entweder durch Behandlung mit Jodtrichlorid, Lugolscher Lösung, Erwärmung, oder auch indem man das Toxin mit Antitoxin vermengt, um dann allmählich die zugefügte Antitoxinmenge zu verringern. Zur Gewinnung von Heilseren bedient man sich aus praktischen Gründen fast nur des Pferdes, wenngleich auch Esel, Ziegen, gute Serumspender abgeben können. Man bedient sich gutgenährter junger Tiere von etwa 5—6 Jahren, welche unter ständiger veterinärpolizeilicher Aufsicht stehen sollen, nicht nur wegen der Gefahren, die resultieren könnten aus der Verwendung nicht gesunder Tiere, sondern weil jede interkurrente Infektionskrankheit den Antitoxintiter des Serums stark herabsetzt. Einem Pferde können monatlich ohne Schädigung etwa 10 Liter Blut entnommen werden. Die Injektionen werden entweder subkutan, intravenös oder intraperitoneal vorgenommen; bei Tetanus- und Diphtherieheilserumgewinnung werden subkutane Injektionen vorgenommen. Zu diesem Zwecke bedient man sich am besten größerer mit Manometer und Hohlnadel armierter Spritzen, bei denen entweder Stempel oder Gummi-

[1] Roux u. Cruveillhier, De la valeur thérapeutique des injections de Serum dans la diphthérie, suivant les doses (Annales Pasteur 1904).

[2] Marx, Experimentelle Unters. über Bezieh. zwischen Gehalt an Immunitätseinheiten usw. (Z. f. Hyg., Bd. 38, 1901).

ballondruck die Injektionsflüssigkeit austreibt. Nach sorgfältiger Säuberung von Haaren und Desinfektion der gewählten Hautstelle, meist der Hals bei Pferden, wird nach Aufhebung einer Hautfalte die Nadel in die Subkutis vorgeschoben und sodann unter Anwendung eines geringen Druckes die Flüssigkeit injiziert. Bei intravenöser Einverleibung geschieht die Injektion nach vorheriger Kompression der Vena jugularis centripetal, wobei natürlich größte Vorsicht geboten ist, wie Vermeidung von suspendierten Partikeln in der zu injizierenden Flüssigkeit, Anwärmung derselben auf Bluttemperatur. Bei genügend langsamer Injektion lassen sich auf diese Weise sehr große Mengen den Pferden injizieren (bis zu 900 ccm Toxin, bei einer Geschwindigkeit von etwa 100 ccm in der Minute. Ehe das Toxin den Tieren einverleibt wird, muß es naturgemäß erst an Tieren austitriert werden, beispielsweise beim Diphtheriegift an 250 g schweren Meerschweinchen, oder beim Tetanustoxin an 15 g schweren Mäusen. Auf jede Einspritzung reagieren die Tiere mit einer lokalen Infiltration und Fieber, erst wenn beide Reaktionen abgelaufen und das ursprüngliche Gewicht des Tieres wieder erreicht, kann zu einer neuen und höheren Injektionsdosis geschritten werden. Wir entnehmen folgendes Protokoll den Angaben von Salomonsen und Madsen; aus ihm geht der Verlauf der Diphtherieimmunisierung eines etwa 700 Kilo schweren Pferdes hervor. Von dem zur Immunisierung verwandten mittelkräftigen Diphtherietoxin betrug die Dosis letalis minima 0·1 ccm für ein 500 g schweres Meerschwein innerhalb 48 Stunden:

Tag	Toxindosis ccm	Tag	Toxindosis ccm	Bemerkung
1	1	104	800	
6	1	119	1000	
12	3	135	—	Aderlaß, 150 I. E.
15	5	154	—	Geburt eines Fohlens
23	10	177	—	Aderlaß 45 I. E.
27	20	184	100	
36	25	188	200	
41	50	195	400	
45	75	205	700	
50	100	213	800	
57	150	223	600	
72	250	232		
81	450	242	600	
92	600	252	1000	Aderlaß 120 I. E.

v. Behring verfuhr bei der Immunisierung von Pferden gegen Tetanus in folgender Weise: Er benutzte ein Standardtoxin (Tetanusbouillonkultur), das durch Zusatz von 0·5% Karbolsäure konserviert wird. Das Standardtoxin soll so stark sein, daß es Mäuse in der Menge von 2—4 Dezimilligramm in längstens 3 Tagen, Kaninchen in der Menge von 0·75 ccm in der gleichen Zeit tötet. Dieses Standardgift teilt v. Behring in vier Portionen. Die erste Portion enthält 20 ccm Toxin ohne jede Zumischung, die zweite Portion enthält 40 ccm, die bis zu einem Gehalt von 0—125°/$_0$ mit Jodtrichlorid versetzt worden ist, die dritte Portion 60 ccm bis zu einem Gehalt von 0·175°/$_0$ Jodtrichlorid, die vierte Portion 80 ccm bis zu 0·25°/$_0$ Jodtrichlorid. Die erste Injektion bei den Pferden besteht in 10 ccm der Mischung IV subkutan. Nach völligem Ablauf der Reaktion erhalten die Tiere 20 ccm, dann abermals 20 ccm und dann 30 ccm subkutan. Es erfolgt dann die Injektion von je 20 ccm Mischung II, worauf zum unveränderten Toxin Nr. I übergegangen wird. Von diesem ist die Anfangsdosis 0·2—0·5 ccm, worauf entsprechend den Reaktionen allmählich aufgestiegen wird.[1] Während der aktiven Immunisierung beobachtet man nun typische wellenförmige Antikörperschwankungen, welche sich in vier Phasen einteilen lassen: 1. Phase: negativ, Sinken der Antikörperkonzentration die ersten zwei Tage nach der Injektion. 2. Phase: ansteigen bis zum Maximum. 3. Phase: negativ, erneutes Sinken der Antikörperkonzentration. 4. Phase: Konstantbleiben der Antikörperkonzentration. Beifolgende Kurve, welche zuerst von Brieger und Ehrlich aufgezeichnet wurde, gibt die Schwankungen graphisch wieder, welche sie bei der Untersuchung der antikörperhaltigen Milch einer tetanus-immunisierten Ziege fanden. Die Abszisse gibt die Zeit, die Ordinate die Antikörperwerte an.

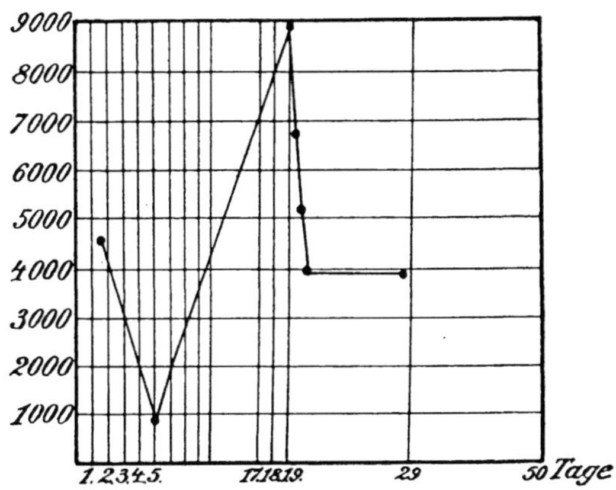

Brieger und Ehrlich fanden demnach, daß, wenn sie der Ziege, deren Milch einen antitoxischen Wert von 4000—5000 hatte, eine Toxininjektion verabfolgten, der antitoxische Wert am nächsten Tage sofort stark abnahm und bis zum 5. Tage auf 1000 antitoxischen Wertes gefallen war. Der Antitoxingehalt stieg dann rasch an, um dann am 17. bis 19. Tage sein Maximum von 9000 zu erreichen. Dann folgte eine lytische Abnahme, um dann schließlich am 29. Tage nach der Injektion einen bleibenden Endwert von 4000 zu erreichen. Die Konsequenz, welche sich bei der Praxis der Antitoxingewinnung hieraus ergibt, ist natürlich die, durch rechtzeitige Injektion, d. h. wenn die Kurve den steilsten Punkt erreicht hat, in unserer Kurve also etwa am 20. Tage, dafür Sorge zu tragen, daß der Antitoxingehalt im Serum möglichst auf seinem Gipfelpunkt gehalten wird. Aus der jeweils angelegten Immunisierungskurve ergibt sich dann von selbst der günstigste Tag für die Entnahme möglichst hochwertigen Serums.

---

[1] cf. Deutsch u. Feistmantel, Impfstoffe u. Sera, Leipzig, Thieme (1903).

Ehrlich hat zuerst gezeigt, daß das Antitoxin auch in die Milch der immunisierten Tiere übergeht, und zwar handelt es sich bei diesem Vorgang nicht etwa lediglich um eine Diffusion aus dem Blute, vielmehr scheint die Milchdrüse dabei eine aktive Tätigkeit zu entfalten. Weiterhin fand Ehrlich, daß die Immunität der Mutter durch den Säugungsakt auch auf das Junge übergeht.

Zu berücksichtigen ist nunmehr noch, daß auch eine angeborene Immunität beobachtet wird, beispielsweise die bekannte der Igel und Schweine gegen Schlangengift, der Ratten gegen Diphtherietoxin usw., der Frösche, wenn bei niederer Temperatur gehalten, gegen Tetanusgift usw. Diese angeborene Immunität kann nun darauf beruhen, daß es dem Körper überhaupt an geeigneten Rezeptoren für das betreffende Toxin fehlt; oder nur bestimmte Organe entbehren der passenden Rezeptoren. Wenn in diesem Falle das bestimmte Organ gleichzeitig normalerweise der einzige Ort für die Verankerung des Giftes ist, so ist klar, daß ein Fehlen der Rezeptoren an dieser Stelle die Immunität des Tieres im Gefolge haben muß, welche als histogene Toxinimmunität bezeichnet werden kann. Oder aber die natürliche Giftfestigkeit beruht auf dem Vorhandensein in reichlichen Mengen von fertigen Antitoxinen im Normalserum, wie dies für das Diphtherieantitoxin zuerst von A. v. Wassermann nachgewiesen wurde. Es konnte gezeigt werden, daß bis zu 85% im Blute von normalen Erwachsenen Diphtherieantitoxin vorhanden ist, ebenso auch in der Milch normaler Frauen. Später fanden sich auch andere präformierte Antikörper im Normalserum, und zwar nicht nur des Menschen, sondern auch aller möglichen Tiere. Zwischen den Antikörpern, wie sie im normalen Blutserum präformiert vorkommen, und den auf immunisatorischem Wege erzielten, bestehen keine Unterschiede, wie dies speziell von v. Wassermann für das Diphtherieantitoxin nachgewiesen wurde. Diese normalen Antikörper mußten als logische Schlußfolgerung der Ehrlichschen Theorie angenommen werden, wonach die spezifischen Antitoxine nichts weiter sind als die durch Überproduktion infolge Immunisierung abgestoßenen Rezeptoren normaler Zellen, also das Produkt künstlicher Steigerung einer normalen Funktion.

Agglutinine

Agglutinine. Wenngleich bereits aus früherer Zeit Beobachtungen vorliegen, welche wir heute als zweifellos zur Agglutination gehörig anzusprechen haben, so von Metschnikoff, Issaeff, Washbourn, Kruse und Pansini, Bordet, so waren es doch Gruber und Durham, welche im Jahre 1896 das Phänomen der Agglutination klar erkannten. Kurz darauf beschrieben Pfeiffer und Kolle die Zusammenballung von Bakterien unter dem Einfluß von Immunserum als eine spezifische Immunitätsreaktion. Die erste Publikation über die Erscheinung, daß das Serum von Typhuskranken die Eigenschaft besitzt, Typhusbazillen zusammenzuballen, und daher auf diesem Wege eine sichere Diagnose auf Typhus gestellt werden könne, rührt von Widal her. Die genauere Erkenntnis der Vorgänge bei dem Phänomen und seine Ausdehnung auf alle möglichen anderen Erreger, haben die Agglutination zu einem wertvollen, auch klinisch unentbehrlichen diagnostischen Hilfsmittel gemacht. Allerdings besteht ein Parallelismus zwischen Virulenz eines Erregers und seinem Vermögen, Agglutinine zu bilden, nicht. So erhält man nicht selten mit weniger virulenten Mikroorganismen kräftigere Agglutinine als mit hoch virulenten; trotz starker Toxität eines Bakteriums kann die Agglutininbildung desselben mangelhaft sein. Ebenso beobachtet man kein Hand in Hand gehen derselben mit der Immunität. Wenn ein Organismus auf eine Infektion mit einem Erreger mit Agglutininbildung reagiert, so ist dieser biologische Vorgang als eine meist zu beobachtende Begleiterscheinung des eigentlichen Immunisierungsprozesses aufzufassen.

Das Agglutinationsphänomen besteht in einer Häufchenbildung und Zusammenballung der in einer Flüssigkeit suspendierten Bakterien bei Zusatz von homologem Immunserum. Versetzt man andererseits eine mit Bouillon- oder Kochsalzlösung hergestellte Bakterienaufschwemmung mit einem stark agglutinierenden Immunserum, so sieht man, daß die Trübung einer Klärung Platz macht und die Bakterien als Häufchen zu Boden sinken. Bei Zimmertemperatur kann die Agglutination entweder sofort oder nach mehreren Stunden eintreten, je nach der Konzentration (Agglutinationstiter) des verwandten agglutinierenden Serums; beschleunigt wird der Prozeß durch Brutschranktemperatur. Bei mikroskopischer Betrachtung auf dem Objektträger bietet sich ein äußerst charakteristisches Bild dar; während der Kontrolltropfen ohne spezifisches Serum eine diffuse Trübung zeigt, werden in dem Tropfen mit Agglutinin zunächst die vorher beweglichen Bakterien in ihrer Beweglichkeit erst verlangsamt, und sodann ganz unbeweglich. Gleichzeitig erscheinen in dem Tropfen mit Agglutination größere oder kleinere Häufchen in der Flüssigkeit verteilt, so daß sie in der im übrigen geklärten Flüssigkeit wie die Inseln eines Archipels sich ausnehmen. Dies Landkartenbild ist äußerst typisch. Sind die Bakterien nicht mit Beweglichkeit ausgestattet, so erfolgt die Zusammenklumpung häufig etwas langsamer, es geht ihr voraus die Sistierung der Molekularbewegung, Kettenkokken legen sich aneinander, Pneumokokken quellen. In der Regel bleiben die agglutinierten Bakterien jedoch morphologisch unverändert, und auch ihre Färbbarkeit sowie Virulenz leiden nicht. Läßt man endlich Bakterien in Bouillon wachsen, denen homologes agglutinierendes Serum in geeigneter Verdünnung zugesetzt ist, so erfolgt nicht eine diffuse Trübung des Kulturmediums, vielmehr erfolgt nun ein Wachstum auf dem Grunde des Kulturröhrchens, wobei es dann zur Bildung von langen Fadenverbänden der eingesäten Bakterien kommen kann (Fadenreaktion). Zum Anstellen der Reaktion geht man am zweckmäßigsten von 24stündigen Agarkulturen aus, da die auf festen Agarnährböden gewachsenen Keime meist besser agglutinabel sind. Es muß erst an einem Kontrollversuch festgestellt werden, ob der verwandte Stamm nicht bereits in Kochsalzlösung allein sich zusammenballt (Spontanagglutination). Man kann die Reaktion mikroskopisch und makroskopisch ausführen. Die mikroskopische Methode mengt eine bestimmte Anzahl von Tropfen der Bakterienaufschwemmung mit Tropfen des Serums: man bedient sich einer kleinen Kapillarpipette, und der zu untersuchende Tropfen wird im hohlgeschliffenen Objektträger als sog. „hängender Tropfen" bei schwacher Vergrößerung untersucht. Die makroskopische Methode, von Pfeiffer und Kolle eingeführt, mischt Serum und Bakterien im Reagenzglase, wobei beim Eintragen der Bakterien auf eine feine Verteilung ohne Klümpchen in der Flüssigkeit Bedacht genommen werden muß. Die Beobachtung erfolgt lediglich makroskopisch, höchstens bei Lupenvergrößerung in dünner Schicht unter Schräghaltung des Röhrchens, wenn nötig nach zweistündigem Verweilen im Brutschrank bei 37⁰ und nach 24stündigem Stehen bei Zimmertemperatur. Beim Schütteln des Reagenzglases imponieren die agglutinierten Bakterien als feinste Flöckchen oder Schnee. Bei Verwendung abgetöteter Bakterien, wie dies beispieslweise mit dem Fickerschen Typhus-Diagnostikum geschieht, tritt die Agglutination etwas später ein als bei lebenden Bakterien.

Wie hat man sich nun den Agglutinationsvorgang zu erklären? Gruber nahm an, daß durch die spezifischen Antigene des Immunserums eine Aufquellung der Bakterienhüllen, sowie ein Klebrigwerden derselben erfolgt, so daß die einzelnen Individuen zusammenballen. Ferner wurden Veränderungen der molekularen Attraktion zwischen Bakterien und der sie enthaltenden Flüssigkeit zur Erklärung herangezogen, analog den chemischen Niederschlägen. Endlich wurde der spezifische Prozeß der Zusammenballung mit der Präzipitinwirkung in Zusammenhang gebracht. Diese Annahme ist jedoch nicht haltbar, da bekanntlich weder Form noch Färbbarkeit der Keime durch die Zusammenballung berührt wird und endlich die Agglutinine von den Präzipitinen verschiedene Stoffe sind. Manche Autoren treten jedoch für die nahe Verwandtschaft der beiden Phänomene, Agglutination und Präzipitation ein, und fassen beide biologische Reaktionen auf als Fällungs- und Ausflockungsvorgänge zwischen Kolloiden.

Die Bakterienaufschwemmungen sind demnach lediglich als Suspensionskolloide aufzufassen, die vor Ausflockung mit einem Schutzkolloid, dem Agglutinogen, geschützt sind. (Ein Schutzkolloid ist, was vor der Entmischung schützt.) Auf dieses Schutzkolloid ist spezifisch eingestellt das Agglutinin, das mit dem Agglutinogen in Reaktion tritt. Hierbei wird letzteres derart verändert, daß es seine schützende Wirkung nicht mehr entfalten kann. Die Bakterien büßen nunmehr durch die ungleiche Adsorption der positiv und negativ geladenen Ionen der gegenwärtigen Salze ihre elektrische Ladung ein, und stoßen sich nicht mehr gegenseitig ab, ballen sich vielmehr zusammen.

Wir haben es also bei der Agglutination (und ähnlich auch bei Präzipitation) mit zwei getrennten Prozessen zu tun, die im Prinzip nichts miteinander zu tun haben: das Agglutinin verändert die Bakterien (oder auch Erythrozyten) und macht sie agglutinierbar, der Elektrolyt, der selbst nicht adsorbiert wird, agglutiniert oder flockt aus.

Kolloide und Suspensionen werden übrigens nicht nur durch Elektrolyte, sondern auch durch Kolloide von entgegengesetzter Ladung ausgeflockt. Es gelingt tatsächlich organisierte Suspensionen, wie Bakterien und Blutkörperchen, auch durch geeignete unorganisierte Suspensionen („Hydrosolen"), von Eisen, Kieselsäure usw. zu agglutinieren. Auch Schutzkolloide lassen sich hierbei zur Anwendung bringen, wie beispielsweise bei der Ausflockung einer Mastixsuspension durch Aluminiumsulfat, Blutegelextrakt als Schutzkolloid fungieren kann. Auch hier sind ganz analog der Bakterienagglutination oder der Einwirkung von Präzipitin auf präzipitable Substanz bei der Präzipitation (siehe diese), die gegenseitigen Mengenverhältnisse bedeutungsvoll. Nur bei optimalem Mengenverhältnis erfolgt die Zusammenballung bzw. Ausflockung.

Eine andere Möglichkeit ist die, daß neben den physikalisch zu erklärenden Vorgängen noch rein chemische Affinitätsunterschiede eine Rolle spielen. Bordet unterscheidet zwei Phasen, die erste bringt die Beeinflussung der noch isolierten Elemente durch das Agglutinin, welche er in der Hauptsache auch als physikalisch bedingt auffaßt; dann eine zweite, in der sich die einzelnen Teilchen infolge der veränderten Molekularattraktion wie leblose Teilchen verhalten und sich zusammenballen. Wassermann und Citron fanden in Übereinstimmung damit, daß Agglutination ohne Bindung vorkommen kann. Scheller, welcher gleichfalls eingehend den Agglutinationsmechanismus studierte, konnte zeigen, daß die spezifische Imprägnierung primär, die eigentliche Zusammenballung aber erst sekundär zustande kommt. Schüttelt man Typhusbazillen einige Zeit mit einem verdünnten Immunserum, so tritt keine Agglutination ein, wenngleich die abzentrifugierte Flüssigkeit starke Abnahme des Agglutiningehaltes zeigt. Sofortiges Schütteln nach der Herstellung der Aufschwemmung behindert das nachträgliche Auftreten der Agglutination nicht. Schüttelt man nach 5 Minuten, so tritt die Agglutination nur spurenweise auf, schüttelt man nach 10 Minuten, so erfolgt überhaupt keine Agglutination. Die chemische Reaktion tritt also primär und unabhängig auf, während die folgende mechanische Zusammenballung durch das Schütteln dauernd verhindert werden kann.

Wie wir bereits im betreffenden Kapitel sahen, kommen nach der Ehrlichschen Seitenkettentheorie bei der Agglutination und auch bei der Präzipition Rezeptoren II. Ordnung in Betracht, Rezeptoren, welche neben der haptophoren Gruppe noch eine funktionelle Gruppe aufweisen, eine agglutinophore oder präzipitinophore in unserem Falle. Die Zusammenballung bzw. die Ausflockung tritt ein, wenn agglutinable (agglutinogene) Substanz mit ihrer haptophoren Gruppe sich mit der haptophoren Gruppe der agglutinierenden bzw. präzipitierenden Substanz (Agglutinin, Präzipitin) bindet, so daß die beiderseitigen funktionellen Gruppen zusammen reagieren können. Abgestoßene freie Rezeptoren der Blutbahn sind die Agglutinine oder Präzipitine, Körper, welche bei einer Temperatur von 65—70°, ebenso durch Licht, Säuren oder in schwachen Konzentrationen rasch zugrunde gehen. Agglutinoide oder Präzipitinoide sind Körper, welchen die bindende haptophore Gruppe erhalten geblieben, bei denen aber die funktionelle

Gruppe verloren gegangen ist. Nach Wassermann hat ein Proagglutinoid höhere Affinität als das Agglutinin, während ein solches mit gleicher Affinität ein Synagglutinoid ist.

Da wir bereits im normalen Individuum Agglutinine finden für alle möglichen saprophytischen wie pathogenen Bakterien, sogenannte Normalagglutinine, welche im übrigen konform der Ehrlichschen Theorie mit den Immunagglutininen identisch sind, so erhellt daraus, daß für die Beurteilung der Agglutination die quantitativen Verhältnisse ausschlaggebend sein müssen. Werden beispielsweise Typhusbazillen auch in einer Verdünnung 1 : 30 von einem Normalmenschenserum agglutiniert — auch Tierseren, beispielsweise Pferdeserum, haben diese Eigenschaft —, so ist diese Reaktion ganz bedeutend stärker bei Verwendung eines spezifischen agglutinierenden Immunserums, welches noch in einer Verdünnung 1 : 10000 und höher, den homologen Bazillus agglutinieren kann. (Wie hoch die Agglutinationskraft eines Serums werden kann, zeigen Angaben einer Agglutination von Typhusbazillen bei einer Verdünnung 1 : Millionstel, von Koli-Bazillen gar bei 2 : Millionstel Verdünnung.) Die Agglutination ist also eine spezifische biologische Reaktion, wenngleich sogenannte Gruppenagglutination beobachtet wird. Darunter versteht man, daß gelegentlich Immunsera nicht nur diejenigen Bakterien agglutinieren, mit denen das betreffende Individuum infiziert, bzw. Tier behandelt worden war, sondern auch andere Bakterien, welche zur gleichen Gruppe oder Familie gehören. Die Erklärung dieser Tatsache ist darin zu suchen, daß die agglutinable (agglutinogene) Substanz der Bakterien nicht einheitlich ist, sondern aus zahlreichen Komponenten besteht, denen in der agglutinierenden Substanz (Agglutinin) ebenso viele Teilagglutinine entsprechen, und daß einzelne der agglutinogenen Komponenten verschiedenen Bakterien gemeinsam sind. Man unterscheidet demnach in demselben Serum ein dominantes oder Hauptagglutinin, welches auf die spezifischen Rezeptoren des für die vorliegende Infektion in Betracht kommenden Mikroorganismus eingestellt ist, und Partial- oder Nebenagglutinine, welche den gemeinsamen Rezeptoren der verwandten Bakterien entsprechen. Hauptsächlich in der Typhuskoligruppe beobachtet man diese Gruppen- oder Mitagglutination. Hat man hochwertiges Immunserum zur Verfügung, so wird sich durch erschöpfendes Ausagglutinieren mit den differentialdiagnostisch in Betracht kommenden Erregern die Familien- oder Gruppenagglutination nicht störend bemerkbar machen. Die Entscheidung der Frage, ob nur Mitagglutination vorliegt, oder ob tatsächlich eine Infektion mit zwei verschiedenen Erregern stattgefunden hat — also Mischinfektion — kann jedoch gelegentlich bei der Untersuchung menschlichen Serums auf Schwierigkeiten stoßen, wenn die geprüften Bakterien ungefähr gleich hoch agglutiniert waren. Vorteilhafterweise bedient man sich in dem Falle des Castellanischen Versuches. Dieser Forscher konnte im Laboratorium Kruses nachweisen, daß das Serum eines immunisierten Tieres bei der Vermischung mit dem homologen Bakterienstamme sein Agglutinationsvermögen sowohl für diesen, wie für heterologe, mitagglutinierte Arten einbüßt; daß hingegen die heterologen Arten nur die auf sie einwirkenden Partialagglutinine absorbieren, das homologe Hauptagglutinin dagegen unberührt lassen. (Technik des Castellanischen Versuches siehe am Schluß.) Zu diagnostischen Zwecken brauchen wir also ein hochwertiges agglutinierendes Immunserum, d. h. ein solches mit einem möglichst hohen Agglutinationstiter, worunter wir diejenige geringste Menge des Serums verstehen, welche in 1 ccm physiologischer NaCl-Lösung aufgenommen, eben noch ausreicht, um 2 mg (= 1 Normalöse) eingebrachter 24stündiger Agarkultur der homologen Bakterienart zur Agglutination zu bringen. Wir können nun den Tieren lebende, abgetötete oder auch autolysierte Mikroorganismen einverleiben, und zwar auf subkutanem, intraperitonealem oder intravenösem Wege, um die Agglutininbildung in ihrem Blute anzuregen. Mit Vorliebe wählt man Kaninchen zur Herstellung agglutinierender Sera: werden diesen Tieren in Zwischenräumen von 10 Tagen in die Ohrvene Injektionen gemacht von je 1, 2 und 3 Ösen abgetöteter Agarkultur, etwa von Typhus- oder Cholerabazillen, so weist das Blutserum gegen diese Bakterien nach dieser Zeit bereits einen Titer von 1:1000 bis 1:5000 auf. Größere Mengen agglutinierenden Serums erzielt man durch die Immunisierung von Pferden oder Eseln. Werden von Zeit zu Zeit Probeblutentnahmen und Prüfung des erreichten Agglutinationstiters angestellt, so wird man nicht selten zu einem gegebenen Zeitpunkt ein Sinken des Titers unter die Höhe des vorhergehenden Titerwertes konstatieren können. Diese „negative Phase" wird verständlich, wenn man bedenkt, daß die Abstoßung der freien Agglutinine auch gelegentlich nicht rasch genug erfolgen kann, um sofort einen reichlichen Überschuß an freien Antikörpern im zirkulierenden Blute zu erzielen; in dem Falle können die abgestoßenen Agglutinine noch größtenteils durch das injizierte Antigen abgefangen und gebunden werden.

Hämagglutinine sind den bakteriellen Agglutininen homologe Immunstoffe, welche auftreten bei Behandlung eines Tieres mit Blutkörperchen einer anderen Tierspezies; namentlich in älteren Immunseris können sie nachgewiesen werden, wenn man die gleichzeitig sich bildenden aber labileren Hämolysine durch kurzes Erhitzen auf 55—60° abtötet.

Isoagglutinine. Nun besteht auch die Möglichkeit, Antikörper gegen Antigene von Individuen der gleichen Art zu erzeugen; es entstehen dann individual- oder gruppenspezifische Antikörper, welche zusammengefaßt werden als Isoantikörper (Ehrlich und Morgenroth). Isoagglutinine

Diese Isoantikörper sind beim Menschen präformiert vorhanden, und zwar nach Gruppen geordnet innerhalb des Menschengeschlechts (Landsteiner), die wichtigsten sind die Isoagglutinine, sie bewirken die Isoagglutination.

Hierunter versteht man, daß manche Normalsera die roten Blutkörperchen der gleichen Spezies zusammenballen können. Dies Isohämagglutinin ist thermostabil bis zu 60°, es hält sich jahrelang und bedarf zu seiner Funktion keines Komplements. Daß eine Zusammenballung der roten Blutkörper eintritt, hängt ab, einmal von der spezifischen Bindung des Agglutinins an die Blutkörperchen, sodann von der chemisch-physikalischen Eigenschaft des Serums.

Wie oben erwähnt, sind die Isoagglutinine verschiedener Menschen verschieden, und zwar kann man vier große Gruppen aufstellen:

1. Individuen, deren Blutkörperchen durch Sera der Gruppen 2 und 3 nicht agglutiniert werden, deren Serum aber die Blutkörperchen dieser Gruppen agglutiniert;
2. Individuen, deren Blutkörperchen durch die Sera der Gruppen 1 und 3 agglutiniert werden und deren Serum die Blutkörperchen der Gruppe 3 agglutiniert;
3. Individuen, deren Blutkörperchen durch die Sera der Gruppen 1 und 2 agglutiniert werden und deren Serum die Blutkörperchen der Gruppe 2 agglutiniert;
4. Individuen, deren Blutkörperchen durch das Serum aller übrigen Gruppen agglutiniert werden und deren Serum keinerlei Agglutinin enthält.

Demgemäß unterscheidet man Blutgruppen AB, B, A, O.

Die Nutzanwendung der „Blutgruppenbestimmung“ ist binnen kurzem eine große geworden, sei es, daß man bei Bluttransfusionen einen geeigneten Blutspender zu finden hat, sei es, daß man gerichtlich-medizinische Nutzanwendungen zieht.

Der häufigste Fall wird wohl der sein, daß die Abstammung zu bestimmen, bzw. auszuschließen ist. Die Abstammung richtet sich nach der Vererbungsregel, wonach beim Kinde nur diejenigen Bluteigenschaften auftreten, welche entweder bei Vater oder Mutter oder auch bei beiden Eltern zugleich vorhanden sind.

Die Technik der Blutkörperchenagglutination wird am besten so vorgenommen, daß ein Tröpfchen Blut in der Höhlung eines hohlgeschliffenen Objektträgers mit einem Tropfen Lecithinkochsalzlösung und einem Tropfen des Testserums zusammengebracht wird. Nach einigen Minuten kann die Agglutination mit schwacher Vergrößerung abgelesen werden.

Wenn wir uns die Ehrlichsche Theorie vergegenwärtigen, wird es klar, daß bei Vorbehandlung eines Tieres mit agglutininhaltigen Flüssigkeiten, im Blutserum desselben Antistoffe gegen das Agglutinin auftreten, sogenannte Antiagglutinine. Diese haben eine weniger starke Affinität zur agglutinablen Substanz als zum Agglutinin und werden daher von der haptophoren Gruppe desselben gebunden.

Auch mit chemischen Substanzen, wenn in großen Verdünnungen zusammengebracht mit Bakteriensuspensionen, gelingt es, Agglutination zu erzielen, so mit Farbstoffen, wie dem Chrysoidin und dem Vesuvin, mit Formalin, Sublimat, Salizylsäure, Taurocholsäure. Jedoch ist diese Agglutination durch chemische Substanzen eine unspezifische Ausflockungserscheinung, trotzdem derselben von verschiedenen Seiten eine Spezifität vindiziert wurde.[1] Säureagglutination beobachteten zuerst Neisser und Friedemann[2], indem sie Säuren in minimaler Konzentration auf Typhusbazillen einwirken ließen. Michaelis[2] studierte die Erscheinung genauer und fand, daß Bakterien durch einen gewissen Grad von Säure, welcher allerdings für manche Bakterienarten, speziell Typhusbazillen, charakteristisch ist, agglutiniert werden. Dieser Säuregrad wird am besten durch die Konzentration der H-Ionen gemessen. Auch Beniasch[2], der die Säureagglutination an verschiedenen Bakterienarten ausprobte, kommt zu dem Resultat, daß weder die Säuren als solche, noch das Anion des Säuremoleküls eine Bedeutung haben, daß vielmehr die Säureagglutination lediglich von den H-Ionen abhängt. Es kommt dieser Art der künstlichen Agglutination, offenbar eventuell eine gewisse Bedeutung als diagnostisches Hilfsmittel, zu.

Präzipitine. Im Jahre 1897 erfolgte die Entdeckung durch R. Kraus[3], daß Immunsera in keimfreien Kulturfiltraten bestimmter Bakterienarten spezifische Niederschläge hervorriefen. Diese spezifischen Stoffe des Immunserums wurden Präzipitine genannt. Analog der Agglutination beruht auch die Präzipitation auf einer Verbindung des durch natürliche oder künstliche Immunisierung entstandenen Antikörpers des Immunserums mit dem Antigen. Unter präzipitinogener Substanz versteht man Antigene bakteriellen, tierischen oder pflanzlichen Ursprungs, welche im tierischen Organismus die Produktion von spezifischen Antikörpern auszulösen vermögen, mit welchen das Präzipitinogen spezifische Präzipitate zu bilden vermag. Die Antikörper, welche mit dem einverleibten Präzipitinogen unter Niederschlagsbildung reagieren, nennt man Präzipitine. Was wir über die bereits normal vorkommenden Agglutinine gesagt haben, gilt auch für die Präzipitine. Schon im Serum gesunder, unvorbehandelter Menschen und Tiere, finden sich Präzipitine, deren Quantität sodann durch künstliche Einverleibung präzipitinogenen Antigens wesentlich gesteigert werden kann. Präzipitine

[1] Blachstein, Verhalten des Chrysoidins gegen Choleravibrionen (Münch. med. W. 1896). — Malvoz, Etudes sur l'agglutination (Annales Pasteur 1897). — Sur la présence d'agglutin. spéc. (ibid.). — Widal und Nobécourt, Dissociation de la propriété immunisante et agglutinante (Comptes Soc. Biologie 1897).

[2] Friedemann, Über die Fällung von Eiweiß durch Kolloide (Arch. f. Hyg., Bd. 55). — Neisser und Friedemann, Studium über Ausflockungserscheinungen (Münch. m. W. 1904, 11, 19). — Michaelis, Die Säureagglutination von Typhusbazillen (D. m. W. 1911). — Beniasch, Die Säureagglutination der Bakterien (Z. f. Immun., Bd. 12, 1912).

[3] R. Kraus, Über spezifische Reaktionen in keimfreien Filtraten usw. (Wiener kl. W. 1897, Nr. 32); Über diagnost. Verwertbarkeit der spezif. Niederschläge (Wiener kl. W. 1901, Nr. 29).

Nach Uhlenhuth eignen sich am besten Kaninchen zur Gewinnung der Präzipitine, es gelingt aber auch bei allen möglichen anderen Tierarten, auch Kaltblütern, diese Antikörper zu erzeugen. Es gilt das Gesetz, daß man zur Vorbehandlung Tiere wählen soll, welche von derjenigen Spezies, deren Eiweiß das Serum präzipitieren soll, im System möglichst entfernt stehen. Die Substanzen, welche Präzipitine erzeugen sollen im Tierkörper, werden diesem am besten subkutan, intraperitoneal oder intravenös einverleibt; per os gelingt dies nur schlecht. Auch hier ist wichtig die Menge des einverleibten Antigens, die Dauer der Immunisierung, die Beobachtung der Immunisierungskurve zwecks rechtzeitiger Reinjektion, der Moment der Gewinnung des Blutserums. Über die Bildungsstätte der Präzipitine sind wir noch nicht genau orientiert, wahrscheinlich ist die Bildungsstätte je nach der Art der Einverleibung verschieden (Kraus und Schiffmann.[1])

Die Präzipitine sind gegen Erhitzung auf 50—60° empfindlich, jedoch verlieren sie bloß ihre fällenden Eigenschaften, behalten aber ihre bindende Eigenschaft bei; es entstehen hier somit, analog den Agglutinoiden, Präzipitoide. Ähnlich wirken chemische Einflüsse, auch sie zerstören die funktionelle Gruppe, lassen die bindende aber intakt.

Tchistowitsch und Bordet entdeckten sodann, daß auch nach Einverleibung heterologen, also fremdartigen Blutserums, Präzipitine entstehen; und mit dem Nachweis ihrer Spezifität erlangte diese Reaktion bald die größte Bedeutung. Die Präzipitine wurden bald im weitesten Maße zur Differenzierung der verschiedenen Eiweißarten herangezogen. Es gelang Präzipitine gegen Vogeleiweiß, Fleisch, Milch und sonstige eiweißhaltige Nahrungsmittel zu erzielen (Uhlenhuth[2]), und der Nachweis dieser Eiweißkörper auch für die Feststellung von Nahrungsmittelverfälschungen, z. B. in der Fleischbeschau, erlangte bald große Bedeutung. Vornehmlich der darauf basierende biologische Nachweis von Menschen- und Tierblut (Wassermann[3], Uhlenhuth[4]) erwies sich von größter wissenschaftlicher und praktischer Bedeutung, speziell für die forensische Medizin (Uhlenhuth); darüber hinaus wurden aber auch abseits liegende Gebiete, wie Zoologie, Botanik, Anthropologie in glücklichster Weise durch die Lehre von den spezifischen Präzipitinen befruchtet.

Zytotoxine — Zytotoxine umfassen die Bakteriolysine und die Hämolysine, also Stoffe, welche sowohl Bakterien- wie auch Blutzellen aufzulösen imstande

---

[1] Sur l'origine des Anticorps, précipitines et agglutinines (Ann. Pasteur 1906).

[2] Neuer Beitrag zum spezif. Nachweis von Eiweiß auf biolog. Wege (D. med. W. 1900, 45).

[3] Über eine neue forensische Methode zur Unterscheidung von Menschen- und Tierblut (D. m. W. 1900, Nr. 30; Berl. kl. W. 1901, Nr. 7).

[4] Zur Lehre von der Unterscheidung verschiedener Eiweißarten mit Hilfe spezif. Sera (Koch-Festschrift, Jena, Fischer 1903). — Das biologische Verfahren zur Erkennung und Unterscheidung von Menschen- und Tierblut und seine Anwendung in der forensischen Praxis (Jena, Fischer 1905).

sind. Diese spezifischen Stoffe sind beim Zustandekommen des komplexen biologischen Vorgangs, welchen wir als Immunität bezeichnen, von größter Wichtigkeit; die Kenntnis der Bakteriolysine verdanken wir R. Pfeiffer. Dieser fand gemeinsam mit Issaeff, daß, wenn man aktiv gegen Cholera immunisierten Tieren intraperitoneal Choleravibrionen injizierte, an letzteren nach einiger Zeit merkwürdige Veränderungen vor sich gehen. Entnimmt man nämlich dem Tiere (Meerschwein) vermittelst Kapillaren in regelmäßigen Zeitabschnitten aus dem Exsudat der Bauchhöhle feinste Tröpfchen und betrachtet sie mikroskopisch, so nimmt man wahr, daß die Vibrionen zunächst quellen und sodann in feinste Kügelchen, die Bakteriengranula, sich auflösen. Derselben Auflösung verfallen Choleravibrionen, wenn sie gleichzeitig mit spezifischem Immunserum einem nicht immunisierten Meerschwein in die Peritonealhöhle injiziert werden; nach 1—2 Stunden erweist sich die Peritonealflüssigkeit als vollkommen steril. Dieser „Pfeiffersche Versuch" wurde nun zum Ausgangspunkt systematischer Untersuchungen am Menschen; auch hier fanden sich Bakteriolysine gegen diejenigen Bakterien, mit denen eine Infektion stattgefunden hatte. Es zeigte sich, daß eine Bakterienimmunität gegen die verschiedensten Erreger (Cholera, Typhus, Pest, Bact. Coli usw.) zustande kommen kann, welche allerdings mit einer Giftimmunität nicht parallel geht; denn die Versuchstiere können, trotzdem ihr Serum Bakterien auflöst, an dem aus den aufgelösten Bakterien freigewordenen Gift (Endotoxin) sterben. Neben der Schutzvorrichtung der Bakterienauflösung muß also noch ein zweiter Prozeß einhergehen, soll erstere ihre volle Wirkung entfalten können; es ist dies die Entgiftung und Neutralisierung der gelösten Bakteriensubstanzen durch die Antitoxine (siehe vorhergehendes Kapitel). Immerhin werden in vielen Fällen natürlicher Infektion, wo die einverleibten Bakterienmengen nicht zu große sind, die Bakteriolysine von vornherein einer weiteren Vermehrung der eingedrungenen Erreger Halt gebieten und der Erkrankung eine günstige Wendung geben. Versuche, die bakterientötende Eigenschaft von Exsudationsflüssigkeiten oder Blutserum in vitro zu demonstrieren, wurden verschiedentlich unternommen.[1] (Über den „Pfeifferschen" sowie den bakteriziden Reagenzglasversuch, siehe am Schluß.)

Über die chemische Konstitution auch dieser Immunkörper wissen wir sehr wenig, wenngleich manches dafür spricht, daß wir es mit Kolloidreaktionen zu tun haben. In ihren Eigenschaften lassen sie sich dennoch scharf von den Antitoxinen und Agglutininen trennen. Sie sind relativ sehr widerstandsfähig, vertragen z. B. mehrstündige Erhitzung auf 60°; bei 70° erst werden sie geschädigt, nach längerer Einwirkung hoher Tem-

[1] v. Fodor, D. med. W. 1886, 1887. — Flügge, Z. f. Hyg. IV, 1888. — Nuttall, Z. f. Hyg. IV, 1888. — Buchner, C. f. Bakt. V, 1889. Arch. f. Hyg. X, 1890; XVII, 1892. — Metschnikoff, Immunität bei Infektionskrankheiten, Jena, Fischer 1902.

peraturen erfolgt ihre Zerstörung. Entsprechend ihrer wahrscheinlich kolloidalen Natur sind sie nicht dialysierbar.

Will man Bakteriolysine gewinnen, so behandelt man geeignete Versuchstiere mit lebenden oder abgetöteten Bakterienleibern vor, indem man dieselben in steigenden Dosen intravenös, intraperitoneal oder subkutan einverleibt. Auf diese Weise lassen sich die spezifischen Bakteriolysine bereits 24 Stunden nach der Vorbehandlung in den hämatopoetischen Organen, vornehmlich Milz, etwas später auch in Lymphdrüsen und Knochenmark nachweisen. In geringerem Grade sind jedenfalls auch andere Organe und Gewebe Produzenten dieser Abwehrstoffe. Im kreisenden Blute treten sie erst nach etwa 5—14 Tagen auf, um nach verschieden langer Zeit wieder aus demselben zu verschwinden.

Daß übrigens der Gehalt an Antistoffen überhaupt im Blute je nach der Region ein schwankender ist, konnte an Versuchen[1] gezeigt werden. So war das keimtötende Vermögen des Kaninchenserums gegenüber Cholera, Milzbrand und Typhus am stärksten im Blute der Karotis, während Arteria und Vena femoralis Blut, deutlich schwächere Wirkung zeigten.

Neben der Ehrlichschen Theorie, welche wir bereits früher skizzierten, und welche die Wirkungsweise der bakteriziden Sera erklärt durch die kombinierte Wirkung von spezifischen Immunkörpern und dem unspezifischen Komplement, wird von andern Autoren die keimtötende Wirkung des Serums osmotischen Schwankungen und Ernährungsstörungen der Bakterien zugeschrieben. Diese „Assimilationstheorie" Baumgartens geht davon aus, „daß, um nicht leben und nicht gedeihen zu können es nicht nötig ist, getötet zu werden, sondern, daß es auch für die Bakterien ausreicht, nicht die nötigen Bedingungen ihrer Entwicklung, insbesondere nicht die für sie assimilierbaren Stoffe zu finden, und dann spontan abzusterben". Mit ihm vertritt auch Fischer den Standpunkt, daß ungünstige Ernährungsbedingungen und dadurch bedingte osmotische Schädigungen die Erscheinungen der Bakteriolyse genügend erklären. Diesen Anschauungen fehlen aber die experimentellen Grundlagen; eingehende Versuche von Friedberger, Rössle, Leuchs haben im Gegenteil gezeigt, daß Bakterien- und Blutzellen nach Vermischung mit spezifischem Immunserum sich hypertonischen und hypotonischen NaCl-Lösungen gegenüber absolut wie normale Bakterien- oder Blutzellen verhalten.

Hämolysine

Hämolysine: Ganz ähnlich wie spezifische Stoffe die Auflösung der Bakterien bewirken, gibt es andere Stoffe, welche die roten Blutkörperchen zur Auflösung bringen, d. h. das Hämoglobin aus dem Blutkörperchenstroma frei machen, so daß das Blut „lackfarben" wird. Diese Stoffe können spezifischer und nicht spezifischer Art sein. Zu den ersteren gehören destilliertes Wasser, Alkohol, Säuren und Alkalien, Gallensäuren, pflanzliche

[1] Loewit, C. f. Bakt., Bd. 43, 1907.

Gifte, wie Rizin und Abrin, ferner tierische Gifte, wie Schlangen- und Skorpiongift, Kröten- und Spinnengift. Auch verschiedene Bakterien, bzw. ihre Produkte wirken hämolytisch, z. B. das in Bouillonkulturen des Tetanusbazillus neben dem krampferregenden Toxin enthaltene Tetanolysin, ferner Stoffwechselprodukte des Vibrio cholerae, Bac. Pyocyaneus, Typhus- und Kolibazillus, von Streptokokken und Staphylokokken. Spezifische Hämolysine werden gewonnen durch künstliche Steigerung der blutlösenden Stoffe, welche präformiert, wenn auch in geringen Mengen, im normalen Serum enthalten sind.

Systematische Bearbeitung erfuhr diese wichtige Frage zuerst durch Bordet[1], welcher zeigte, daß der Tierkörper die Einverleibung, und zwar vorwiegend fremdartiger Erythrozyten beantwortet mit der Bildung spezifisch hämolytisch wirkender Antikörper. Ferner ergab sich aus den Untersuchungen dieses Forschers, daß ganz allgemein das Blutserum eines Individuums der Spezies A, welchem Blutkörperchen eines Individuums der Spezies B einverleibt worden sind, die Fähigkeit erlangt, die Blutkörperchen der Spezies B in vitro aufzulösen. Wie bei den Bakteriolysinen wird auch bei den Hämolysinen verfahren, wenn man größere Mengen von Antikörpern erzeugen will: Die Tierart, welche zum Spender des spezifischen Ambozeptors werden soll, wird in regelmäßigen Zeitabständen mit der Blutart, gegen welche der Ambozeptor gerichtet sein soll, vorbehandelt. Diese Vorbehandlung erfolgt durch intraperitoneale, subkutane oder intravenöse Injektion der gewaschenen, d. h. von Serum befreiten Blutkörperchen in den zu immunisierenden Tierkörper, meist Kaninchen. Nach einer, je nach der Applikationsart verschieden langen Inkubationsdauer, treten die Hämolysine auf; schon geringe Mengen Blutkörperchen genügen, um die Bildung derselben anzuregen (so erzielte Sachs bereits nach der Injektion von 0·125 ccm Rinderblut Ambozeptorbildung beim Kaninchen). Bei Behandlung mit steigenden Mengen Blutkörperchen, bis zu 5 ccm und mehr, erreicht der Gehalt der Ambozeptoren seine Höhe bereits nach 9—10 Tagen, am raschesten bei intravenösen Gaben, nach 6—8 Tagen. Hämolysine werden nicht nur gebildet nach Einverleibung fremdartigen Blutes, sondern auch bei derjenigen von Blut derselben Tierspezies. Demnach kann man unterscheiden: 1. Heterolysine, welche die Blutkörperchen einer fremden Tierspezies auflösen, 2. Isolysine, welche die Blutzellen der gleichen Tierart auflösen, 3. Autolysine, welche gegen die Blutkörperchen des eigenen Individuums gerichtet sind. Was wir über den komplexen Bau der Bakteriolysine gesagt haben, gilt auch für das Hämolysin. Auch hier müssen zwei Komponenten zusammenwirken, der immunisatorisch erzeugte Ambozeptor oder Zwischenkörper, und das präformierte Komplement oder Alexin,

[1] La fixation de l'alexine et sa signification pour l'immunité (Z. f. Immunforsch., Refer., Bd. I, 1909).

welches, wenn es sich mit dem Abozeptor verbindet, dessen Wirksamkeit ermöglicht. Schon Bordet hatte gezeigt, daß hämolytisches Immunserum durch halbstündiges Erhitzen auf 55° inaktiviert wird, daß es seine hämolytische Kraft aber wieder erlangt durch Hinzufügen von normalem, allein für sich nicht hämolytischen Serums; es ergab sich also eine weitgehende Analogie mit den bakteriolytischen Immunseris. Ehrlich und Morgenroth[1] wiesen sodann in zahlreichen Versuchen nach, daß in der Tat die Hämolysine eine komplexe Konstitution haben, wie dies ja schon bei der Möglichkeit der Inaktivierung und Reaktivierung mit großer Wahrscheinlichkeit angenommen werden mußte. Ehrlich und Morgenroth studierten die Wirkung der beiden Komponenten des hämolytischen Serums auf die roten Blutkörperchen, indem sie Lösungen, welche entweder nur Ambozeptor oder nur Komplemente enthielten, mit den dazu gehörigen Blut körperchen vermischten, sie längere oder kürzere Zeit in Berührung ließen, und nach Abzentrifugierung der Flüssigkeit von den Blutkörperchen untersuchten, ob eine von den Substanzen von den roten Blutkörperchen gebunden worden war. Es konnte gezeigt werden, daß der im inaktiven Immunserum enthaltene Ambozeptor begierig von den Blutkörperchen, mit welchen das Immunserum erzeugt worden war, dem Serum entzogen und verankert wird, während das Komplement für sich, bei Abwesenheit von Ambozeptor, von den Blutkörperchen nicht fixiert wurde. Durch den sogenannten „Kältetrennungsversuch“ konnte dargetan werden, daß die Aufnahme des Ambozeptors auch bei der Temperatur des Gefrierpunktes erfolgt, daß jedoch keine Hämolyse auftritt, selbst dann nicht, wenn Komplement reichlich zugegen. Wurde aktives hämolytisches Immunserum bei derselben Temperatur mit den entsprechenden roten Blutkörperchen vereint und nach einiger Zeit die ungelösten roten Blutkörperchen von dem Immunserum abzentrifugiert, so zeigte sich auch bei höherer Temperatur keine Hämolyse, weder das in physiologischer NaCl-Lösung aufgenommene Blutsediment, noch frische Blutkörperchen, wenn zusammengebracht mit der Abgußflüssigkeit. Mischte man hingegen die Abgußflüssigkeit mit dem in der Kälte vorbehandelten Blutsediment, so trat in der Wärme sofort Hämolyse ein. Ehrlich und Morgenroth zeigten ferner in überzeugender Weise, daß auch die Hämolysine des normalen Blutserums komplex gebaute Körper sind, indem ihnen der Nachweis gelang, daß die Sera verschiedener Tierspezies sich gegenseitig komplettieren lassen. Es gibt Blutseren, die für sich allein bestimmte rote Blutkörperchen nicht auflösen können, dies jedoch vermögen, wenn sie mit inaktiviertem Serum anderer Tierspezies gemischt werden. Der Lieferant der einen Komponente, des hämolytischen Ambozeptors, ist also in diesem Falle ein anderer als der Lieferant des Kom-

[1] Berl. klin. W., Jahrg. 1899, 1900, 1901, gesammelte Arbeiten zur Immunitätsforschung, Berlin 1904.

plements. Diese Anschauungen, wenngleich sie von mancher Seite, so Gruber und Buchner, bekämpft wurden, haben heute so ziemlich allgemeine Anerkennung gefunden.

(In vielfacher Weise ist die Hämolyse ein indirektes diagnostisches Mittel zur Erkennung wichtiger biologischer Reaktionen geworden. Als Indikator für den Verlauf dieser Reaktionen ist der hämolytische Versuch ein unentbehrliches Hilfsmittel.

Über hämolytischen Versuch, Komplementbindung und Wassermannsche Reaktion siehe hinten im Kapitel Untersuchungsmethodik.)

Neuen Anschauungen zufolge, welche auf den Forschungen der Kolloidchemie fußen, beruht der Austritt des roten Blutfarbstoffs auf einer Alteration in dem Mischungsverhältnis der Komponenten, welche das Stroma des Erythrozyten zusammensetzen.

Der Erythrozyt hat ein Proteingerüst in der Art eines Ballonnetzes, welches eine zähflüssige Hämoglobin-Salzlösung umschließt. Die Maschen dieses Proteingerüstes sind ausgefüllt mit einer homogenen Mischung von adsorbiertem Lezithin und Cholesterin, gequollen in physiologischer Salzlösung. Hämolyse tritt ein, sobald eine Entmischung der drei Komponenten: gequollenes Protein, gequollenes Lezithin und Cholesterin erfolgt.

Wenn das rote Blutkörperchen in physiologischer Kochsalzlösung beispielsweise sich nicht verändert, so liegt dies nicht daran, daß innen und außen gleicher osmotischer Druck herrscht, sondern daran, daß das System der Stromahülle nicht verändert wird.

So wäre auch erklärlich, daß jeder physikalische oder chemische Eingriff Hämolyse bewirkt, der durch Adsorption das Lipoidgemisch von dem Proteingerüst löst (z. B. Schütteln mit Ton oder Kieselgur). (Bechhold, Bau des roten Blutkörperchen u. Hämolyse, Vortrag Vers. d. Naturf. u. Ärzte, Nauheim 1920.)

Zytotoxine im engeren Sinne: Die verschiedenen tierischen Zellen, außer den bereits besprochenen Bakterien und roten Blutkörperchen, erzeugen nun gleichfalls spezifische Reaktionsprodukte im tierischen Organismus. In ihrem Bau entsprechen sie den übrigen zellenfeindlichen Stoffen, sie weisen Ambozeptortyp auf. Metschnikoff erzielte durch Vorbehandlung von Meerschweinchen mit Mesenterialdrüsen und Knochenmark von Kaninchen, ein Serum, welches die weißen Blutkörperchen dieser Tiere stark löste, er nannte es Leukotoxin. Später wurden dann zytotoxische Sera gegen alle möglichen anderen Zellenarten entdeckt, so ein Spermatoxin, durch Vorbehandlung von Tieren mit Spermatozoen, ferner gegen Leber und Nierenzellen, gegen Gehirnsubstanz usw. Diese spezifisch erzeugten Zellgifte haben mit den übrigen Zytotoxinen das Gemeinsame, daß sie nur auf die Gewebszellen derjenigen Tierarten einwirken, die das zur Vorbehandlung verwendete Zellmaterial lieferte; sie sind also für diese Zellart spezifisch. Eine absolute Gewebespezifität besteht allerdings nicht[1]; so löst ein Flimmerepithelimmunserum auch Brustdrüsenepithelzellen auf, sowie die roten Blut- Zytotoxine

[1] v. Dungern, Spezifisches Immunserum gegen Epithel, Münch. med. W. 1899.

körperchen der gleichen Tierart. Entsprechend den Isolysinen können auch Isozytotoxine experimentell erzeugt werden.

Opsonine und Tropine

Opsonine und Tropine: Ohne sich den Ergebnissen der Zellularpathologie und Immunität gegenüber ablehnend zu verhalten, ohne die große Bedeutung der Phagozyten und ihre Freßtätigkeit zu unterschätzen, nahmen gewisse Forscher einen vermittelnden Standpunkt ein, indem sie auf ein zweites wichtiges unterstützendes Moment in dem Abwehrkampf der weißen Blutkörperchen gegen körperfremde Organismen hinwiesen. Stoffe, welche derart unterstützend wirken, daß sie die Aufnahme der Bakterien durch spezifische Vorbereitung derselben erleichtern, fanden sie im Blutserum und nannten sie Opsonine (von ὀψονέω schmackhaft machen).

Bauend auf früheren Versuchen von Leishman legten Wright und Douglas[1] den Grund zur neuen Lehre von den Opsoninen. Diese Autoren hatten beobachtet, daß Bakterien, namentlich Eiterkokken und Tuberkelbazillen, wenn sie mit normalem Serum oder Immunserum und Leukozyten in vitro zusammengebracht werden, einer raschen Phagozytose unterliegen. Vermengte man Bakterien in vitro mit den Leukozyten allein, so zeigte sich, daß sie gar nicht oder wenigstens nur sehr spärlich phagozytiert wurden. Weiterhin stellte sich heraus, daß der Gehalt des normalen menschlichen Serums an diesen „Opsoninen" geringen Schwankungen unterworfen ist, daß dagegen das Serum erkrankter Menschen oder solcher, welche mit abgetöteten Bakterien, sog. „Vakzinen" systematisch behandelt wurden, eine sehr schwankende Zusammensetzung in bezug auf Opsonine aufwies. Waren diese im Krankenserum einmal in verminderter, das andere Mal in vermehrter Quantität vorhanden, so erfolgte bei Vakzinbehandlung in der Regel ein Anstieg derselben, und zwar ging diese Vermehrung der Opsonine spezifisch vor sich.

Da Wright[2] die Anschauung verfocht, daß die für einen bestimmten Erreger herabgesetzte Widerstandsfähigkeit des Organismus in der mangelhaften Opsoninproduktion des letzteren begründet ist, ging er folgerichtig vor, indem er versuchte, die Bildung der Opsonin-Schutzstoffe zu erhöhen. Zu diesem Zweck werden dem Patienten steigende Mengen der abgetöteten Bakterienkultur injiziert desjenigen Erregers, welcher ätiologisch für die Krankheit in Betracht kommt. „Autogene" Vakzins, d. h. bereitet mit Erregern aus dem Patienten selbst gezüchtet, waren dabei die wirksamsten.

(Näheres über die opsonische Technik und die Vakzinetherapie siehe Kapitel „Methodik".)

„Phagocytic count", „phagozytische Zahl" oder „phagozytischer Index" ist diejenige Zahl, welche wir erhalten, wenn wir die Bakterien in 100, 200 oder mehr Leukozyten auszählen, und das Resultat durch die Anzahl der

---

[1] Proceedings of the r. soc. Vol. 72, 73, 74. 1905.

[2] Lancet 1902. — Studien über Immunisierung (Fischer, Jena 1909).

gezählten Leukozyten dividieren. Indem man nun die „phagozytische Zahl" auch bei gesunden Individuen feststellt, und diese Zahl in die beim Kranken festgestellte dividiert, erhält man den „opsonischen Index". Versuche zeigten, daß normales menschliches Serum Opsonine gegen eine ganze Reihe der verschiedensten Bakterien enthält, so gegen die Typhus-Koli-Gruppe, Staphylokokken, Pneumokokken, Milzbrand, Pest- und Choleraerreger, während für manche Bakterien diese Stoffe zu fehlen schienen, so für die Diphtheriegruppe. Auch gegen diese Bakterienspezies wurden jedoch Normalopsonine aufgefunden (Gruber und Futaki, Tunicliff) und damit so ziemlich gegen alle Erreger überhaupt.

Nach Neufeld[1] versteht man unter Tropinen Stoffe der Immunsera, welche die Phagozytierbarkeit bestimmter Bakterien (Bakteriotropine) oder körperfremder Zellen (Zytotropine) befördern. Diese, durch Immunisierung gewonnenen Opsonine sind streng spezifisch, jedoch finden sich auch, wie bei anderen Antikörpern, beispielsweise den Agglutininen, Gruppenwirkungen. In ihrer Beständigkeit gegen Erhitzung verhalten sich die Opsonine etwa wie die Alexine, d. h. halbstündiges Erhitzen auf 50—55° zerstört sie; auch die Eigenschaft haben sie mit den Alexinen gemeinsam, daß sie sich in getrocknetem Zustande aufbewahren und auch erhitzen lassen. Auch aus anderen Tatsachen erhellt der weitgehende Parallelismus der Opsonine und der Komplemente: so geht der Opsoningehalt mit dem Komplementgehalt Hand in Hand, und beide lassen sich durch Vergiftungen und Absorptionen aus dem Serum in vivo bzw. in vitro entfernen. Wie die Erfahrung lehrte[2], ist bei jeder Opsoninwirkung die Mitwirkung des Komplements unerläßlich; erstere beruht auf dem Zusammenwirken von Ambozeptor und Komplement: das Opsonin ist also komplex gebaut. In der Tat läßt sich inaktiviertes opsoninhaltiges Serum durch kleinste, an sich unwirksame Mengen frischen Serums wieder reaktivieren. Ferner läßt sich durch die Ehrlich-Morgenrothsche Absorptionsmethode bei 0° das Normalopsonin in seine beiden Komponenten, Ambozeptor und Komplement trennen.

Die Tropine sind in weitem Maße hitzebeständig, so vertragen sie einstündige Erhitzung auf 55°, ebenso halten sie sich in hochwertigem Immunserum sehr lange unverändert. Ihr Bau scheint einfach zu sein, denn hätten sie Ambozeptorbau, könnten sie nicht, wie es der Fall zu sein scheint, bereits ohne Komplement wirken: allerdings wurde beobachtet, daß inaktive bakteriotrope Sera in ihrer Wirkung durch Zusatz von kleinen unwirksamem Mengen von Normalserum regelmäßig verstärkt wurden (Bürgers u. Meisner[3], Dean, Hectoen, Sleeswijk), so daß die Frage, ob nicht

---

[1] Bakteriotropine und Opsonine (Lehrbuch von Kolle-Wassermann).

[2] Neufeld und Hühne, Untersuch. über bakterizide Immunität u. Phagozytose (Arb. aus Kais. Ges.-Amt, Bd. 25, 1907).

[3] Über den Bau der Opsonine, Bakteriotropine und Agglutinine (Z. f. Immunitätsf. XI, 5, 1911).

doch die Tropine mit den opsonischen Ambozeptoren in ihrem Bau übereinstimmen, wohl noch nicht spruchreif ist.

Aggressine

Aggressine oder Angriffsstoffe sind nach Kruse[1] Substanzen der Bakterien, welche dazu dienen sollen, die Anti- oder Schutzstoffe des tierischen Organismus zu paralysieren. Eine gewisse Spezifität scheint ihnen zuzukommen. Während aber nach Bail[2], der sich später eingehend mit den Kruseschen Aggressinen befaßte, hauptsächlich die natürlichen, d. h. tierischen Aggressine oder Stoffe, wie sie sich am Orte des Eindringens der Erreger im Tierkörper selbst in den Exsudaten und Ödemflüssigkeiten bilden, aggressive Eigenschaften entfalten sollten, wurde später durch zahlreiche Arbeiten festgestellt, daß es absolut nicht die Exsudate gerade sind, welche die kräftigsten Angriffsstoffe liefern. Es fand sich vielmehr, daß „Kulturaggressine", d. h. aus einer abgetöteten Bakterienkultur durch Extraktion mittels Kochsalzlösung, oder aus durch 24stündigem Schütteln gewonnene „Schüttelaggressine", oder aus alten Bouillonkulturfiltraten und Zentrifugaten erzielte „Bouillonaggressine", stärkere bzw. gleich starke Angriffsstoffe liefern.[3] So genügte beispielsweise ein durch zweistündige Erhitzung auf 60—65° und gründliches Ausschleudern gewonnenes Kochsalzaggressin von Ruhrbazillen einer frischen Agarkultur, um den 1000. Teil der sonst infektiösen Gabe dieser Bakterien in der Bauchhöhle von Meerschweinchen zum üppigen Wachstum zu bringen. Untertödliche Mengen aller möglichen Bakterienarten können durch geeignete Dosen von Aggressin tödlich für die Versuchstiere gemacht werden. Von anderer Seite ist allerdings behauptet worden, daß die Aggressine keine neuen Stoffe wären, vielmehr identisch seien mit den längstbekannten Bakterien-Endotoxinen. Auf die verschiedenste Weise ist aber der Beweis angetreten worden, daß die Giftigkeit mit der eigentlichen Aggressivität nichts gemein hat. Man hat sich zu vergegenwärtigen, daß die Aggressine durch Beimengung von Endotoxinen verunreinigt sein können, und die gegen die Aggressintheorie ins Feld geführte Giftigkeit der Aggressine daher nur ein zufälliges Attribut derselben darstellt. Kruse (l. c.) machte ferner darauf aufmerksam, daß die Giftigkeit der Bakterien im allgemeinen fast im umgekehrten Verhältnis zu ihrem Wachstumsvermögen im Tierkörper steht, und der Widerstand des Tierkörpers gegen die Infektionsgifte nichts zu tun hat mit den Wachstumswiderständen und Abwehrkräften gegenüber den lebenden Keimen. Ferner besitzen bakterielle Stoffwechselprodukte häufig eine große Giftigkeit, zeigen jedoch keine Spur von Aggressivität. Fügt man endlich spezifisches Immunserum zu Bakterienextrakten, z. B. von Dysenteriebazillen,

[1] Zieglers Beiträge XII, 1892. — Kapitel Krankheitserregung in Flügges Mikroorganismen, III. Aufl., 1, 1896, Mikrobiologie Kap. 17.

[2] C. f. Bakt. 36, 40, 42. — Arch. f. Hyg. 52 u. ff. — Wiener kl. W. 1905/06.

[3] Pane u. Lotti, Bürgers u. Hösch, Jessner, C. f. Bakt. 43, 1907. — Z. f. Immunit. 2, 1909. — Inaug.-Dissertat. Königsberg 1911.

so wird das aggressive Vermögen derselben vollkommen aufgehoben, während ihre Toxizität bestehen bleibt. Es werden also wohl die Aggressine vom Immunserum neutralisiert, nicht aber die anders gearteten Endotoxine.

Man geht somit wohl nicht fehl, wenn man den Aggressinen spezielle Aufgaben vindiziert, nämlich die Abwehrkräfte des Körpers, die Alexine, Opsonine und Phagozyten zu schädigen und zu lähmen. Der Versuch von Bail mit Hilfe der Aggressine zu immunisieren, also Antiaggressine zu erzielen, ist jedoch nicht gelungen; die sog. „Antiaggressine" sind nichts weiter als Bakteriotropine.

Anaphylaxie oder Überempfindlichkeit (besser Schutzlosigkeit) bezeichnet denjenigen Zustand, welcher im Körper nach einer bestimmten Inkubationsperiode durch eine meist parenterale (d. h. unter Umgehung des Verdauungstraktus) Zufuhr artfremden Eiweißes sich entwickelt. Diese Umstimmung des Organismus (von v. Pirquet[1] als Allergie = veränderte Reaktionsfähigkeit bezeichnet), dokumentiert sich als streng spezifische Überempfindlichkeit bei der erneuten Zufuhr desselben Eiweißes: kleine, für sich harmlose Mengen desselben, rufen sofort schwerste, unter Umständen letal endigende Krankheitszustände hervor. **Anaphylaxie**

Der französische Forscher Richet[2] führte zuerst den Begriff der Anaphylaxie in die Wissenschaft ein und leitete auch schon eine Reihe von allgemein gültigen Gesetzen ab. Richet experimentierte an Hunden mit giftigen Extrakten aus den Tentakeln von Seerosen und Muscheln (Aktino- und Mytilokongestin), interpretierte seine Beobachtungen jedoch nicht richtig, indem er die Erklärung der Anaphylaxie in der Giftigkeit der Präparate bzw. seinen Toxalbuminen suchte. Erst Arthus[3] gelang es nun zu zeigen, daß nicht das Toxin, vielmehr das artfremde Eiweiß das überempfindlich machende Prinzip darstellte. Er wählte Pferdeserum zu seinen grundlegenden Versuchen; Kaninchen, welche eine einmalige subkutane, intraperitoneale oder intravenöse Injektion des Serums glatt vertrugen, antworteten bei Reinjektion mit schweren Erscheinungen. Diese waren verschiedenartig; wurde das Serum in mehrtägigen Zwischenzeiten subkutan gegeben, so entstand bei der Reinjektion an der Stelle der Haut ein gangränöses sequestierendes Geschwür; er nannte dies „lokale Anaphylaxie". Erhielten aber subkutan oder intraperitoneal wiederholt vorbehandelte Kaninchen das Serum intravenös reinjiziert, so traten sofort tödliche Krämpfe auf; dies nannte er „allgemeine Anaphylaxie". v. Pirquet und Schick[4] machten sodann mit der „Serumkrankheit" bekannt, eine Anaphylaxie, wie sie besonders früher beobachtet wurde nach Seruminjektionen. Größere Mengen artfremden Serums, meist Pferdeimmunserum, können in seltenen

[1] Allergie 1910.

[2] Bullet. u. Comptes rendus Soc. Biolog. 1903, 1907. — Annales Pasteur 1907.

[3] Bullet. Soc. Biolog. 1903.

[4] Die Serumkrankheit, Wien 1905.

Fällen bereits bei erstmaliger Injektion giftig wirken; weit häufiger jedoch tritt die anaphylaktische Vergiftung nach der zweiten Injektion zutage, und zwar entweder sofort oder nach wenigen Stunden, wenn das Intervall zwischen 1. und 2. Injektion nicht weniger als 12 Tage betrug. Die wichtigsten klinischen Erscheinungen dieser Serumkrankheit bestehen nach v. Pirquet in Kürze in: Auftreten von urtikariaartigem Ausschlag an der Injektionsstelle, sich über den ganzen Körper verbreitend; nach diesem Serumexanthem treten Ödeme, gelegentlich auch Fieber und Drüsenschwellungen auf. Besonders starke Symptome machen sich bemerkbar, wenn die Reinjektion 3—8 Wochen nach der Injektion von großen Serumdosen erfolgt; es treten dann noch Schwindel, Ekzitationszustände, Dyspnoë und Herzschwäche hinzu. Zur Vermeidung der Serumkrankheiten dienen verschiedene Maßnahmen. Es ist empfohlen worden präventiv kleine Gaben, $^1/_5$—$^1/_{10}$ ccm, des zu injizierenden Heilserums subkutan zu injizieren, und zwar in kurzen, achttägigen Zwischenräumen, wodurch ein allmählicher Verbrauch der anaphylaktischen Reaktionskörper erzielt und eine Antianaphylaxie Platz greift. Oder auch durch Entfernung derjenigen Bestandteile (Globuline) aus dem Serum, welche hauptsächlich anaphylaktisierend wirken (Anaphylaktogene); v. Behring hat solch gereinigtes Diphtherie-Heilserum hergestellt. Die Anaphylaktogene lassen sich auch durch mehrmonatliches Lagern, oder durch Erwärmen des Heilserums auf 55—58^0 eliminieren bzw. abschwächen. Sehr zweckmäßig ist, zur Reinjektion Immunserum von einer anderen Tierspezies zu wählen, beispielsweise Immunserum gewonnen nicht von Pferden, sondern von Kühen, Affen oder Ziegen.

v. Pirquet und Schick lehrten sodann auch die Serumkrankheit als eine Antigen-Antikörperreaktion auffassen. Da das einverleibte Serum für sich nicht toxisch wirkt, nahmen sie an, daß der Körper die Einverleibung des Serums mit der Bildung von Antikörpern beantwortet, welche sodann mit den zurückbleibenden Antigenresten ein toxisches Produkt abgeben. Das Inkubationsstadium stellt den Zeitraum dar, in welchem die Antikörper von den sensibilisierten Zellen aus sich bilden. Diese Auffassung vom Wesen der Anaphylaxie wird durch zwei weitere Phänomene gestützt, nämlich durch die passive Anaphylaxie und die Antianaphylaxie. Es stellte sich heraus, daß der Zustand der Überempfindlichkeit (i. e. der anaphylaktische Antikörper) sich mit dem Serum von anaphylaktisch gemachten Tieren auf frische normale Tiere übertragen läßt[1], und zwar gelingt interessanterweise diese Übertragung nicht nur homolog, d. h. innerhalb derselben Spezies, sondern auch heterolog, beispielsweise von Mensch auf Meerschwein, Meerschwein auf Kaninchen usw. Später fand man[2], daß die geeignetste Versuchsanordnung für die passive Anaphylaxie die heterologe

[1] Otto, Münchn. med. W. 1907.

[2] Doerr, Allergie und Anaphylaxie, Kolle-Wassermann Handb., Bd. II, 2. Aufl. 1913.

Übertragung ist, und zwar Antikörpergewinnung am Kaninchen, Übertragung auf Meerschweinchen und anaphylaktischer Versuch an demselben durch Reinjektion des Antigens. Hat das Tier den anaphylaktischen Anfall überstanden, so wird es unempfindlich für eine erneute Zufuhr desselben Antigens, d. h. es wird „antianaphylaktisch“ (Besredka). Dieser Zustand entwickelt sich spätestens bereits einige Stunden nach dem Überstehen des anaphylaktischen Anfalls, und erst nach einigen Monaten ist das Tier wieder überempfindlich wie vordem. Wir haben es hier mit dem Verbrauch oder Absättigung des anaphylaktischen Reaktionskörpers durch das einverleibte Antigen zu tun. Führt man nur wenig Antigen zu, bleibt eine gewisse Menge von Antikörpern, d. h. ein gewisser Grad von Anaphylaxie bestehen, es läßt sich also geradezu der Verbrauch von Antikörpern dosieren[1]; diese Absättigung des Reaktionskörpers findet in der Prophylaxe der Serumkrankheit ja auch ihre praktische Anwendung. Am eingehendsten läßt sich die Anaphylaxie am Meerschweinchen studieren, es ist das empfindlichste Versuchstier für das anaphylaktische Experiment: es genügen minimale Mengen des Eiweißantigens parenteral (subkutan, intraperitoneal, intravenös, intrakraniell) oder auch gelegentlich enteral (durch Fütterung z. B.) in einmaliger Dosis einverleibt, um Überempfindlichkeit zu erzielen. Es wurde[2] Überempfindlichkeit erzeugt gegen Pferdeserum durch subkutane Injektion von 0·000001 ccm, oder durch 0·00001 ccm Rinderserum.[3] Allerdings sind größere Mengen erforderlich zur Erzeugung einer maximalen Überempfindlichkeit; die Versuchsanordnung gestaltet sich hierfür so, daß man beispielsweise von Pferdeserum 0·01 ccm subkutan injiziert als „sensibilisierende Dosis“, sodann nach 14 Tagen 2—3 ccm intraperitoneal oder am besten intravenös reinjiziert. Die präanaphylaktische Periode oder Inkubationsstadium läßt sich allerdings auch abkürzen; so beträgt die minimale Inkubationsdauer beim Meerschwein 5 Tage. Ist nach Ablauf dieser Latenzperiode das Tier einmal anaphylaktisch, so verharrt es sehr lange in diesem Zustande, wobei die Dauer desselben vom Antigen abhängig ist. Bei Sensibilisierung mit Pferdeserum sind Meerschweine noch nach 2 Jahren deutlich anaphylaktisch; Schildkrötenserum als Anaphylaktogen macht dieselben Tiere nur für etwa 30 Tage überempfindlich. Die zweite Injektionsprobe oder Reinjektion kann sodann auch an den verschiedensten Körperstellen erfolgen; die Menge des Antigens, hierzu erforderlich, beträgt stets ein vielfaches der zur ersten — sensibilisierenden — Injektion erforderlichen Menge.

Der Symptomenkomplex beim vollausgebildeten tödlichen anaphylaktischen Schock ist ein sehr charakteristischer: er besteht in schroffem Tem-

---

[1] Friedberger, Zeitschr. f. Immunitätsforsch., Jahrg. 1909, 10, 11, 12, 13.

[2] Rosenau u. Anderson, Journ. of med. Research 1906, 1907. — Journ. of infect. diseases 1907, 1908. — Hyg. Labor. Washington Bd. 1906, 1907, 1908, 1909.

[3] Doerr u. Russ, Zeitschr. f. Immunitätsf. 1909, Bd. 2.

peratursturz (um mehrere Grad), Dyspnoë, inspiratorischen Krämpfen und Asphyxie mit konsekutiver starrer Lungenblähung. In den leichteren Fällen besteht ein deutliches Ekzitationsstadium, krampfartige Zuckungen und ein protrahierter, komatöser Zustand, von dem sich die Tiere wieder erholen. Als Begleitsymptome sind vorhanden: Sinken des Blutdrucks, dessen Ursache offenbar peripher liegt, ferner Aufhebung der Gerinnbarkeit des Blutes, deutliche Leukopenie und Komplementverarmung des Blutes. Die Ursache der Lungenblähung ist offenbar in einer tetanischen Kontraktion der glatten Muskulatur der Bronchien zu suchen, der mikroskopische Befund zeigt maximales Emphysem mit Zerreißung der Alveolarsepten.

Auer und Lewis[1] wiesen zuerst darauf hin, daß Atropingaben, kurz vor der Reinjektion des Antigens gegeben, die anaphylaktische Lungenblähung hintanhalten, und schließen daraus auf die periphere Genese des Bronchiospasmus anaphylacticus. Allerdings haben Nachprüfungen ergeben, daß das Atropin nicht nur bei der Anaphylaxie antagonistisch, und ferner auch nicht regelmäßig wirkt (Friedberger und Mita). Andererseits spricht wiederum die interessante Tatsache für den peripheren Ursprung, daß weder die Exstirpation des Großhirns und der Medulla, noch die Durchschneidung des Rückenmarks und beider Vagi die Asphyxie und die charakteristische Lungenblähung verhindern.

Die Bakterienanaphylaxie[2] stellt nur eine Teilerscheinung der Anaphylaxie überhaupt dar; insofern, als die Bakterien sich aus spezifischem Pflanzeneiweiß zusammensetzen, gelingt es auch sie als Anaphylaktogene zu verwenden. Durch Selbstverdauung, mit Trypsin oder Lezithin, auch mit NaCl hergestellten Extrakten gelingt es zwar Temperatursturz zu erzielen, im allgemeinen jedoch weniger regelmäßig den vollständigen anaphylaktischen Symptomenkomplex. Auch mit gekochten oder lebenden Bakterien, in geeigneten Mengen direkt in die Blutbahn eingeführt, gelingt es typische Anaphylaxie hervorzurufen. Später gelang es sodann, das anaphylaktische Gift in vitro herzustellen. Erstmalig stellten Nicolle und Vaughan[3] das Gift aus allen möglichen ungiftigen Eiweißkörpern her, durch Kochen mit alkalischem Alkohol, und nannten es „Apotoxin". Später wurde es gewonnen unter Verwendung von Blutkörperchenschatten, Präzipitaten oder Bakterien, dazu gehörigen Immunambozeptoren und frischem Meerschweinserum, oder auch aus Bakterien und frischem Meerschweinserum allein, durch Digerieren bei 37°.[4] Dies „Anaphylatoxin" (Fried-

---

[1] Journ. of the americ. med. Assoc. 1909. — Journ. of experim. Med. 1910.

[2] Paul Th. Müller, Z. f. Immunitätsf. 1911, 1912. — Friedberger u. Mita, Seitz, Z. f. Immunitätsf. 1911, Bd. 11; 1912, Bd. 14. — Dold, Das Bakterien-Anaphylatoxin, Jena 1912.

[3] Annales Pasteur 1906, 1907, 1908. — Nicolle u. Bozerski, Annales Pasteur 1908, 1910. — Vaughan u. Wheeler, Journ. of infect. diseases 1907, Vol. 4.

[4] Friedemann, Z. f. Immunitätsf. 1909, Bd. II. — Friedberger, l. c.

berger) läßt sich aus allen möglichen saprophytischen und pathogenen Bakterien und Protozoen herstellen.

Über die Matrix des Giftes und den Mechanismus seiner Entstehung gehen die Ansichten wesentlich auseinander: während die einen Autoren das Eiweiß der Bakterien selbst als Matrix ansehen, woraus in vitro durch den Ambozeptor und „Komplement", welche in dem hinzugefügten Meerschweinserum enthalten sind, das Gift entsteht, wird dies für andere aus dem Meerschweinserum selbst oder gar aus dem Ambozeptor abgespalten. Ebenso ist die Rolle des „Komplements", d. h. derjenigen noch unbekannten Komponente des Serums, welche man mit diesem Namen belegt, Kontroversen unterworfen. Für die einen ein unentbehrlicher Faktor bei der Anaphylatoxin-Darstellung (Friedberger u. a.), ist nach anderen Versuchen diese Komponente des frischen Serums absolut nicht unentbehrlich.[1]

Über die Zusammensetzung des giftigen Produktes, welches aus dem Eiweiß gebildet wird, wissen wir noch nichts genaues; jedoch gelingt es auch vermittelst einer Reihe anderer Substanzen ein dem anaphylaktischen Symptomenkomplex absolut ähnliches Vergiftungsbild zu erzeugen („Enteritis anaphylactica").[2] Hierher gehören das Pepton, ferner eine gewisse kolloidale Substanz, das Sepsin, wie sie in faulenden Substanzen (wie Hefe, Fleisch) entsteht, sowie chemisch näher analysierte Abbauprodukte des Eiweißes, welche Weichardt und Schittenhelm genauer studierten. Diese Abbauprodukte sind einmal hochmolekulare, nicht dialysable Produkte, welche Sopor und Temperatursturz, jedoch keine Krämpfe erzeugen, es sind die Diaminosäuren; sodann niedrig molekulare dialysable Produkte, hauptsächlich Krämpfe erregend, es sind die Monoaminosäuren. Einen ähnlichen Stoff fanden Barger und Dale in dem β-Imidazolyläthylamin welches sich aus dem Histidin durch Entfernung der Karboxylgruppe darstellen läßt.

Alles in allem läßt sich sagen, daß von einem einheitlichen anaphylaktischen Gift nicht die Rede sein kann, ebensowenig, wie die Auffindung des Apotoxins oder Anaphylatoxins etwa die Annahme von spezifischen Bakterien-Endotoxinen überflüssig macht.

Lange wurden in einen prinzipiellen Gegensatz zur Anaphylaxie gestellt diejenigen Zustandsänderungen des Organismus, welche durch nicht antigene und nicht Proteinsubstanzen hervorgerufen werden können; es sind dies chemisch größtenteils wohl definierte Körper. Heute werden diese individuell verschiedenen Reaktionsfähigkeiten des Organismus, welche man früher streng als Idiosynkrasien absonderte, teilweise als zum Bereiche der Anaphylaxie gehörig angesehen. Soweit diese Stoffe nun gleichzeitig

Idiosynkrasien

---

[1] Kraus, Doerr, Seitz, Z. f. Immunitätsf. 1909, Bd. III, 1910, Bd. VIII.

[2] Kruse, Selter, Die Dysenteriegifte, Z. f. Immunitätsf. 1909. — Seitz, Sepsinvergiftung u. anaphyl. Vergiftung, Centralbl. f. Bakteriol. 67. Bd., H. 1/2.

als Antigene bekannt sind, wird man die durch sie hervorgerufenen Phänomene mit Recht als anaphylaktische bezeichnen können. So sind Überempfindlichkeiten gegen Eiereiweiß, Schweine- oder Hammelfleisch, Krebse usw. schon lange bekannt (gastrointestinale Reaktion). Auch auf dem Wege der Einatmung (asthmatische Reaktion) oder durch Berührung (dermatogene Reaktion) können solche Überempfindlichkeiten ausgelöst werden. Es kommen tierische und pflanzliche Substanzen, Haare, Pferdeschuppen, Federn, milbenhaltiges Getreide, Pflanzenpollen, (Heufieber), Staub, Chemikalien in Betracht. Zu erwähnen ist auch die lang bekannte „Satin-Holz-Dermatitis", die Ekzeme, welche nach Verarbeitung von Mwaloholz (Chlorophora excelsa), Moaholz (Illipe malabrorum) und vielen anderen Holzarten, Sträuchern (Toxicodendron Giftsumach) und kleinen Gewächsen (Primeldermatitis) auftreten. Als wichtiges Allergen ist neuerdings auch der Hausstaub festgestellt worden (Dielen und Teppiche), auf den nach manchen Untersuchern etwa 80% der Asthmatiker reagieren.[1]

In manchen Landstrichen ist beobachtet worden, daß die Federn aus bestimmten Kopfkissen von Asthmatikern benutzt, stark allergisch wirkende Substanzen enthielten, während Federn aus anderen Kissen frei von dem allergisch machenden Stoff waren. Auch der Pflanzendaunen „Kapok" kann allergisch wirken, offenbar durch den oft in ihm wachsenden Apergillus fumigatus „Häuser-Allergene", während als „Klima-Allergene" solche definiert werden können, welche in der Eigenart der Wirtschaft und der Gebräuche wurzeln.

Zur Feststellung einer Asthmaüberempfindlichkeit werden feinste Hautskarifikationen angelegt, auf die von dem verdächtigen Protein mit einem Tropfen $^1/_{10}$ n-NaOH gebracht wird. Nach einer halben Stunde werden die Proteine abgewaschen und die Reaktionen notiert, stets unter Vergleich mit nicht beschickten Kontrollskarifikationen. Positiv ist eine Quaddel von mindestens $1^1/_2$ cm Durchmesser.

Extrakte von den in Betracht kommenden Stoffen (Federn, Pollen usw.) sind käuflich. Auch zu intradermalen Reaktionen kann man die Extrakte benutzen, wobei je 0·1 oder 0·01 ccm Flüssigkeit mit einer feinen Nadel in die Haut injiziert werden (Prausnitz u. Küstner). Die Anzahl der Proben, welche zur Feststellung einer Überempfindlichkeit herangezogen werden können, ist unbegrenzt, da nahezu jedes Nahrungsmittel, tierisches oder vegetabilisches Haar, Pollen, sowie Staub, als Ursache der Überempfindlichkeit in Betracht kommen kann. Man wird im allgemeinen mit 40 Extrakten zur Asthmadiagnose auskommen, wenngleich manche Untersucher das Dreifache davon an Proben in Vorschlag bringen.

---

[1] Storm van Leeuwen, Allergische Krankheiten, Verl. J. Springer 1926. Ders., Über die Spezifität der Allergenreaktionen (Z. f. I. 62, 5/6, 1929). Ders., Krause, van Paxot, Über die Überempfindlichkeit gegen Hausstaub (ibid.).

Weitaus die Mehrzahl der Idionsynkrasien richtet sich aber gegen nicht antigene Chemikalien. Man hat nun wohl den Versuch gemacht, Antikörper gegen diese meist als Arzneistoffe wirkenden Substanzen nachzuweisen, indem man probierte, analog den Versuchen bei der Anaphylaxie, die Überempfindlichkeit mit dem Serum der idiosynkrasischen Personen passiv auf Tiere zu übertragen und den in Frage kommenden Arzneistoff zu reinjizieren. Es ist dies jedoch nicht gelungen, oder in den Fällen, in denen gewisse Analogien bestanden mit der Anaphylaxie im Tierversuch, grenzte die injizierte Dosis des Medikaments direkt an die für das Tier letale. Speziell müßte verlangt werden, um wirklich den Idionsynkrasien den Charakter der Anaphylaxie vindizieren zu können, daß sich Versuchstiere mit Hilfe ein- oder mehrmaliger Injektion dieser Arzneistoffe überempfindlich machen ließen: ein biologischer Beweis, der nur vereinzelt überzeugend geliefert worden ist.

Eine Übertragung der Ursolempfindlichkeit (aromatisches Diamin), und damit der Beweis ihres anaphylaktischen Charakters konnte jedoch erbracht werden.

Fünftes Kapitel.

Spezielle Morphologie und Biologie der pathogenen Mikroorganismen.

Pyogene Kokken.

Staphylokokken

Staphylokokken, als Erreger von Eiterungen, wurden schon lange bei Wundinfektionen, Phlegmonen, Panaritien und Furunkeln beobachtet. Eine genaue Beschreibung derselben lieferte zuerst Ogston[1], welcher sie auch als Traubenkokken (ἡ σταφυλή, die Weintraube) bezeichnete. Pasteur züchtete den Erreger zuerst in flüssigen Nährmedien; aber erst Becker und später Rosenbach[2] (1884), denen sich dann Untersuchungen von Garrè, Passet, M. Neisser, v. de Velde u. a. anschlossen, konnten durch Reinzüchtung der Kokken, nach den Prinzipien der Bakterienzüchtung wie sie kurz vorher Rob. Koch begründet hatte, ihre genaue Beschreibung und den endgültigen Beweis ihrer ätiologischen Bedeutung erbringen.

Ungemein weit verbreitet in der Natur und auf der Haut und Schleimhaut des Menschen sind die Traubenkokken; die meisten sind harmlose Epiphyten. Zu örtlichen Staphylokokkeninfektionen können Verletzungen der Haut und örtliche Gewebsschädigungen führen, ebenso wie Stoffwechselstörungen (Diabetes) die Furunkulose begünstigen. Bei den Prozessen durch Staphylokokken hervorgerufen, überwiegen die pustulösen, zirkumskripten Abszesse, welche leicht einschmelzen und als Furunkel oder Karbunkel bekannt sind. Die Neigung zur Metastasenbildung ist gering, dennoch kann es zu einer richtigen Staphylokokkensepsis, zu einer Vermehrung der Kokken im Blute kommen, wenn der Boden bereitet ist durch eine vorhergehende Schädigung der Zellen durch die Gifte der Staphylokokken. Allgemeininfektion mit Staphylokokken und richtige Sepsis kann entstehen im Anschluß an zunächst rein örtliche pustulöse Prozesse der äußeren Haut und

---

[1] Arch. f. klin. Chirurgie XXV, 1880.

[2] Mikroorganismen bei den Wundinfektionskrankheiten (Wiesbaden, Bergmann, 1884).

der Schleimhäute, besonders der Harnwege und des Rachens, nach Angina und Scharlach, ferner durch akute osteomyelitische Prozesse.

Die Bedeutung der Gewebsschädigung bei der Staphylokokkensepsis erhellt sehr eindeutig aus Versuchen am Kaninchen; eitrige Peritonitis kann durch Staphylokokkeninjektionen gesetzt werden nur, wenn zuvor das Bauchfell mechanisch oder chemisch gereizt worden ist. Spritzt man die Traubenkokken in die Blutbahn ein, kann durch vorher gesetzte Verletzung an den Herzklappen eine Endokarditis, ebenso durch künstliches oder natürliches Trauma an den Knochen (vorwiegend die Metaphysen der langen Röhrenknochen) eine primäre Osteomyelitis provoziert werden. Auch das Umgekehrte kann eintreten, wenn nämlich im Anschluß an eine schon bestehende Staphylokokkensepsis eine Osteomyelitis auftritt, die dann als sekundäre Osteomyelitis weit ungünstigere Prognose bietet.

Die Staphylokokken sind kugelförmige Bakterien von 0·7—0·9 μ Durchmesser, ihre Größe kann jedoch nach Alter und Wachstumsbedingungen schwanken. In Kulturen und Eiter bilden sie Haufen, welche eine lebhafte Molekularbewegung besitzen und sich nach Gram färben; ihre Züchtung gelingt leicht auf den üblichen Nährböden auch bei Zimmertemperatur, die Gelatine wird dabei verflüssigt. Er erweist sich als ein starker Säurebildner, die Milch wird daher koaguliert. Manche Staphylokokken bilden bei Anwesenheit von Sauerstoff und bei 22° C schöne Farbstoffe, was zu ihrer Differenzierung führt in den Staphylococcus albus, aureus, citreus. Die Bouillon trübt der Staphylokokkus beim Wachstum gleichmäßig, an der Oberfläche nach einigen Tagen eine dünne, weiße Haut bildend. Gegen niedere Temperaturen ist er absolut resistent, er wird aber schon durch eine halbstündige Einwirkung von Temperaturen zwischen 70 und 80° vollkommen abgetötet. Was sein Verhalten den gewöhnlichen chemischen Desinfizientien gegenüber angeht, so ist er ziemlich widerstandsfähig; Sublimat in physiologischer Kochsalzlösung wirkt in Verdünnung von 1: 10000 entwicklungshemmend, tötend jedoch erst bei 10 Minuten langer Einwirkung bei 15° C in einer Konzentration von 1%.

Die biologischen Leistungen der Staphylokokken sind mannigfaltige, sie bilden ein Hämolysin (Neisser, Wechsberg[1]), das Staphylosin; ferner einen Leukozyten schädigenden Stoff, das Leukozidin (v. de Velde) sowie wahrscheinlich noch verschiedene andere Gifte. Aus den toten Staphylokokkenleibern lassen sich Stoffe extrahieren, welche weiße Blutkörperchen anlockende, chemotaktisch wirkende Eigenschaften entfalten. Es fand sich, daß Staphylokokken aus Eiter fast regelmäßig ein kräftiges Hämolysin bilden, während aus der Luft, von der Haut usw. häufig Traubenkokken isoliert werden, welchen diese Fähigkeit nicht zukommt. J. Koch[2] fand unter den Staphylokokken, wie man sie regelmäßig auf Kleidern, Haut, Schleimhäuten findet, nur 10%, und zwar meist schwach hämolytische.

---

[1] Münch. med. W. 1900; Zeitschr. f. Hyg. 36, 1901.

[2] Zeitschr. f. Hyg. 58, 1908.

Zur Gewinnung der lytischen Stoffe der Staphylokokken kann man sich der Ausschüttelungsmethode oder der Plattenmethode bedienen. Die 24stündigen Agarkulturen werden beim ersten Verfahren direkt mit 4 ccm physiologischer Kochsalzlösung mit der Platinöse abgeschwemmt und aus der Flüssigkeit die Bakterien abzentrifugiert. Besser lassen sich die Stoffe aus alten Bouillonkulturen gewinnen. Weitaus die praktischste Methode ist jedoch die Darstellung durch die Plattenhämolyse. Nach Eykman[1] werden auf eine Agarplatte 5 Tropfen steriles, gewaschenes Kaninchenblut zugesetzt. Oder aber man verfährt, wenn man in praxi Blut von Septikämien zu untersuchen hat, so, daß man mit dem aus der Vena mediana entnommenen Blut sofort 6 Röhrchen verflüssigten Agars von 42° C mit 2—3 ccm Blut beschickt. Sodann werden die Röhrchen zu Platten gegossen und diese einige Tage bei 37° bebrütet.

Das Hämolysin wird durch Temperaturen von 56° zerstört und kann durch ein spezifisches Antitoxin neutralisiert werden. Das Hämolysin findet sich im allgemeinen nur bei pathogenen Stämmen und hat somit eine gewisse diagnostische Bedeutung. Dasselbe ist der Fall mit dem von v. de Velde[2] entdeckten Leukozidin. Im Exsudate von Kaninchen, welchen intrapleural Staphylokokken einverleibt worden waren, ferner auch in Staphylokokkenkulturen fand sich dies Gift, welches bei 57° zerstört wird; die Leukozyten werden blasig degeneriert unter gleichzeitigem Kernverlust.

Serotherapeutisch ist wenig günstiges bei Staphylokokken-Erkrankungen geleistet worden[3], hingegen hat sich mit manchen Erfolgen (spez. bei allgemeiner Furunkulose) eine aktive Immunisierung eingebürgert, wie sie von Wright eingeführt worden ist. Nach Feststellung der Diagnose vermittelst des opsonischen Index (siehe Methodik am Schluß) geht die Wrightsche Vakzinationstherapie so vor, daß sie zunächst aus dem Körper des Patienten selbst einen Staphylokokkenstamm züchtet. 18stündige Agarkulturen desselben werden sodann mit physiologischer Kochsalzlösung abgeschwemmt und nach längerem Schütteln bei 65° abgetötet. Es werden sodann Verdünnungen angestellt und die Impfungsmengen derart dosiert, daß bei der ersten Impfung 10 Millionen Staphylokokken in 1 ccm Kochsalzlösung, bei der zweiten 20 Millionen und weiterhin je 50, 100, 200 Millionen Staphylokokken mit je achttägigen Intervallen und ständiger Kontrolle injiziert werden.

Streptokokken

Streptokokken. Nach einigen Vorläufern, unter denen Klebs genannt sei, waren es Ogston, vor allem aber Fehleisen[4] und Rosenbach[5],

[1] Zentralbl. f. Bakt. 29, 1901.
[2] Presse medicale 1900; La cellule 1894.
[3] Siehe auch van de Velde, Handb. v. Wolff-Eissner, Serotherapie, Münch. 1910.
[4] Ätiologie des Erysipels, 1883.
[5] Mikroorganismen bei den Wundinfektionskrankheiten; Bergmann, Wiesbaden 1884.

welche auch für die Kenntnis der pyogenen Streptokokken die wissenschaftliche Basis lieferten. Mit dem Staphylokokkus beteiligt sich der Streptokokkus an allen möglichen Eiterungen, Phlegmonen und lymphadenitischen Prozessen; ferner spielt er eine große Rolle als Begleiterreger bei allen Mischinfektionen, wie bei der Diphtherie und der chronischen Lungentuberkulose. Für das Erysipel, die Wundrose, kommt jedoch so gut wie allein der Streptokokkus, und zwar die Varietät longus in Betracht.

Im allgemeinen sind die Prozesse, welche die Streptokokken in der Haut setzen, solche, die zur flächenhaften Ausbreitung, zu progredienten Phlegmonen, mit geringer Tendenz zur Einschmelzung neigen. Sie sind jedoch die häufigsten Erreger septischer Allgemeininfektionen, wobei die Wöchnerinnensepsis, die nach Angina bei Diphtherie oder Scharlach, solche im Anschluß an geschwürige Darmprozesse, an Mittelohrentzündungen, endlich auch im Anschluß an Zahnkaries und Mundoperationen auftretend, die verbreitetsten Formen sind.

Lieblingssitz für eitrige Metastasen sind Gelenke und Lungen, ferner das Endokard. Außer akut einsetzender und meist letal endender Streptokokkenendokarditis (der Streptococcus haemolyticus s. longus wird hier örtlich und im Blutkreislauf nachgewiesen) gibt es noch eine chronische Form der Endokarditis, die sog. Endocarditis lenta, die sich über Monate hinziehen kann (hier wird der Streptococcus mitior oder viridans gefunden). Viel seltener findet man den gewöhnlichen hämolytischen Streptococcus pyogenes. Die durch den Streptococcus viridans verursachte Endocarditis lenta (Schottmüller) nimmt fast stets einen letalen Verlauf.

Zum Nachweis der Streptokokken im Blute entnimmt man steril einige Kubikzentimeter Blut, am besten aus der Vena mediana, bringt sie im Verhältnis von 1:10 in flüssigen, auf 42° C abgekühlten Agar und gießt zu Platten aus; einen anderen Teil des Blutes bebrütet man in Kölbchen mit 50 ccm Fleischbrühe. Man findet ihn bei der Wundrose in den Lymphspalten am Rande des Krankheitsherdes, wobei er über größere Hautbezirke wandern kann. Bei der fieberhaften Angina findet er sich in den Buchten des lymphatischen Rachengewebes.

Die Streptokokken oder Kettenkokken (*τα στρεπτα* Halsketten) sind grampositive, geißellose und daher unbewegliche Kugelbakterien ohne Sporenbildungsvermögen; auf Gelatine ohne Verflüssigung wachsend, bilden sie auf Agar tautropfenähnliche, feine Kolonien. Sie wachsen am besten bei deutlich alkalischer Reaktion des Nährbodens und die pathogenen Arten sämtlich bei reichlich Sauerstoffzutritt. Die Streptokokken gehören zu den Säurebildnern, Milch wird infolgedessen durch sie koaguliert. Gas wird nicht gebildet, die Bouillon gleichmäßig getrübt, jedoch bilden manche Stämme auch einen krümeligen Bodensatz. Am üppigsten ist das Wachstum, wenn man dem flüssigen Nährboden, am besten Bouillon mit Pepton, genuines Eiweiß, sowie besonders Traubenzucker bis zu 2% zusetzt. Von Schottmüller[1] ist folgende Haupteinteilung der Streptokokken vorgeschlagen worden: Streptococcus longus pathog. s. erysipelatos kommt hauptsächlich vor bei schweren Streptokokkeninfektionen (Erysipel, Phlegmonen, Scharlach, Puerperalsepsis). 2. Streptococcus mitior s. viridans findet sich bei leichteren Erkrankungen, hauptsächlich wird er bei einer Form der Endokarditis gefunden. Er bildet aus dem Hämoglobin einen grünlichen Farbstoff. 3. Streptococcus mucosus s. capsulatus, bei verschiedenen eitrigen Prozessen des Parametriums, der Meningen, sowie kroupöser Pneumonie und Otitis media, isoliert von Schottmüller und ausgezeichnet durch Diplokokkenform und kurze Kettenbildung, welche von einer deutlichen Schleimhülle umgeben sind. Der Streptococcus mucosus verhält sich allerdings in allen Eigenschaften wie ein echter Pneumokokkus, weshalb der Ausdruck Streptococcus mucosus in der einschlägigen otiatrischen Literatur jetzt auch vermieden wird.

Die Einteilung der Kettenkokken beruht auf dem Vermögen mancher unter ihnen Hämolysin zu bilden; diese Fähigkeit soll nur den pathogenen Formen zukommen (Schottmüller). Statt Bouillon mit 0,5 ccm Blutzusatz wählt man nach diesem Autor besser die Blutplatte zur Feststellung, ob ein Stamm hämolytisch ist oder nicht. Man fügt 2 ccm defibrinierten Menschen-, Hammel- oder auch Kaninchenblutes zu 5 ccm flüssigen Agars, gießt Platten und streicht nach dem Erstarren derselben den zu prüfenden Stamm aus. Nach achtzehnstündigem Wachstum bei Bruttemperatur zeigen die hämolysierenden Stämme einen deutlichen hellen Hof um ihre Kolonien. Zahlreichen Nachprüfern zufolge ist es aber nicht angängig, die hämolytische Funktion als unbedingten Indikator für die Pathogenität eines vorliegenden Streptokokkenstammes zu verwerten, da einmal absolut nicht alle aus menschlichen Streptokokkenerkrankungen stammenden Kettenkokken blutlösend sind, ferner diese Eigenschaft auch bei sicher nicht pathogenen gefunden wird. Daß nicht hämolysierende Stämme in hämolysierende umgewandelt werden können (beispielsweise durch Milchpassage), machen Untersuchungen von Zoeppritz[2] u. a., sehr wahrscheinlich. v. Lingelsheim[3] sagt mit Recht, daß die hämolytische Fähigkeit eine biologische Funktion ist, wie etwa die Säurebildung aus Zucker, die ihrem Wesen nach in keinem Zusammenhang zur Virulenz steht. Während die Bestimmung der Hämolysinbildung keinen einigermaßen sicheren Aufschluß gibt über die Pathogenität eines Streptokokkus, scheint aussichtsreicher zu sein eine Methode, welche sich auf Wrightscher Technik aufbauend, von Bürgers[4] vorgeschlagen wurde. Von der bekannten Tatsache ausgehend, daß die Leukozyten avirulente Streptokokken in kurzer Zeit phagozytieren, die viru-

[1] Münch. med. W. 1903, 1910, 1911.

[2] Med. Klinik 1909.

[3] Beitrag im Handbuch von Kolle-Wassermann, Bd. IV, S. 471 (II. Aufl.).

[4] Zentralbl. f. Gynäkol. 1910.

lenten aber ungefressen lassen, wird dabei die Virulenz in der Weise bestimmt, daß die zu prüfende Streptokokkenemulsion mit dem Blute einer gesunden Person vermischt wird und man sodann die Leukozyten zählt, welche keine Streptokokken gefressen haben. Diese Zahl ist die „Virulenzzahl", welche mit der Wrightschen Freßzahl annähernd parallel geht; einer hohen Pathogenität entsprach meist eine hohe Virulenzzahl. Manche Stämme erweisen sich als äußerst virulent im Tierversuch; Mäuse können noch durch $^1/_{100000}$ ccm einer 48stündigen Bouillonkultur, ebenso Kaninchen durch ein Millionstel ccm innerhalb 48 Stunden getötet werden. Jedoch ist zu beachten, daß die Virulenz im Tierversuch keineswegs parallel geht der Virulenz gegenüber Menschen.

Die Resistenz gegen Desinfizientien ist beim Streptokokkus ziemlich groß; zweistündige Erhitzung auf 70° vermag ihn erst mit Sicherheit abzutöten, ebenso ist er, wie der Staphylokokkus, auch gegen Eintrocknung, speziell wenn die Eintrocknung in eiweißhaltigen Medien vor sich geht, äußerst widerstandsfähig, nicht ist dies jedoch der Fall gegenüber chemischen Desinfizientien, hier erweisen sie sich weniger widerstandsfähig als die Staphylokokken.

Die Serotherapie der Streptokokkeninfektionen ist nach den grundlegenden diesbezüglichen Arbeiten und Versuchen Behrings im Jahre 1892 von vielen Seiten aufgenommen worden; es war Marmorek[1], welcher zuerst ein Antistreptokokkenserum herstellte, indem er die Virulenz eines Angina-Streptokokkus derart erhöhte, daß ein Hundertmillionstel ccm seiner Bouillonkultur die Dosis letalis für Kaninchen war. Mit diesem äußerst virulenten Stamm wurde von Pferden und Schafen ein Antiserum gewonnen. Denys und van de Velde[2] schufen sodann das erste polyvalente Serum, indem sie Tiere nicht mit einem Stamm, sondern mit mehreren Streptokokkenstämmen vorbehandelten. Tavel[3] und Menzer[4], Paltauf[5] gingen so vor, daß sie nicht Passagestämme, sondern frisch aus den Menschen gezüchtete Stämme verwandten, gingen jedoch im übrigen auch vom polyvalenten Prinzip aus. Aronson führte sodann eine exakte experimentelle Wertbestimmung ein; sein Antistreptokokkenserum wird in der Weise gewonnen, daß Pferde sowohl mit menschen-, wie auch mit tierpathogenen Streptokokken vorbehandelt werden. 1907 wurde ein neues Serum von den Höchster Farbwerken in den Handel gebracht, welches nach Meyer und Ruppel[6] derart gewonnen wird, daß verschiedene Pferde mit je einem gleichmäßig hochpathogenen Stamm menschlicher Provenienz vorbehandelt werden; aus den erzielten Seris wird ein Mischserum hergestellt.

---

[1] Annales Pasteur 1895.
[2] Arch. médec. expér. 1897.
[3] Korresp.-Blatt f. Schweizer Ärzte 1899.
[4] Münch. med. W. 1903.
[5] Handb. von Kraus u. Levaditi.
[6] Med. Klinik 1907.

Die Wirkung der Antistreptokokkensera beruht, wie wir durch die Untersuchungen von Denys und Leclef[1], Neufeld[2] wissen, auf einem vom gewöhnlichen bakteriologischen Immunserum verschiedenen Mechanismus. Direkt bakterizide Immunkörper sind bei denselben nicht wirksam, vielmehr scheint den Leukozyten die wichtigste Rolle in dem Abwehrkampfe zuzufallen, in der Weise, daß die Bakteriotropine des Immunserums die Streptokokken zur Aufnahme durch die Phagozyten vorbereiten. Diese spezifischen Immunkörper, welche erst bei Temperaturen über 65° abgetötet werden, haben entgegen früherer Ansichten offenbar Ambozeptorbau; ihre Wirkung kommt zustande durch eine Verbindung mit der Streptokokkenzelle bei Gegenwart von Komplement.

Pneumokokken, Diplococcus pneumoniae

Pneumokokken, Diplococcus pneumoniae. Bereits 1873 von Klebs mit ziemlicher Sicherheit als Erreger der Pneumonie angesprochen, wurden diese Erreger jedoch erst 1884 von Fränkel in Reinkulturen isoliert, und zwei Jahre später von A. Weichselbaum an der Hand eines großen Krankenmaterials als spezifischer Erreger der kroupösen Lungenentzündung beschrieben. Entweder über ganze Lungenlappen (lobäre oder kroupöse Pneumonie) oder über kleinere Bezirke (Bronchopneumonie) füllen sich die Lungenkapillaren mit Blut, das anliegende Gewebe mit einem eiweißhaltigen fibrinösen Exsudat, dem rote Blutzellen beigemischt sind (Stadium der roten Hepatisation). Die Füllung auch der Alveolen mit diesem Exsudat, breitet sich aus unter reichlicher Beimengung von Leukozyten (graue Hepatisation). Bei Eintritt der Heilung erfolgt eine rasche Resorption der entzündlichen Produkte, hauptsächlich unter Mitwirkung von Freßzellen (Phagozytose). Die ätiologische Bedeutung der Pneumoniekokken als Krankheitserreger ist nun jedoch nicht beschränkt auf die Lungenentzündungen, vielmehr können diese Erreger bei einer ganzen Reihe anderer Krankheiten, und zum Teil von verschiedenen Eingangspforten aus, für den Menschen als selbständige Krankheitserreger auftreten. Häufig findet man Pneumokokken auf der gesunden menschlichen Schleimhaut des Nasenrachenraums, sowie im Speichel, wo sie saprophytisch wuchern; auf Mäuse verimpft, erweisen sie sich für diese pathogen. Für den Menschen werden sie offenbar erst krankheitserregend, wenn sie einen geeigneten Nährboden auf einem durch Katarrhe, Erkältungen usw. gebildeten locus minoris resistentiae finden. Diese „Disposition“ findet möglicherweise auch ihre Erklärung durch die Annahme einer zeitlichen Herabsetzung der natürlichen Pneumokokken-Schutzstoffe des Menschen. Die Mortalität beträgt bei sechzig- bis siebzigjährigen Patienten etwa 75%, die höchsten Sterbeziffern fallen in den Winter. In 80—90% der akuten genuinen Lobärpneumonien wird der Pneumococcus lanceolatus gefunden; aus den frischen Entzündungsherden,

---

[1] La cellule. Le Serum antistreptococqique Louvain 1896.
[2] Deutsche med. Wochenschrift 1904.

am reichlichsten aus den Randpartien der Herde, läßt er sich fast immer in Reinkultur gewinnen. Umstritten ist die Frage nach dem Modus der Ansiedlung des Erregers, ob vom Blute aus, in dem er kreist, die Lungen primär infiziert werden, oder ob der Lungenentzündung eine solche der regionären Lymphdrüsen vorangeht. Fast immer kommt es bei der Pneumonie auch zu einer Infektion des Blutes mit Pneumokokken, die jedoch meist keine besonderen Symptome auslösen. Wenn jedoch das Blut ihnen nicht nur als Transportmittel dient, vielmehr eine Vermehrung innerhalb der Blutbahn erfolgt, kann dies zu einer Pneumokokkensepsis führen, und zwar meist zu einer Lokalisation auf den Herzklappen, einer Endokarditis. Auch eine Infektion der Gelenke und Gehirnhäute als Ausdruck einer metastatischen Pneumokokkenlokalisation ist nicht selten. (Meningitis nach Rolly unter 1050 Fällen 6mal.) Erwähnt sei auch das durch Pneumokokken bedingte Ulcus corneae serpens. Da im Verlaufe der Pneumonie, wie bei den meisten akuten Infektionskrankheiten, eine gewisse Generalisierung des Erregers erfolgt, gelingt es in einem sehr großen Prozentsatz bei vorkritischer, reichlicher (20 ccm) Blutentnahme und sofortiger Verarbeitung in Glyzerin oder Traubenzuckerbouillon, den Pneumokokkus aus dem Blute des Patienten zu züchten. Als prognostisch ungünstig wird nur eine besonders starke Blutinfektion zu gelten haben.

Während die Besserung der hygienischen Verhältnisse eine Abnahme der Infektionskrankheiten bedingt, wird bei der Pneumonie diese Beobachtung nicht gemacht, ja im Gegenteil, in manchen Ländern wird eine Zunahme der Pneumonienfrequenz beobachtet. Offenbar sind in der Epidemiologie der genuinen Pneumonie noch manche ätiologische Fragen ungelöst. Auffallend ist nach Kruse[1] das Parallelgehen der Häufigkeit von Pneumonien mit Kinderkrankheiten. Möglicherweise haben wir es bei den Kinderkrankheiten mit einer Virulenzsteigerung der Pneumokokken zu tun, während für gewöhnlich im Verlaufe der Pneumonie selber eine Abnahme der Virulenz des Erregers erfolgt. Ungeklärt ist auch noch die Frage der Keimträger.

Umgebungsuntersuchungen[2] haben ergeben, daß in der Nachbarschaft von Pneumoniekranken häufig virulente Pneumokokken angetroffen werden, so fanden sich unter 71 Personen 22,5% Keimträger, dem entsprachen aus dem Auswurf von Pneumonikern selber isolierte Pneumokokkenstämme 66%.

Stellt man sich mit den aus Speichel solcher Umgebungspersonen und der Patienten isolierten Stämmen agglutinierende Sera her, so ergeben sich häufig gewisse epidemiologische Zusammenhänge zwischen den Keimträgern aus der nächsten Patientenumgebung (also „Keimträger im engeren Sinne“) und den Pneumoniepatienten selber.

---

[1] Kruse, D. med. W. 36, 1913.

[2] Seitz, A., Die Pneumokokken in der Umgebung Gesunder und Kranker, Klin. Wochenschr. 1922, Nr. 48.

Durch Heranziehung solcher Sera zur Bestimmung der Pneumokokkenrassen sind hauptsächlich von amerikanischen Forschern vier Pneumokokkentypen aufgestellt worden, welche jedoch gelegentlich ineinander übergehen. Der Typus IV ist nicht einheitlich, er umfaßt alle Pneumokokkenstämme, die nicht durch die Immunseren eines der Typen I, II, III beeinflußt wird.

Es wurde festgestellt, daß der Träger der Spezifität je ein Kohlehydrat ist.

Diplococcus pneumoniae[1] (Fränkel, Weichselbaum) sind längliche Kokken, zumeist als Diplokokken kerzenflammenförmig angeordnet, wobei die spitzen Enden voneinander abgewendet sind. Es kommen jedoch gelegentlich auch andere Wuchsformen vor, beispielsweise die Bildung von größeren Ketten bis zu 20 Gliedern. Kruse und Pansini[2] beschrieben nicht weniger als 84 verschiedene Varietäten des Pneumokokkus mit morphologischen Unterschieden. Das meist charakteristische Merkmal unseres Erregers ist eine gallertige Kapsel, welche in Ausstrichpräparaten als ungefärbter Hof um das Bakterium herum imponiert. Diese Kapsel findet sich jedoch nur bei Wachstum des Erregers im Tierkörper, nicht in künstlichen Kulturen. Die Pneumokokken sind unbeweglich und grampositiv; gallensaure Salze lösen sie auf, nach Neufeld und Händel[3], was zu ihrer Unterscheidung von den morphologisch nicht selten sehr ähnlichen Streptokokken, welche Galle widerstehen, beitragen kann (1 ccm 10proz. Lösung von taurocholsaurem Natrium wird zu 1 ccm Bouillonkultur zugesetzt). Nach den Untersuchungen von Kozlowski sind es die ungesättigten höheren Fettsäuren der Galle, welche hundertmal wirksamer als die gallensauren Salze, die Auflösung der Pneumokokken bewirken. Auf künstlichen Nährböden läßt sich der Pneumonieerreger unschwer züchten, sein Wachstum ist jedoch kein sehr üppiges, die jungen Kolonien sind zart und durchsichtig, tautropfenähnlich. Sein Temperaturoptimum liegt bei 37°. Nach Weichselbaum ist der vorteilhafteste Nährboden Menschenserum und Agar zu gleichen Teilen; auch Zusatz von sterilem pneumonischem Sputum oder überhaupt nativem Eiweiß, ferner 4—6% Glyzerinzusatz oder 3% Traubenzucker erweist sich als sehr vorteilhaft für sein Wachstum. Als Nichtsporenbildner ist er gegen Desinfizientien wenig widerstandsfähig, in Pneumoniesputum eingehüllt kann er jedoch mehrere Monate, und im Dunkeln aufbewahrt mehrere Jahre seine Lebensfähigkeit und Virulenz bewahren. In Kulturen ist seine Lebensfähigkeit eine geringe; häufige Überimpfungen, alle 2—3 Tage, sind daher nötig.

Die Immunität, welche sich an das Überstehen von Pneumokokken-

---

[1] Handbuch von Kolle-Wassermann, 3. Aufl. 1928.

[2] Zeitschr. f. Hygiene, Bd. XI.

[3] Arb. a. d. Gesundheitsamt, Bd. 28, 1908.

erkrankungen, vorzüglich der kroupösen Pneumonie anschließt, ist keine große; in der Tat sehen wir nicht selten Individuen in kurzen Zwischenzeiten mehrmals an Pneumonie erkranken. Immerhin lassen sich im Serum von Pneumonierekonvaleszenten und von Tieren, welche immunisiert worden sind, Antipneumokokkenschutzstoffe nachweisen, und zwar solche mit antiinfektiösen Leistungen. Nach Neufeld und Rimpau[1] kommen neben diesen bakteriziden auch noch bakteriotrope Schutzstoffe vor. P. Römer[2] bezweifelt dies allerdings, will vielmehr gefunden haben, daß beim menschlichen Ulcus serpens weder Spontanheilung, noch die Heilung nach Seruminjektionen durch die Phagozytose bewirkt wird.

Nach Neufeld und Händels[3] Untersuchungen kommen zwei Varietäten des Pneumokokkus vor, sog. „typische" und relativ seltene „atypische" Arten, da vielfach hochwertiges Immunserum nur auf eine Art, nicht aber auf andere Pneumokokkenstämme wirkt. Nach diesen Autoren ist es daher von Wichtigkeit, bei der Herstellung des Pneumokokkenheilserums typische und atypische virulente Stämme zu verwenden, unter gleichzeitiger Beobachtung des Prinzips der Polyvalenz (Verwendung einer größeren Anzahl von Stämmen verschiedener Provenienz). Die Erfolge mit der Serotherapie der Lungenentzündung sind nicht gleichartig; günstigen Urteilen über die erzielten Resultate mit Pneumonieheilserum nach Neufeld und Händel (Sächsisches Serumwerk) stehen Mißerfolge gegenüber (Weitz[4], Geronne[5]). Immerhin erscheinen bei Pneumonien im Anfangsstadium intravenöse Injektionen großer Dosen hochwertigen Serums angezeigt. P. Römer stellte ein Serum her durch Vorbehandlung verschiedener Tierarten mit zahlreichen verschiedenen, direkt aus dem Menschen gezüchteten Pneumokokkenstämmen; später unter Verwendung nur einer Tierart und verschiedenen, durch Tierpassage hochvirulent gemachten Stämmen. Mit diesem Serum (10—30 ccm intramuskulär) hatten wiederum die einen Therapeuten Erfolge, die anderen nicht, ebenso bei seiner Anwendung in der Augenheilkunde, beim Ulcus serpens. Römer berichtete über sehr günstige Resultate, andere Ophthalmologen äußern sich weniger optimistisch.

Morgenroth[6] gelang es im Mäuseversuch, die Pneumokokkensepsis chemotherapeutisch günstig zu beeinflussen; zur Verwendung kam das Äthylhydrokuprein, ein Präparat aus der Hydrochininreihe, ferner das Optochin. Auch die experimentelle Pneumokokkenpneumonie der Meerschweinchen wird durch dasselbe beeinflußt, besonders wenn es kombiniert

[1] Über die Antikörper des Streptokokken- und Pneumokokken-Immunserums, Deutsche med. Wochenschrift 1904.

[2] Im Wolf-Eissnerschen Handbuch der Serumtherapie 1910.

[3] Arbeiten a. d. Gesundheitsamt 1910.

[4] Med. Klinik 1912.

[5] Berliner klin. Woch. 1912.

[6] Berliner klin. Woch. 1911, Nr. 33, 44.

wird mit spezifischer Serumbehandlung (Engwer[1]). Bei der humanen Pneumonie ist das Präparat mit gutem Erfolge (per os als Pulverdosis 0·1—0·5 oder auch subkutan bis zu 9 g) von verschiedenen Versuchern ausgeprobt worden (Lenne[2], Vetlesen[3]). Ferner wurden Mäuse durch subkutane Kampferinjektionen von der Pneumokokkeninjektion geheilt (Leo[4]).

Epidemische Genickstarre

Epidemische Genickstarre (Meningitis cerebrospinalis epidemica) wurde im Jahre 1805 in Genf zuerst beobachtet. Seither sind auch in Deutschland kleinere und größere Genickstarreepidemien aufgetreten, so zuerst 1863 in Westpreußen und Oberschlesien; 1887 1904/05 in Oberschlesien; 1906/07 im Ruhrkohlengebiet. Die Genickstarre ist eine Krankheit vorwiegend der kälteren Jahreszeit, zu Beginn des Frühjahrs erreicht sie meist ihren Höhepunkt. Am häufigsten kommen Fälle vor im April und Mai, wahrscheinlich weil in den Frühlingsmonaten Nasen- und Rachenkatarrhe sehr häufig sind und hierdurch die Ansiedlung der Meningokokken begünstigt wird (s. unten). Es sind hauptsächlich die in dürftigen Verhältnissen lebenden Bevölkerungsschichten, darunter mit Vorliebe Kinder, welche von ihr befallen werden.

Die epidemische Form der Gehirnhautentzündung hat die Neigung, blitzartig zu verlaufen, doch kommen neben perakuten auch akute Fälle zur Beobachtung; seltener ist bei wenig ausgeprägtem Krankheitsbild ein subakuter Verlauf. Nach einer Inkubation von 2—4 Tagen setzt die Krankheit ein mit Pharyngitis, Kopfschmerzen, Erbrechen, Fieber und Krämpfen; auffallend sind der starke Opisthotonus, ferner die Flexionskontraktur der unteren Extremitäten (Kernig) und die Abmagerung. Meist tödlicher Verlauf, oder, bei Genesung, als Folgekrankheit Hydrocephalus internus, Erblindung, Taubheit.

Die Sektion ergibt starke eitrig-seröse Entzündung der Pia mater, von Gehirn und Rückenmark, in den Ventrikeln seröse, hämorrhagisch getrübte Flüssigkeit. Diagnostische und auch therapeutische Bedeutung hat die Quinckesche Lumbalpunktion erlangt, durch welche zwischen dem 3. und 4. Lendenwirbel 10—20 ccm, zu kurativen oder palliativen Zwecken aber bis zu 100 ccm Zerebrospinalflüssigkeit entzogen werden. Die zentrifugierte Flüssigkeit ergibt einen meist aus polynukleären Leukozyten bestehenden Bodensatz, wovon Objektträgerausstriche angefertigt werden, welche man sodann nach Gram färbt. Westenhoeffer[5] wies zuerst darauf hin, daß der entzündlich veränderte Nasenrachenraum eine wichtige Rolle spielt als Eintrittspforte für den Erreger der epidemischen Genickstarre.

---

[1] Berliner klin. Woch. 1912.

[2] Ibid. 1913, S. 1984.

[3] Ibid. 1913, 32.

[4] Deutsche med. Woch. 1913, Nr. 13.

[5] Berliner klin. Wochenschrift 1905, Nr. 24. — Deutsche med. Woch. 1906, Nr. 5.

In den meisten Fällen beginnt die Krankheit mit einer Entzündung des Rachens, der Rachentonsille und des hinteren Abschnitts der Nase; in diesen Regionen siedelt sich der Meningokokkus primär an. Häufig ist eine Angina oder Pharyngitis lange Zeit das einzige Symptom einer latenten Meningitis, in etwa 40% der Fälle findet man einen Rachenkatarrh mit oder ohne Bronchitis. Wie er sich weiter im Körper verbreitet, ob auf dem Wege des Lymphstroms oder durch die Blutbahn steht noch nicht fest, manches scheint jedoch für den letzteren Modus der Verbreitung zu sprechen. Wichtig für die Epidemiologie der Genickstarre, wie überhaupt für eine ganze Reihe anderer Infektionskrankheiten, ist der Befund von Genickstarreerregern im Nasenrachensekret von Gesunden in der Umgebung von Genickstarrekranken. Speziell bei der epidemischen Genickstarre kommt eine Verbreitung der Krankheit durch den Kranken selbst, so gut wie nicht in Betracht, ein Umstand, der seine Erklärung in der äußerst großen Labilität des Meningokokkus findet; die Übertragung der Genickstarre erfolgt durch „Kokkenträger“. Bei diesen finden sich die Meningokokken oft in Reinkultur, eine leichte Pharyngitis ist bei diesen Keimträgern nicht selten vorhanden. Die Angaben über die Häufigkeit der Kokkenträger sind verschieden: bei der Epidemie in Oberschlesien 1904/05 fand v. Lingelsheim etwa 15%, Bruns und Hohn[1] anläßlich der Epidemie im Ruhrkohlengebiet 1906/07 bis zu 32·4% Kokkenträger. Von verschiedenen Autoren ist jedoch die Zahl der Keimträger niedriger angegeben, speziell eine Abhängigkeit der Zahl derselben von der Höhe der Epidemie wurde nicht bestätigt (Trautmann und Frommel[2], Selter[3]). Die Tatsache, daß die Genickstarre vorzugsweise in Kohlenminengegenden auftritt, hat zur Annahme geführt, daß die Grubeninfektion bzw. die Weiterverbreitung durch Kohlenarbeiter das Häufigste sei. Diese epidemiologische Erklärung trifft wohl für viele, nicht aber für alle Fälle zu. Wenngleich im Weltkrieg auch ähnliche disponierende Momente wie sie in Kohlengruben angetroffen werden, herrschten, ist es zu größeren Epidemien oder gar zu einer Kriegsseuche, auch auf dem westlichen Kriegsschauplatz nicht gekommen (Morawitz[4]). Andererseits sind Meningokokken auch im Nasenrachenraum von Personen gefunden worden, welche mit Erkrankten nicht den geringsten Konnex hatten (Kutscher[5], Mayer und Waldmann[6]). Gewiß ist, daß das Endresultat bei der Fahndung auf Kokkenträger in weitem Maße abhängig ist von der Art der Entnahme und von dem Zeitpunkt der Verarbeitung des Untersuchungsmaterials. Die günstigsten Resultate werden

[1] Klin. Jahrbuch 1908, Nr. 18.
[2] Münch. med. Woch. 1908.
[3] Klin. Jahrbuch 1909, Nr. 20.
[4] In Handbuch der ärztl. Erfahr. im Weltkriege, Bd. 3, S. 295.
[5] Handbuch v. Kolle-Wassermann, 11. Aufl., Bd. IV.
[6] Fortschr. der Medizin 1887, V.

erzielt bei der sofortigen Verarbeitung auf Aszitesagar an Ort und Stelle der Entnahme.

Der Meningokokkus, nach seinem Entdecker Weichselbaum (1887[1]) benannt und sodann von Jäger[2] als Erreger der epidemischen Genickstarre beschrieben, ist ein Diplokokkus, welcher meist paarweise angeordnet ist und annähernd Semmelform hat. Charakteristisch für denselben ist die Verschiedenheit der Korngröße, der Form und auch der Färbbarkeit der einzelnen Individuen. Neben deutlichen Semmelformen zarter Gestalt findet man in 24stündigen Kulturen große Individuen, auch gequollene Exemplare (Involutionsformen), welche an einfache, runde Kokken erinnern, ferner Diplokokken, welche sich deutlich färben und andere wieder, welche sich nur sehr schwach färberisch darstellen lassen. Stets finden sich Tetradenformen; von vielen Autoren wird als besonders charakteristisch die intrazelluläre Lagerung der Leukozyten des Lumbalpunktats beschrieben; jedoch ist diese Lagerung absolut nicht die Regel. Stets ist er gramnegativ. Kultivieren läßt sich der Meningokokkus nur bei 37° und nur auf Nährböden, welchen genuines tierisches Eiweiß (Aszites, Hydrozelenflüssigkeit oder Pleuraexsudat) zugesetzt ist; sein Unvermögen auf gewöhnlichem Agar zu wachsen, kann direkt differentialdiagnostisch verwertet werden. Bei schwacher Vergrößerung sehen die Meningokokkenkolonien hellglasig und durchscheinend aus, homogen mit glattem Rand, die Kolonien lassen sich mit der Platinnadel leicht abstechen. Gegen Austrocknung ist der Erreger sehr empfindlich.

Nach v. Lingelsheim vermag der Meningokokkus verschiedene Zuckerarten zu zerlegen, eine Eigenschaft, welche zur Differentialdiagnose herangezogen werden kann. Der Meningokokkus zerlegt Maltose und Dextrose, d. h. färbt den mit diesen Zuckerarten versetzten Lackmusagar rot, während er alle anderen Zuckerarten unverändert läßt.

Es vermögen nun aber eine Reihe anderer, im Nasenrachenraume häufig vorkommender, dem Meningokokkus mikroskopisch äußerst ähnlicher Diplokokken, von den Zuckerarten zu zerlegen, welche der echte Meningokokkus unverändert läßt, es sind dies: der Micrococcus catarrhalis; er bildet auf der Platte derbe Kolonien mit trockner Oberfläche, nicht homogen, sondern braun granuliert, welche sich vermöge ihrer Konsistenz schwer abstechen lassen, meist sich in toto verschieben oder abbröckeln. Mikroskopisch ist die Diplokokkenform weniger deutlich, als beim Meningokokkus, die Tetradenbildung fehlt meist. Er wächst schon in der ersten Generation gut auf gewöhnlichem Nähragar, zerlegt gar keine Zuckerart.

Drei Diplococcus flavus-Arten, welche sich hauptsächlich durch ihre Pigmentbildung gut vom Meningokokkus unterscheiden lassen. Außer Maltose und Dextrose zerlegen sie auch noch Lävulose.

---

[1] Zeitschr. f. Hygiene 19, 1895.
[2] Klin. Jahrbuch 1906, 15.

Der Micrococcus pharyngis siccus und der Micrococcus cinereus unterscheiden sich leicht durch das trockene runzlige Aussehen der Kolonien; der Micrococcus cinereus zerlegt gar keine Zuckerart, der Siccus außer Maltose und Dextrose auch Lävulose.

Besondere Wichtigkeit besitzt der Diplococcus crassus, von Jäger früher als eine Varietät des Meningokokkus angesehen, jedoch von v. Lingelsheim mit Sicherheit mit dem Crassus identifiziert. Morphologisch verhält er sich wie der echte Meningokokkus, die Kolonien auf der Aszitesagarplatte sind jedoch kompakter, kleiner und leicht bräunlich, er wächst im Gegensatz zum Meningokokkus bereits bei 20° C. Sehr charakteristisch für den Crassus ist, daß er zwar im allgemeinen gramnegativ ist, daß jedoch stets einzelne Kokken die Gegenfarbe nicht annehmen, also grampositiv sind. Er vergärt außer Maltose und Dextrose auch Lävulose, Milchzucker, Galaktose und Rohrzucker.

Die Prophylaxe muß vor allem eine Isolierung der Erkrankten erstreben, sowie eine Absonderung der Familienangehörigen herbeiführen. Allerdings sind diese Maßregeln bei Kokkenträgern nicht leicht durchzuführen, da eine gesetzliche Handhabe zur zwangsweisen Durchführung der notwendigen prophylaktischen Maßnahmen zur Zeit noch nicht besteht. Die Vorbeugungsmaßregeln werden sich also meist darauf beschränken müssen, daß den Keimträgern anempfohlen wird, sich in ärztliche Behandlung zu begeben. Dieselben werden auf die Übertragungsmöglichkeit aufmerksam zu machen sein, und täglich mehrmalige Spülungen des Nasenrachenraums mit desinfizierenden Lösungen vorzunehmen sein. Wasserstoffsuperoxydspülungen haben sich als gut erwiesen. Unter dieser Behandlung schwinden die Kokken meist innerhalb vier Wochen, in seltenen Fällen haften sie aber auch bis zu mehreren Monaten.

Die Therapie der epidemischen Genickstarre mit spezifischem Immunserum ist aussichtsvoll, falls sie rechtzeitig einsetzt; möglichst früh sollten subdural große Dosen von 15 bis zu 60 ccm, in schweren Fällen auch 2mal innerhalb 24 Stunden gegeben werden. Die Krankheitsdauer wird bei rechtzeitiger Serumbehandlung meist abgekürzt, die Mortalität heruntergedrückt. Das Meningokokkenserum wird polyvalent hergestellt, d. h. unter Verwendung möglichst vieler biologisch verschiedener Stämme; als Serumspender werden Pferde verwandt. Die Wirkungsweise des Serums ist eine bakteriotrope (phagozytosebefördernde), bakterizide (keimtötende) und mäßig antitoxische (giftneutralisierende) [Jochmann[1], Flexner[2], Kolle-Wassermann[3], Neufeld[4]].

---

[1] Deutsche med. Woch. 1906.

[2] Handbuch der Serumtherapie von Wolff-Eissner 1910.

[3] Klin. Jahrbuch 1906, 15.

[4] Med. Klinik 1908.

Gonorrhöe

Gonorrhöe. Ricord brach zuerst mit der alten Überlieferung, welche Syphilis und Gonorrhöe identifizierte, erst die Entdeckung des Erregers der Gonorrhöe durch A. Neisser[1] führte jedoch dazu, diese Krankheit von der Syphilis streng zu trennen. Die Gonorrhöe setzt nach einer Inkubation von 3—10 Tagen ein mit einer profusen Eiterung aus der Harnröhre, meist ohne Temperatursteigerung; aus dieser akuten Form entsteht leicht die chronische, wobei die Eiterung, sehr gering und mehr eine schleimige oft spärliche Sekretion, die Fortdauer der entzündlichen Veränderung der Schleimhaut anzeigt. Die weibliche Gonorrhöe hat infolge der Kürze der weiblichen Urethra große Neigung zu aszendieren. Jede Gonorrhöe kann zu Komplikationen führen, es sind dies beim Manne hauptsächlich die Epidymitis, beim Weibe die Endometritis. Nicht selten sind die Metastasen bei der Gonorrhöe, von denen hauptsächlich die Arthritis gonorrhoica (pathognomonisch ist dabei die Erkrankung nur eines Gelenks), und die gonorrhoische Endokarditis zu erwähnen sind. Beide Erscheinungen der Gonokokkensepsis sind zumeist vereint. Wichtig ist auch die Blennorrhoe neonatorum, welche früher das Hauptkontingent der Erblindungen im Kindesalter stellte, heutzutage jedoch dank einer sachgemäßen Prophylaxis (Credé) sehr zurückgegangen ist. Bei der großen Labilität des Gonokokkus ist eine Übertragung durch Handtücher, Badewasser usw. kaum zu sicherer Beobachtung gelangt, die Ansteckung erfolgt vielmehr fast immer durch direkte Berührung mit Trippereiter, vorzugsweise beim Koitus.

Untersuchungen haben ergeben, daß eine Übertragung von Gonokokken auf Kinder (Vagina bzw. Conjunctiva durch Badetücher) nur solange möglich ist, als diese feucht bzw. der Eiter nicht getrocknet ist, etwa drei Stunden beträgt die Lebensfähigkeit der Gonokokken unter diesen Verhältnissen. Bei Schwämmen dauert die Gefahr länger, etwa 24 Stunden, auf jeden Fall muß der Schwamm als der gefährlichste Überträger bezeichnet werden.[2]

Der Gonokokkus ist ein kleiner Diplokokkus von ausgesprochener Semmelform, so stellt er sich hauptsächlich in dem Eiter dar; in den Kulturen trifft man jedoch daneben häufig gequollene Involutionsformen von deutlicher Kokkengestalt an. Im Eiter fällt seine meist hervortretende typische Lagerung innerhalb der Leukozyten auf; allerdings kann diese intrazelluläre Anordnung, Ausdruck der Phagozytose, auch vermißt werden. Der Gonokokkus ist geißellos, daher unbeweglich, bildet keine Dauerformen und färbt sich nach der Gramschen Methode nicht, ist also gramnegativ, was ihn im Verein mit seiner sehr typischen Semmelform mit Sicherheit von anderen, stets in der Harnröhre vorkommenden Diplokokken unterscheiden läßt. Schön läßt er sich auch darstellen durch Färbung mit Löfflers Methylenblau mit oder ohne Doppelfärbung mit Eosin, zur Tinktion des Leukozytenplasmas.

---

[1] Centralbl. f. d. med. Wissensch. 1879.

[2] Engering, Z. f. Hyg. u. Inf., 100. Bd., 1923.

Von vitalen Färbungen ist am bekanntesten die von Plato angegebene: 1 Tropfen frischer Gonorrhöe-Eiter mit 1 Tropfen einer ganz dünnen Lösung von wäßriger Neutralrotlösung werden im hängenden Tropfen betrachtet. Dabei sieht man die intrazellulären Gonokokken tiefrot gefärbt, ohne daß das Zellprotoplasma oder andere Bakterien sich tingieren. Die Züchtung des Tripperetregers gelang zuerst Bumm; er wächst nur auf Nährböden, welchen natives Eiweiß, am besten vom Menschen, zugesetzt ist, und zwar eignet sich am besten die von Wertheim angegebene Züchtungsmethode: Die Serumagarröhrchen werden so hergestellt, daß man 3 ccm frisches, auf 40° erwärmtes menschliches Serum, Blutserum, Aszites- oder Hydrozelenflüssigkeit mit 7 ccm geschmolzenen, auf 40° abgekühlten Agar vermischt und schräg erstarren läßt. Bei 37° wachsen innerhalb 24 Stunden auf diesem Nährboden stecknadelkopfgroße, kreisrunde, tautropfenähnliche, durchsichtige Kolonien. Die Röhrchen- oder Plattenkulturen müssen feucht gehalten werden, häufige Übertragungen sind notwendig angesichts der geringen Widerstandskraft des Gonokokkus.

Biologische Leistungen in vitro werden nicht beobachtet beim Gonokokkus; auch bildet er keine echten Toxine, wohl aber ist seine Leibessubstanz giftig. In flüssigen Gonokokken-Reinkulturen finden sich durch Zerfall der Gonokokken Toxine, welche, allerdings in hohen Dosen, giftig sind für Versuchstiere. Die Gonorrhöe selbst, durch Reinkulturen oder Trippereiter auf die Schleimhaut von Urethra oder Konjunktiva der Versuchstiere zu übertragen, ist bei keiner Tierspezies gelungen. Die geringe Resistenz des Gonokokkus, auch gegen chemische Agentien, erleichtert seine örtliche Bekämpfung auf den Schleimhäuten, wobei allerdings die innerhalb der Epithelien in den Krypten und Buchten der Urethralschleimhaut latent vorhandenen Erreger nur eine Abschwächung erfahren. Als Antigonorrhoica dienen heutzutage hauptsächlich Eiweiß-Silberpräparate (wie Protargol und viele andere), welche neben kräftiger Desinfektionskraft den Vorzug geringster Reizwirkung besitzen. Angesichts der Erfahrung, daß eine Immunität nach überstandener Gonokokkenerkrankung niemals eintritt, ist auch eine spezifische Serumtherapie aussichtslos. Mit der Vakzinbehandlung der Gonorrhöe sind hingegen gute Erfahrungen gesammelt worden, speziell mit dem Präparat „Arthigon“ (Bruck), eine polyvalente Gonokokkenvakzine; auch mit Eigenvakzinen, wie Versuche von Jötten[1] ergaben, nach denen die Gonokokken in giftige und weniger giftige Rassen eingeteilt werden können.

Gruppe der Kapselbazillen. Die Ätiologie der Lungenentzündung ist keine einheitliche, als Erreger kommt vielmehr nicht selten der Bacillus pneumoniae Friedländer[2] in Betracht, wenn er auch meist nur bei der

[1] Z. f. Hyg. u. Inf., 92. Bd., H. 1, 1921.
[2] Virch. Archiv, Bd. 87, 1883.

lobulären Form gefunden wird, so sind die durch ihn hervorgerufenen Erkrankungen dennoch meist ernster Natur. Der Bacillus pneumoniae ist ein kurzes, unbewegliches Stäbchen mit abgerundeten Ecken, häufig Scheinfäden bildend. Er ist gramnegativ, besonders charakteristisch ist die dicke Schleimkapsel, welche ihn im Tierkörper umgibt, in Kulturen jedoch fehlt. Er läßt sich leicht auf allen möglichen Nährböden kultivieren, die Kolonien haben eine konsistente, zähschleimige Beschaffenheit, die Gelatine wird nicht verflüssigt, Säure wird meist nicht gebildet.

Obigem Bacillus Friedländer sehr nahe verwandt sind zwei andere Kapselbazillen, welcher daher hier Erwähnung getan werden soll: Bei der Ozaena (Rhinitis chronica atrophicans foetida) wurden von Abel[1] und später anderen Untersuchern, Bazillen gefunden, welche die Erreger dieser Nasenschleimhauterkrankung sein sollen; sie werden jedoch auch bei anderen Nasenkatarrhen, ja in der gesunden Nase mitunter gefunden und ihre ätiologische Bedeutung ist daher umstritten. Abels ausgedehnte Untersuchungen mit dem Rhinologen Strübing ergaben allerdings, daß in allen Fällen, welche als Stadien der Ozaena gelten, die gleichen Kapselbazillen gefundeu werden. Auch wurde das Serum Rhinosklerom und Ozaena Kranker agglutinierend befunden für Kapselbazillen.

Als Erreger des Rhinoskleroms, einer meist in den Donauländern beobachteten Infektionskrankheit, welche unter Atrophie der Nasenschleimhaut, kleinzelliger Infiltration und bindegewebiger Neubildung einhergeht, hat zuerst Frisch einen Bazillus angesprochen, beschrieben und auch gezüchtet. Der Rhinosklerombazillus ist morphologisch und biologisch mit den beiden vorhergehenden Bazillen fast identisch.

Pathogene Bazillen.

Zur Gruppe der blutfarbstoffliebenden oder hämoglobinophilen Bakterien werden zweckmäßig Bakterien vereint, welche mit dem Influenzabazillus gewisse morphologische und biologische Charakteristika gemeinsam haben, so dasjenige, zu ihrem Wachstum des roten Blutfarbstoffes zu benötigen.

Influenza Die Influenza ist als Volkskrankheit schon lange bekannt; sie wurde früher unter anderem als Catarrhus epidemicus, Modekrankheit, und schließlich in der Pandemie des Jahres 1743 als Influenza bezeichnet (französisch Grippe). 1889 wurde eine weitere von Osten kommende Influenzaepidemie beobachtet, welche in den nächsten Jahren sich über ganz Europa ausbreitete. Die letzte große Pandemie der Kriegsjahre 1918 und 1919 kam von Spanien („Spanische Grippe") und überschwemmte nicht nur Europa, sondern auch den ganzen amerikanischen Kontinent. Nach einer Inkubation von 2—6 Tagen setzt die Krankheit häufig mit Schüttelfrost akut ein,

[1] Handbuch von Kolle-Wassermann, 3. Aufl., Bd. VI.

dem hohes Fieber folgt. Neben den katarrhalischen Symptomen des Nasenrachenraumes und des Bronchialtraktus, häufigen Symptomen von seiten des Magendarmkanals, einer allgemeinen Affektion des Nervensystems, welche wohl auf Konto der spezifischen Giftwirkung der Influenzabakterien zu setzen sind, ist es vor allem die auffallend starke Prostation der Befallenen, welche dem Leiden seinen Stempel aufdrückt. Bezeichnend für dasselbe ist auch die sehr langsam erfolgende Rekonvaleszenz, welche zahlreiche Komplikationen im Gefolge haben kann. Bei Sektionen fallen vor allem die Veränderungen der Lungen und der Bronchien auf, eitrig-exsudative Bronchitis und zahlreiche bronchopneumonische Herde. Die Influenza verbreitet sich sehr rasch infolge ihrer großen Kontagiosität, wobei die Ansteckung selten durch direkte Kontaktinfektion, vornehmlich vielmehr durch Anhusten und Niesen erfolgt. Die „Spanische Grippe" der Jahre 1918/19 zeichnete sich durch ihre schweren bronchopneumonischen Lungenkomplikationen aus, die vornehmlich die kräftigen Lebensalter befiel.

Die Sterblichkeit in den verschiedenen Schüben der 1918 beginnenden Grippeepidemie war sehr groß. Innerhalb weniger Monate sollen allein 1918 in der ganzen Welt an die 6 Millionen Menschen an Grippe bzw. Grippe-Lungenentzündung gestorben sein. In Hamburg allein starben vom 1. Oktober bis 31. Dezember 1918 rund 2500 Menschen an der Grippe.

Der Influenzabazillus — von R. Pfeiffer[1] im Jahre 1892 isoliert und gezüchtet — ist ein unbewegliches, zartes Kurzstäbchen bis zu 2 μ lang und 0·5 μ breit, mit deutlich abgerundeten Enden, bei Gramfärbung negativ. Die Bazillen legen sich häufig mit ihren Enden paarweise aneinander, so daß sie das Aussehen von Diplokokken haben können; auch Scheinfäden (Involutionsformen) sind nicht selten. Es sind bis zu sieben Abarten des Influenzastäbchens, darunter vier Haupttypen von Bazillen beschrieben worden, vom typischen zarten Kurzstäbchen, über fadenförmige Gebilde bis zum Kokkobazillus und eindeutig rundlichen Gebilden. Schon R. Pfeiffer wies darauf hin, daß die verschiedenen Typen ineinander übergehen können und zusammengehören. Auch besteht kein Unterschied in den krankheitserregenden Eigenschaften der verschiedenen Formen. Schwierig war die Züchtung des Influenzabazillus, bis sich fand, daß sein Wachstum nur auf einem Nährboden erfolgt, welcher Hämoglobin enthält. Zu dem Zwecke wird der Nähragar mit frisch und steril aufgefangenem Blute bestrichen, welches nach Pfeiffers Angabe am besten von Tauben, aber auch von anderen Tierarten, Meerschweinchen, Kaninchen, stammen kann. Sehr gut eignet sich auch Kochblut, welches durchgeseiht dem Agar zugesetzt wird. Das Ausgangsmaterial, mit steriler Kochsalzlösung ausgewaschene Schleimflöckchen des Bronchialsputums, wird sofort auf den sorgfältig auf Sterilität geprüften Nährboden ausgestrichen und bei

[1] Zeitschr. f. Hygiene u. Inf.-Krankheiten, Bd. 13, 1892.

37^0 bebrütet. Nach 24 Stunden erscheinen die Influenzabazillenkolonien als wasserhelle Tröpfchen. Der Influenzabazillus ist äußerst labil, außerhalb des Tierkörpers, im Sputum, stirbt er bereits nach 8 Stunden ab, dementsprechend ist er auch gegen Desinfizientien, auch in schwacher Konzentration, sehr empfindlich. Es empfiehlt sich auch die Überimpfung auf neuen Nährboden häufig, jeden 5. Tag, spätestens nach 10 Tagen, vorzunehmen.

Vielfach ist an der Spezifität, ja überhaupt an der Bedeutung der Influenzabazillen als krankmachendem Agens bei der Influenza gezweifelt worden. Man beobachtete sowohl Influenzaepidemien, bei welchen sich nur sporad oder überhaupt nicht Influenzabazillen vorfanden, auch in der Pandemie 1918 mehrten sich erst gegen Schluß der Seuche die Befunde von Influenzabazillen (Jochmann[1], Klieneberger[2], Oeller[3], Hübschmann[4]); wie auch solche, bei welchen andere Bakterien, beispielsweise Pneumokokken gefunden wurden (Curschmann[5]). Endlich sind auch bei Gesunden (Willman) Influenzabazillen gefunden worden. G. Elkeles[6] berichtet über 100 Sektionen in der Januar-Epidemie 1922. In den Fällen von Grippe-Bronchopneumonie und Encephalitis epidemica wurde der Influenzabazillus im unteren Respirationsabschnitt regelmäßig angetroffen. Bei Tuberkulösen auch ohne akute Grippeinfektion wurde er in $36^0/_0$ der Fälle gefunden, bei kroupös-fibrinöser Lobärpneumonie war er 1mal unter 9 Fällen da, bei anderen Krankheiten wurde er vermißt. Diese Tatsachen können ihre Erklärung finden, einmal darin, daß das Krankheitsbild der Influenza nicht immer gleich scharf umrissen ist und andere Erkrankungen, welche ätiologisch nichts mit der echten Influenza gemein haben, aber klinisch ähnlich sind, mit ihr verwechselt werden. Manche Beobachtungen scheinen allerdings dafür zu sprechen, daß die eigentlichen Erreger der Influenza nicht Bakterien, sondern Aphanozoen, d. h. unsichtbare Erreger sind. Manchen Forschern ist es gelungen, mit dem Filtrat von Grippesputis bei Menschen die Krankheit zu erzeugen (Selter u. a.), anderen ist es nicht geglückt. Olitzky u. Gates[7] nehmen ein fast unsichtbares, filtrierbares Virus an, welches auf Kaninchen intratracheal übertragbar ist. Auch die Untersuchungen von P. Schmidt u. W. Jentsch[8] bringen keinen strikten Beweis für die Erregernatur des Pfeifferschen Bazillus. Der Beweis, daß bei der Influenza ein filtrierbares Virus im Spiele ist, und ob die Influenzabazillen nur gelegentliche Begleiter der Seuche sind, ist allerdings noch nicht erbracht.

[1] D. Arch. f. klin. Medizin 1906, 84.
[2] Deutsche med. Woch. 1905, 15 u. 1906, 39.
[3] Med. Klinik 1918, Nr. 44.
[4] Die Ätiologie der Influenza in Weichardts Jahresberichte Bd. V, 1922.
[5] Münch. med. Woch. 1909.
[6] Z. f. H. u. I., 98. Bd., 1922.
[7] Rockef. I. 1921.
[8] Z. f. Hyg. u. Inf. 1922.

Konjunktivitis

Konjunktivitis mit Koch-Weekschen Bazillen. 1883 zuerst von R. Koch, sodann von Weeks[1] 1887 gezüchtet, ist dieser Bazillus später über die ganze Erde verbreitet als Erreger einer eitrigen Konjunktivitis beschrieben worden. Besonders häufig findet man ihn bei der sog. ägyptischen Augenkrankheit, „dem Trachom". Wie eingangs bemerkt, haben auch diese hämoglobinophilen Bakterien die größte Ähnlichkeit mit dem Influenzabazillus. Außerdem gedeihen sie auch auf hämoglobinfreien Nährböden, so auf Aszitesagar. Die Kolonien sind nicht so homogen wie diejenigen des Influenzabazillus, vielmehr etwas gekörnt.

Eine 1921 in Erlangen aufgetretene „Augengrippe" gab Veranlassung, den Koch-Weekschen Bazillus näher zu untersuchen.[2] Es wurden drei Typen aufgestellt, welche den drei Typen des Influenzabazillus genau entsprechen, die drei Typen können ineinander übergehen. Auch die Kulturen gleichen vollkommen denjenigen des Influenzabazillus, morphologisch und auch serologisch sind beide Bazillenarten nicht zu trennen.

Konjunktivitis mit Morax-Axenfeldschen Diplobazillen. Sie verursachen eine schleichend verlaufende Entzündung der Lidränder und Bindehaut, die hauptsächlich den inneren Augenwinkel befällt. Es sind große, unbewegliche, gramnegative Bazillen, die zu zweien oder in kurzen Ketten im Schleim oder auf den Epithelzellen gefunden werden. Gemeinsam ist ihnen mit den Influenza- und den Koch-Weekschen Bazillen die geringe Widerstandsfähigkeit.

Pertussis

Pertussis, Keuchhusten. Von Bordet und Gengou[3] wurde der Keuchhustenerreger zum ersten Male gesehen und 1906 gezüchtet. Es ist ein kleiner unbeweglicher, gramnegativer Kokkobazillus, der sich in dem ersten Stadium des Keuchhustens massenhaft in dem Sputum vorfindet. Er läßt sich auf bluthaltigen Nährböden züchten, in späterer Generation auch auf Aszitesagar. Die Kolonien des Keuchhustenbazillus wachsen langsamer als diejenigen des Influenzabazillus, auch sind sie nicht so durchsichtig; außerdem zeigen sie Hämolyse. Meerschweine, sowie Affen sind leicht infizierbar, speziell bei letzteren läßt sich durch Inhalation der versprühten Erreger in Reinkultur ein dem Keuchhusten absolut ähnliches Krankheitsbild erzeugen. Die Pertussis hinterläßt eine dauernde Immunität: im Serum von Rekonvaleszenten konnten Bordet und Gengou neben spezifischen Agglutininen (einige Forscher fanden keine oder nur unregelmäßig) auch komplementbindende Antikörper nachweisen.

Ulcus molle

Ulcus molle, der weiche Schanker, im Gegensatz zum Ulcus durum oder syphilitischen Primäraffekt, ist eine Affektion sui generis, eine Tatsache, welche jedoch erst in den fünfziger Jahren des vorigen Jahrhunderts

---

[1] Arch. f. Augenheilkunde 1887, 17.

[2] M. Knorr, Unters. über den Erreger der ägypt. Augenentzündung, C. f. Bakt., 92. Bd., 1924.

[3] Ann. Pasteur 1906, 20.

erkannt wurde; bis dahin wurden ganz allgemein das Trippergift und das Schankergift identifiziert; Bärensprung[1] überzeugte sodann später durch seine Arbeiten, daß auch die harte Induration ein wesentliches Unterscheidungsmerkmal sei zwischen Syphilis und dem weichen Schanker. Das Schankergift mit seinem Ulcus molle ist ganz verschieden vom syphilitischen Gift mit seinem Ulcus durum. Als Erreger des weichen Schankers wurde von Ducrey[2] 1889 ein kettenbildendes, schlankes Stäbchen entdeckt, welcher Streptobazillus oder Ducreyscher Bazillus genannt wird. Es sind gramnegative Bazillen von ziemlicher Pleomorphie und ausgesprochener Tendenz, Ketten zu bilden (Unna). Der Ducreysche Bazillus wächst nur auf Nährböden mit Zusatz nativen Eiweißes, und auch da nur spärlich.

Maltafieber

Maltafieber oder Mittelmeerfieber ist eine Infektionskrankheit, welche von englischen Militärärzten in der Mitte des vorigen Jahrhunderts bei den Truppen Maltas und Gibraltars entdeckt wurde. Die Krankheit kommt in Europa in den dem Mittelmeer benachbarten Ländern und Inseln, ferner in allen übrigen Erdteilen endemisch vor. Die Verbreitung kann eine mannigfache sein, sowohl seitens des infizierten Menschen durch Urin, wie auch seitens infizierter Haustiere, endlich in seltenen Fällen wohl auch durch stechende Insekten. Die größte Bedeutung für die Propagation des Maltafiebers haben die Ziegen erlangt, nachdem die englische Maltafieberkommission festgestellt hat, daß in 70% aller Fälle auf Malta diese Tiere die Krankheit übertragen, in deren Milch man in 10% der Fälle den Erreger nachgewiesen hat. Nachdem man den Genuß von Ziegenmilch und deren Produkte verboten hat, ist auch die Morbiditätsziffer an Maltafieber ganz erheblich zurückgegangen.

Nach einer Inkubation von 5—14 Tagen, welche durch Kopfschmerz Appetitmangel und Erbrechen gekennzeichnet ist, setzt die Krankheit mit Schüttelfrost ein; das Fieber ist kontinuierlich mit morgendlichen Remissionen oder auch Intermissionen. Der Temperaturabfall hat profuse Schweißausbrüche im Gefolge. Wenn nach ein bis drei Wochen die erste Attacke abgeklungen ist, wird die Temperatur normal, bis wieder ein Rezidiv erfolgt. Von der Malaria unterscheidet sich das Mittelmeerfieber durch die andersartige Periodizität der Fieberattacken, sowie dadurch, daß es von Chinin gar nicht beeinflußt wird. Vom Typhus abdominalis ist es abzutrennen durch seine lange Dauer, durch die regelmäßigen Rezidiven, durch die charakteristischen Schweißausbrüche, die häufigen rheumatischen Gelenkkomplikationen. Ganz sichergestellt wird die Diagnose durch die Züchtung des Erregers aus dem Blute des Patienten durch Venaepunktion. Trotz der Intensität und meist sehr protrahierten mehrmonatlichen Fieberattacken beträgt die Mortalität nur 2%. Die Sektion ergibt außer den üblichen

[1] Charité Annalen, Bd. VI, 1855; Bd. 9, 1860.

[2] Exper. Unters. über den Ansteckungsstoff des weichen Schankers usw. (Monatsschrift f. prakt. Dermat. IX, 1889).

Befunden bei fieberhaften Infektionskrankheiten (Milztumor und Leberdegeneration) nichts Typisches. Bruce[1] entdeckte 1887 zuerst den Erreger, welchen er Micrococcus melitensis benannte, wenngleich es sich zweifellos um einen kleinen Bazillus, besser Kokkobazillus handelt. Der Bacillus melitensis ist ein kleines Kurzstäbchen von ovoider Gestalt, unbeweglich und gramnegativ. Die Kulturen wachsen außerordentlich langsam, bei 37° erst innerhalb 7 Tagen, auf gewöhnlichem Agar in Form kleinster Tautröpfchen mit gelbbräunlicher Färbung. Vergärung von Zuckerarten tritt nicht ein. Durch Vorbehandlung von Ziegen und Pferden mit Reinkulturen läßt sich ein agglutinierendes Serum gewinnen. Die Serumtherapie hatte keine guten Erfolge zu verzeichnen, hingegen wird über die Vakzination mit abgetöteten Kulturen Gutes berichtet (Wright[2], Eyre[3]).

Abortus Bang

Der Erreger des Maltafiebers ist nahe verwandt mit dem Bacillus abortus Bang, dessen Rolle als Ursache des ansteckenden Verkalbens der Rinder, 1896/97 von den Dänen Bang und Stribolt festgestellt wurde. Die amerikanische Bakteriologin Alice Evans wies 1918 zuerst die nahe Verwandtschaft der beiden Bakterien nach. Es sind auch einwandfreie Fälle von Menscheninfektion mit Bacillus Bang beschrieben worden, durch den Genuß von Milch an Bacillus Bang erkrankter Kühe. Klinisch verläuft diese „Bang-Infektion" beim Menschen dann meist auch wie Maltafieber (Febris undulans). Charakteristisch ist das täglich remittierende Fieber, welches monate-, ja jahrelang anhalten kann, bei nur wenig gestörtem Allgemeinbefinden. Mit der typhösen und paratyphösen Infektion hat die Krankheit manche Ähnlichkeit. Durch Pasteurisieren der Milch (55—60°) geht der Bacillus abortus Bang absolut sicher zugrunde.[4]

Milzbrand

Milzbrand. Wahrscheinlich schon Forschern früherer Jahrhunderte bekannt. Es gelang jedoch erst Pollender im Jahre 1849, später Branell, im Blute von Milzbrandkadavern kleine Stäbchen festzustellen und ihre ätiologische Bedeutung für die Entstehung der Milzbrandkrankheit zu erkennen. Davaine zeigte durch das Tierexperiment, daß Blut, welches das gefundene Stäbchen enthielt, bei der Übertragung auf gesunde Tiere auch diese milzbrandkrank machte. Nachdem es Pasteur gelungen war, eine Vermehrung der entdeckten kurzen Bazillen in Objektträgerkulturen unter dem Mikroskop zu beobachten, gelang es ihm auch außerhalb des Tierkörpers, in geronnenem Blute von Milzbrandkadavern, die erste Kultur von Bakterien zu erzielen. Noch mit einer anderen Entdeckung, welche in der

[1] Note on the discovery of microorganism in Malte fever (Practitioner 1887).

[2] On the employment of dead bacteria in the serum diagnosis of Malta fever (British medic. Journal, 1897, I).

[3] Kolle-Wassermann Handbuch, Bd. IV, 2. Aufl. — Beiträge zur Biologie d. Pflanzen, Bd. II, 1887.

[4] M. Kristensen, Unters. ü. d. Rolle des Bangschen Ab. Baz. C. f. Bakt. 108, 1/4, 1928.

Geschichte der Bakteriologie von grundlegender Bedeutung gewesen, ist die Erforschung des Milzbrandbazillus verknüpft: die Entdeckung der festen Nährböden, welche R. Koch[1] in die Methodik der jungen bakteriologischen Wissenschaft einführte, und durch welche es mit Sicherheit gelang, die unzweifelhafte spezifische Erregernatur des Milzbrandbazillus zu beweisen.

Der Milzbrandbazillus ist bei weitem für Tiere von größerer Bedeutung als für den Menschen. So erkrankten beispielsweise in Deutschland in den Jahren 1893—99 nur 604 Menschen, hingegen 29686 Tiere an Milzbrand. Am meisten werden spontan befallen Schafe, sodann Rinder (Darmmilzbrand), seltener Pferde und Ziegen. Seuchenartig kommt der Milzbrand beim Menschen eigentlich nie zur Beobachtung, er beschränkt sich stets nur auf einzelne sporadische Fälle, welche meistens nicht tödlich endigen. Beim Tiere hingegen verläuft er fast immer letal.

Von großer Bedeutung ist die Einfuhr milzbrandinfizierter Häute und infizierter Futtermittel aus dem Ausland, denn inländische Felle kommen bei uns kaum in Betracht. Mit erneut einsetzender Einfuhr ausländischer Häute nach dem Kriege ist der Milzbrand allein unter den Rindern wieder auf 1512 Fälle im Jahre 1924 angestiegen. Hieran trägt vielfach auch Schuld die Überschwemmung von Wiesengeländen durch mit Milzbrand verseuchte Gerbereiabwässer.

Zur Feststellung, ob ein Fell (auch Schaf- und Ziegenfelle) von einem milzbrandkranken Tier stammt, bedient man sich heute mit Erfolg der sog. Ascoli-Reaktion nach dem Vorgange des biologischen Eiweißdifferenzierungsverfahrens (Uhlenhuth, siehe unter Präzipitine). Die Reaktion beruht auf der Erscheinung, daß das Serum von Tieren, die mit Milzbrandbakterien infiziert sind, in einem Extrakt von milzbrandhaltigem Fellmaterial einen spezifischen Niederschlag hervorruft. Man kann so feststellen, ob ein Fell von einem milzbrandkranken Tier stammt oder nicht, und Felle mit positiver Reaktion von dem Gerbereiprozeß ausschließen. Die Reaktion ist verhältnismäßig einfach und hat sich im sogenannten Kaltauszugsverfahren bei Massenuntersuchungen gut bewährt. In der Praxis kann genügen, als Stichprobe etwa 10% der Felle eines Häuteballens zu untersuchen.[2]

Für die Bekämpfung des Milzbrandes kommt neben obiger rechtzeitiger Diagnostik die Desinfektion der Häute, Borsten und Roßhaare in Betracht. Für erstere wird viel angewandt das Pickelverfahren (Schattenfroh, Graßberger und Gegenbaur) oder das Laugeverfahren (Hailer).

Für Borsten und Haare kann neben chemischen und physikalischen Desinfizientien nach Gundel[3], auch mit Erfolg eine Kombination niedriger Erhitzungsgrade, 1 Stunde auf 60° bis 70° mit gelinden Desinfizientien, 0,3‰ Sublimat oder 0,3% Formalin-Kochsalzlösung oder Chloraminpräparate herangezogen werden.

Die menschliche Form des Milzbrand ist die „Pustula maligna“ oder „Anthrax-Karbunkel“, welcher vorwiegend an den Händen, seltener an

[1] Zur Ätiologie des Milzbrandes (Mitteil. d. Ges.-Amtes, I, 1881).

[2] Uhlenhuth, Zur Frage der Milzbrandbekämpfung, Z. f. Gewerbehygiene, 17. J., 1. H., 1930.

[3] Untersuch. u. die Abtötung von Milzbrandsporen (ebendort).

Gesicht und Hals auftritt. An der Oberfläche kleiner roter Beulen entstehen Bläschen mit serösem Inhalt, welche platzen und sich mitsamt des umgebenden Knotens blauschwärzlich, kohleartig verfärben, woher die Bezeichnung Anthrax (ἄνθραξ = Kohle) stammt. Von hier aus können schwere gangränöse Prozesse einsetzen und eine allgemeine Sepsis kann sich daran anschließen. Der Lungenmilzbrand, auch unter dem Namen „Hadernkrankheit" bekannt, ist diejenige Form des Milzbrand, welche fast stets unter dem Bilde einer atypischen Pneumonie ad exitum führt. Diese seltene Krankheit befällt fast nur Arbeiter, welche mit dem Sortieren von Lumpen, Fellen, Tierhäuten oder in Pinselfabriken mit Tierhaaren, Schweineborsten, Roßhaaren zu tun haben. Der Hautmilzbrand kommt zur Beobachtung bei Schlächtern, Abdeckern usw.

Der Milzbrandbazillus ist ein langes, unbewegliches Stäbchen von etwa 1—5 μ Dicke und von 3—10 μ Länge, welche in Kulturen an Bambusstäbe erinnern. Im Tierkörper bildet er zu seinem Schutze eine gallertige Kapsel, während außerhalb des Tierkörpers, wenn das Bakterium sich also in weniger günstigen Bedingungen befindet, Dauerformen oder Sporen gebildet werden, wobei die stark lichtbrechende Spore sich in der Einzahl in der Mitte des Stäbchens bildet (mittelständige Sporen). Nach Gram lassen sich die Stäbchen färben, die Kapsel häufig schon mit einfacher Methylenblaufärbung, während die Sporendarstellung nur gut unter Anwendung besonderer Methoden gelingt (siehe hinten Methodik). Die Sporenbildung ist am lebhaftesten bei 30° C und erfordert Sauerstoffzutritt, daher findet unter den überwiegend anaëroben Verhältnissen des Kadavers keine Sporenbildung statt. Asporogene Milzbrandstämme können gezüchtet werden durch Halten der Kulturen bei etwas über 40° C, oder durch Zusatz von Chemikalien (Salzsäure, Malachitgrün, Phenol) zum Nährsubstrat. Die Pathogenität geht diesen asporogenen Stämmen keineswegs immer verloren, auch können sie das Vermögen der Sporenbildung wieder erlangen. Das Milzbrandstäbchen wächst auf allen üblichen Nährböden gut, wobei eine charakteristische meanderförmige Form der Kolonien bei Betrachtung mit schwacher Vergrößerung auffällt. Besonders tritt dies auch hervor in Klatschpräparaten; in diesen sieht man deutlich, wie die einzelnen locken- oder peitschenförmigen Ausläufer der Kolonie sich zu einem dichten Geflecht vereinen. Die Gelatine wird verflüssigt, im Gelatinestich ist das Wachstum gleichfalls sehr charakteristisch durch eine trichterförmige Verflüssigung an der Oberfläche, sowie durch strahlenförmige wagerechte Ausläufer längs des Stichkanals, wodurch eine Bäumchenfigur zustande kommt. Groß ist die Resistenz der Milzbrandsporen, weswegen sie vorzugsweise zu Testobjekten zwecks Prüfung von Desinfektionen und deren Apparate gewählt werden. Für diese Zwecke tränkt man Seidenfäden oder Filterpapierstückchen mit einer Aufschwemmung von sporenhaltigem Material und hebt sie getrocknet auf; in diesem Zustande halten sie sich, dunkel aufbewahrt, jahrelang. Die Milzbrandsporen widerstehen der 24stündigen Einwirkung 5proz. Karbolsäure, und werden erst abgetötet bei dreistündigem Aufenthalt in heißer Luft von 140° C. Magensaft beeinträchtigt die Sporen gar nicht, wohl aber wird die vegetative Form des Milzbrandbazillus durch denselben rasch abgetötet. Eine wirksame Bekämpfung des Milzbrand wird am besten erzielt durch eine genau durchgeführte Prophylaxe des Milzbrandes der Tiere. Pasteur versuchte gegen den Milzbrand zu immunisieren; er erreichte dies, indem er hochempfindliche Tiere mit in ihrer Virulenz abgeschwächten, aber lebenden Bazillen („Vakzin“ nach Pasteur) impfte. Diese aktive Immunisierung der Tiere, welche das Schutzserum liefern sollen, muß systematisch durchgeführt werden. Später erhalten sie ein Vakzin, hergestellt mit schwach, sodann mit vollvirulenten Bazillen. Die Tiere machen eine leichte Milzbranderkrankung durch, nach ungefähr 8 Tagen stellt sich der Impfschutz ein. Er erreicht nach 2—3 Monaten seine volle Höhe, und dauert etwa ein Jahr lang. Sobernheim[1] hat eine Methode angegeben, nach welcher in Deutschland verfahren wird. Zur Herstellung des Immunserums für humane Zwecke werden Schafe gebraucht. Nach Sobernheim werden Immunserum und schwach virulente Vakzine gegeben, und schließlich zu Gaben mit stark virulenten Bazillen vorgeschritten.

Namentlich bei Impfung der Rinder in Südamerika sind mit der Sobernheimschen Simultanmethode sehr gute Erfolge erzielt worden. Auch beim Menschen ist gutes über die Milzbrandserotherapie, wobei man bei leichten 20, bei schweren 50 ccm intravenös verabreicht, berichtet worden. Es liegt aber in der Natur der Sache, daß noch wenig Erfahrung in Deutschland hierüber gesammelt worden ist. Anders jedoch in Italien und Südamerika, wo der Milzbrand häufiger als bei uns und auch schwerer auftritt; die Erfolge waren sehr gute (Selato[2]). Die Wirkungsweise des Milzbrandserums ist noch unklar: Bakteriolysine, Agglutinine, Antitoxine vermißt man in demselben, auch bakteriotrop wirkt es nur in geringem Maße. Vieles spricht aber dennoch dafür, daß das Milzbrandserum sowohl antibakteriell, wie auch antitoxisch wirkt. Die Prüfungsmethodik des Serums muß sich, da wir noch nichts Genaues über seinen Mechanismus wissen, demnach ganz auf die Wertigkeit im Tierversuch beschränken. Zu diesem Zweck wird bei uns nach der Sobernheimschen Angabe verfahren, daß man Kaninchen mit Serummengen von 2—6 ccm intravenös behandelt und 5—10 Minuten später mit 1 Tausendstel Öse virulenter Kultur subkutan infiziert. Während ein Kontrolltier eingeht, müssen bei einem als geeignet zu bezeichnenden Serum mindestens 2—3 Tiere überleben.

---

[1] Kapitel Milzbrandserum in Wolff-Eissner, Handbuch der Serumtherapie (Lehmann 1910).

[2] Centralbl. f. Bakteriologie, Bd. 18, 1895; Bd. 26, 1899. — Berl. klin. Woch. 1901.

Rotz. Als Epizootie der Pferde war der Rotz schon im Altertum bekannt, ebenso seine gelegentliche Übertragung auf den Menschen. Löffler und Schütz[1] entdeckten im Jahre 1882 seinen Erreger. Der Rotz befällt vorzüglich die Equiden, kommt aber auch gelegentlich bei Ziegen, Katzen und Hunden vor und wird von diesen Tieren auf den Menschen übertragen. Er kommt in allen Erdteilen, mit Ausnahme Australiens vor, Rußland ist am stärksten mit ihm durchseucht. Der akute Rotz des Menschen setzt ein nach einer Inkubation von 2—3 Tagen, mit unregelmäßigem Fieber ohne Schüttelfrost, mit Gelenkschwellungen. In der Haut entstehen sodann rote Flecke und schmerzhafte Infiltrate, welche die Lymphbahn und Lymphdrüsen ergreifen, die roten Flecke werden zu Pusteln und Geschwüren mit derb infiltrierten, aufgeworfenen Rändern. Wie beim Pferde, bildet auch beim Menschen die Nasenschleimhaut den Prädilektionssitz für Rotzgeschwüre, welche schließlich den ganzen Körper und seine Organe invadieren. Stets führt er zum Tode. Der chronische Rotz des Menschen zeigt im wesentlichen das gleiche Krankheitsbild wie der akute, nur daß er langsamer, meist ohne Symptome von seiten der Nasenschleimhaut und ohne Fieber verläuft. Er kann sich über Monate und Jahre hinziehen, kann akut werden oder schließlich, was nicht selten der Fall ist, in Heilung übergehen. Der Rotzbazillus ist ein kleines, feines Stäbchen, etwa 2—5 μ lang und 0·5—0·8 μ breit, die Gestalt der Stäbchen kann sehr wechseln, es kommen gerade und geschwungene Formen, ferner lange Fäden und Verzweigungen als Involutionsformen vor. Das Zellprotoplasma ist nicht homogen, vielmehr fein gekörnt, der Bazillus ist unbeweglich, besitzt aber eine sehr ausgeprägte Molekularbewegung. Dauerformen bildet er nicht. Die Rotzerreger wachsen leicht aërob auf allen Nährböden, bei 37° ist ihr Optimum, am besten bei einem 4—5proz. Glyzerinzusatz zum Kulturmedium. Die Bouillon wird erst gleichmäßig getrübt, sodann bildet sich ein Häutchen und Bodensatz, Gelatine wird nicht verflüssigt, in Petruschkyscher Lackmusmolke wird Säure gebildet, Milch wird unter Säurebildung koaguliert. Erwähnenswert als besonders typisch, ist sein Wachstum auf der Kartoffel; auf ihr wächst er besonders leicht als schleimiger Überzug mit erst gelblicher, sodann rötlicher Farbe, wobei die Randpartien um die Kolonien herum grünlich verfärbt sind. Der Rotzbazillus ist gramnegativ, bei Färbung mit Methylenblau wird die körnige Anordnung des Protoplasmas innerhalb des Bakterienleibes, ähnlich wie beim Diphtheriebazillus, zur Darstellung gebracht.

Zur Feststellung der Virulenz des B. Mallei kann seine Eigenschaft herangezogen werden, das Methylenblau verschieden stark zu reduzieren. Bei der Reduktion dieses Farbstoffes durch einen avirulenten Stamm bleibt die Entfärbung monatelang unverändert, während der durch virulente Stämme reduzierte Farbstoff allmählich wieder oxydiert wird, d. h. seine frühere dunkelblaue Färbung wieder annimmt.[2]

---

[1] Deutsche med. Woch. Nr. 52, 1882. — Arbeiten a. d. Gesundheitsamt 1886.

[2] Gurvitsch, C. f. B. 108, 1/4, 1928.

Diagnostischen Zwecken dient das Mallein, ein Produkt, welches analog dem Tuberkulin aus den Rotzbazillen gewonnen wird. Das Mallein wurde zuerst von Helmann[1], sowie Kalmich[2] in Rußland hergestellt aus filtrierten Bakterienextrakten; später wurden filtrierte Bouillonkulturen oder Präzipitate mit Alkohol aus filtrierten Rotzkulturen gewonnen, oder auch durch Hitze abgetötete Bakterienleiber dazu verwandt. Rotzkranke Pferde reagieren nach einigen Stunden auf die subkutane Injektion des Malleins mit Fieber, an der Injektionsstelle entsteht eine schmerzhafte Anschwellung. Gesunde Pferde reagieren auf die Malleinprobe nicht. Im Blute treten bei Rotzerkrankung außerdem spezifische Stoffe auf, welche sich durch die serodiagnostischen Methoden nachweisen lassen, durch die Komplementbindung, die Präzipitation und die Agglutination. Zu dieser Reaktion werden nur abgetötete Rotzbazillen verwandt, die Reaktion selbst ist erst in einigen Tagen vollendet, wobei nur ein Agglutinationstiter von über 1:500 beweisend ist. Aktive Immunisierung, der Vakzinierung von Pasteur beim Milzbrand nachgebildet, gelang nicht, weil die Abschwächung der Rotzbazillen nicht möglich. Ob das Mallein auch therapeutisch wirksam, erscheint fraglich. Die Herstellung eines Serums zu präventiven oder kurativen Zwecken ist mehrfach versucht worden, aber nicht gelungen.

Farbstoffbildende, saprophytische Bakterien.

Pigmentbakterien, deren hauptsächlich biologische Leistung eine chromogene ist, seien hier kurz angeführt, wenngleich sie zu den saprophytischen Bakterien zählen. Sie finden aber eine vielfache Verwendung, teils als Testmaterial bei der Prüfung von Filtern (Prodigiosus), teils sind sie von Bedeutung als Verfärber von Eiter oder auch als Produzenten eines bakterizid wirkenden Körpers, der Pyozyanase.

Bacillus prodigiosus

Bazillus prodigiosus, er verdankt den Namen seinem nicht selten spontanen Auftreten auf Backwaren, Fleisch, und dem daraus resultierenden „Wunder" (blutende Hostien). Der Farbstoff ist wasserunlöslich. Es ist ein plumpes, bewegliches Stäbchen, welches aërob und fakultativ anaërob, am besten bei 22—25° wächst, und die Gelatine verflüssigt. Es kommt in Wasser und Staub vor, seinen blutroten Farbstoff bildet er besonders gut auf kohlehydratreichen Substraten, wie Kartoffeln, eine Eigenschaft, die er mit den anderen chromogenen Bakterien teilt. Bei höherer Temperatur als 25° oder auch bei Sauerstoffmangel wächst er farblos; es entsteht dabei nur die Leukobase, während die Produktion des farbigen Körpers an die Anwesenheit von Sauerstoff gebunden ist.

---

[1] Diag. des Rotzes mittels subk. Injekt. von Rotzbaz.-Extrakt. (Bote für öff. Veterinärwesen, St. Petersburg 1891).

[2] Zur Diagnose des Rotzes (Arch. f. Veterinär-Wissensch. 1891).

Bacillus violaceus, bewegliches kleines Stäbchen, Gelatine verflüssigend, bildet schönen blauvioletten, in Wasser gleichfalls unlöslichen Farbstoff. Findet sich spontan in Leitungswasser usw. Bacillus violaceus

Bacillus fluorescens, ein gramnegatives, stark bewegliches Stäbchen, gleichfalls häufig im Wasser. Bildet einen grünlich fluoreszierenden Farbstoff, das in Wasser lösliche Fluoreszein. Manche von ihnen bilden ein trypsinartiges Ferment und verflüssigen daher Gelatine (Bac. fl. liquefaciens), anderen Stämmen geht diese Eigenschaft ab (non liquefaciens). Sehr nahe verwandt mit ihm ist der Bacillus pyocyaneus, die Ursache des spontanen Grün- oder Blauwerden des Eiters, findet sich auch im Wasser. Er ist ein schlankes, gramnegatives, bewegliches Stäbchen, verflüssigt lebhaft Gelatine vermöge seines starken tryptischen Ferments. Er bildet mehrere Farbstoffe, unter anderem einen blauen, in Chloroform löslichen, das Pyozyanin, und einen fluoreszierenden grünen, in Chloroform unlöslichen, in Wasser löslichen Farbstoff. Das Pyozyanin kommt bei Sauerstoffmangel in den eitrigen Verbandsstoffen auch als ungefärbte Leukobase vor. Kommt Sauerstoff hinzu, kann die blaue Verfärbung oft plötzlich eintreten. Gelegentlich ist gehäuftes Auftreten solcher gutartiger Pyocyaneusinfektionen in Operationssälen beobachtet worden. Schon leichte antiseptische Stoffe, wie Borsäure, werden ihrer Herr. Der Pyozyaneus bildet verschiedene Enzyme, sowie eine hitzebeständige Substanz lipoider Natur, die Pyozyanase (Raubitschek und Russ[1], Emmerich[2]); aus alten Kulturfiltraten des Bacillus pyocyaneus läßt sich dieser Stoff gewinnen, welcher therapeutisch Verwendung gegen infektiöse Erkrankungen findet, da er energisch bakterizid wirkt. Gute Erfolge sind von mancher Seite erzielt worden mit seiner Verwendung bei Anginen, Diphtherie, in der Zahnheilkunde bei pyorrhoischer Diathese (Alveolarpyorrhöe), sowie bei der Behandlung der Rachenschleimhaut chronischer Bazillenträger. Gelegentlich kann er bei geschwächten Individuen, namentlich Kindern, für sich allein oder zusammen mit anderen Keimen, eitrige Mittelohrentzündung setzen, die zu Sepsis führen kann.[3] Bacillus fluorescens Bacillus pyocyaneus

Der Bacillus cyanogenes verursacht die „blaue Milch“ im Molkereiwesen und gleicht weitgehend dem vorhergehenden. Bacillus cyanogenes

Obligate Anaërobier.

Wundstarrkrampf.[4] Entdeckt wurde der Erreger des Wundstarrkrampfs (Tetanus) 1885 in Flügges Laboratorium durch Nicolaier; die ersten absoluten Reinkulturen erzielte Kitasato zwei Jahre später. Wenn- Wundstarrkrampf

[1] Centralbl. f. Bakt., Bd. 48, 1908.

[2] Zeitschr. f. Hygiene u. Infektionskrankh., Bd. 31, 1899.

[3] Rolly, Pyocyaneussepsis bei Erwachsenen, M. m. W. 1906.

[4] E. v. Hibler, Untersuchungen über pathogene Anaërobier, Fischer, Jena 1908.

gleich der Tetanusbazillus in der Natur weitverbreitet vorkommt, in Gartenerde, Pferdemist usw., so erfolgt die Erkrankung des Menschen doch relativ selten. Meist tritt Wundstarrkrampf auf im Gefolge von Wunden, welche durch Straßenschmutz verunreinigt wurden, oder durch eingestoßene Holzsplitter, wobei neben den dem infizierenden Material anhaftenden Tetanussporen noch aërobe Bakterien in die Wunde gelangen, welche durch Absorbierung des Sauerstoffs dem Tetanusbazillus günstige anaërobe Verhältnisse schaffen. An Tetanus erkranken nicht nur Menschen, sondern auch manche unserer Haustiere, speziell das Pferd, in dessen Darmkanal der Bazillus häufig saprophytisch vorkommt. Die Krankheit bricht nach einer Inkubationszeit von 6—14 Tagen aus, in der Regel treten die typischen tetanischen Krämpfe zuerst in der Gesichtsmuskulatur auf (Trismus und Risus sardonicus), später in der Rückenmuskulatur (Opisthotonus). Unter Zwerchfell- und Kehlkopfkrämpfen erfolgt der Tod durch Erstickung oder an Herzlähmung in etwa 88% der unbehandelten Fälle. Der Sektionsbefund ergibt nichts Charakteristisches.

Der Tetanusbazillus ist ein lebhaft bewegliches, grampositives Stäbchen, welches auch leicht gekrümmt sein kann; das Hauptcharakteristikum desselben ist die Art seiner Sporenbildung. Diese erfolgt derart, daß ein Ende des Bazillus sich verdickt und zur runden, glänzenden Spore wird, welche dem Bazillus das Aussehen von Stecknadeln oder Trommelschlägern verleiht. Er ist ein obligater Anaërobier, wird er jedoch längere Zeit außerhalb des Körpers gezüchtet, so kann auch eine gewisse Anpassung an den Sauerstoff erfolgen. Wachstum erfolgt in allen Nährböden, jedoch auch unter optimalen Bedingungen ist dasselbe ziemlich langsam. Sehr eigenartig ist das Wachstum im Traubenzuckeragar oder Gelatinestich; es entsteht eine bäumchen- oder federartige Figur, was der Tetanusbazillus allerdings mit anderen Anaërobiern und auch dem saprophytischen Bacillus subtilis gemeinsam hat. Aus den Eiweißkörpern des Nährsubstrats bildet er stinkende, flüchtige Fettsäuren, hauptsächlich Buttersäure, was auch viele andere Anaërobier vermögen, ebenso wie die starke Gasbildung (Kohlensäure und Kohlenwasserstoffe). Nach mehrtägigem Wachstum wird die Gelatine verflüssigt, Säure wird nicht oder nur sehr schwach (Milchsäure) gebildet. Die Bouillon wird diffus getrübt, Milch wird nicht zur Gerinnung gebracht. Die bemerkenswerteste biologische Leistung unseres Erregers ist das Vermögen, ein charakteristisches Gift zu bilden und zu sezernieren; schon nach wenigen Tagen läßt sich das Tetanustoxin in bakterienfrei filtrierten Bouillonkulturen des Erregers nachweisen im Tierversuch. Das Tetanustoxin wirkt ganz speziell auf die motorischen Ganglienzellen, wodurch die typischen Kontrakturen dieser Krankheit ausgelöst werden, und zwar findet eine Bindung chemisch-physikalischer Natur des Giftes an die Zellen statt, wohin dasselbe auf dem Wege der Nerven-, besonders auch Blut- und Lymphbahnen gelangt. Das im Blute zirkulierende Gift kann nun durch spezifische

Heilseren neutralisiert werden, woraus sich ergibt, daß die Darreichung des antitoxinhaltigen Serums zu erfolgen hat, ehe eine tödliche oder wenigstens krankmachende Dosis im Nervensystem gebunden wurde. Es scheint sogar, daß im Tierversuch das bereits gebundene Tetanustoxin, bei rechtzeitiger Verabreichung (d. h. vor Ablauf der ersten zwanzig Stunden), sehr großer Mengen Antitoxin, noch seiner sonst tödlichen Eigenschaften verlustig gehen kann.

Wurstvergiftung, auch Allantiasis (botulus oder ἀλλᾶς, die Wurst) genannt, mit gleichem Recht aber auch als Fleisch- und Fischvergiftung bezeichnet, gelegentlich auch durch verdorbene Gemüsekonserven verursacht, zurückzuführen auf den Bacillus botulinus, stellt eine reine Intoxikationskrankheit dar, denn der Erreger selbst vermehrt sich nicht im Organismus. Zuerst wurde er im Innern von Schinken und großen Würsten gefunden, die ungenügend gekocht oder geräuchert waren, aber auch in anderen Eßwaren, Konserven, sauren Heringen usw. (O. Bitter[1]), die bezeichnenderweise manchmal äußerlich gar keine Fäulniserscheinungen zeigen, da der Erreger als streng luftscheuer Keim nur in den innersten Teilen engbegrenzt vorkommt. Die Krankheit, welche selten zur Beobachtung kommt, hat die Symptome reiner Vergiftung, und zwar der Nervenzentren des verlängerten Marks. Diese Zeichen der Bulbärparalyse, Lähmungen der Seh-, Sprech- und Sekretionszentren, jedoch meist ohne Fieber, stellen sich nach prodromalem Schwindel und hartnäckiger Verstopfung sowie Urinverhaltung, schon nach einer Inkubation von 12—26 Stunden ein, und führen dann in etwa einem Viertel der Fälle in 1—14 Tagen durch Lähmung der Atmung, seltener des Herzens, zum Tode. Meist ist jedoch der Krankheitsverlauf ein langsamer; bis zum Tode können auch viele Wochen vergehen. **Botulismus**

Historisch verdient festgehalten zu werden, daß wir die erste genaue Beschreibung und den Versuch einer Erklärung der Erkrankung Justinus Kerner, dem schwäbischen Dichter und Geisterseher verdanken, der in seiner Eigenschaft als Oberamtsarzt in Württemberg 1815 die ersten Fälle zu Gesicht bekam. Bei einer Häufung von Fällen in Ellezelles in Belgien, züchtete dann aus einem verdorbenen Schinken 1895 van Ermengem den Erreger.

Der Erreger ist ein grampositives, stark bewegliches Stäbchen, etwas größer als der Wundstarrkrampferreger; es wird eine endständige Spore ausgebildet von ovaler Gestalt, welche dem Stäbchen vielfach die Form eines Tennisschlägers verleiht. Er gedeiht am besten bei 20° C, und zwar in „hoher Schicht“ in traubenzuckerhaltigen Nährmedien, die unter Bildung von Buttersäure vergoren werden. Die Kulturen des Bacillus botulinus haben, wie die luftscheuen Bakterien überhaupt, äußerst unangenehmen Geruch durch flüchtige Fettsäuren. Immer wird die Traubenzuckeragarsäule stark zerklüftet durch Gasbildung (die gebildeten Gase sind H, CH_4 und CO_2). Er bildet das stärkste bekannte Gift überhaupt, speziell in

[1] Ergebn. der allg. Pathol. von Lubarsch-Ostertag, XIX. Jahrg. 1921.

flüssigen Kulturmedien, allerdings ist, wie bei allen Ektotoxinbildnern, auch beim Bacillus botulinus, das von den einzelnen Stämmen gebildete Gift nicht ganz gleichartig. Es tötet schon in Mengen von 0·0001 g Meerschweinchen und Mäuse in Mengen von 0·000003 g bei subkutaner Applikation. (Vergleichsweise sei erwähnt, daß von der Blausäure 60 mg ausreichen, einen erwachsenen Menschen zu töten. Von dem Botulismustoxin würden jedoch hierzu 0·035 mg genügen.) Hunde, Ratten und Hühner sind immun. Aber auch große Tiere lassen sich entweder, dies am leichtesten im Fütterungsversuch, weniger durch das Unterhautzellgewebe oder die Blutbahn akut vergiften. Wichtig ist, daß selbst bei Aufnahme von großen Mengen des lebenden Erregers dieser doch schon nach kurzer Zeit aus dem infizierten Körper verschwindet. Das Gift (Leuchs[1]) ist nicht hitzebeständig, bei 80° wird es in einer halben Stunde, bei Siedehitze sehr rasch unwirksam, auch Alkalien vernichten es schnell, gutes Durchkochen der verdächtigen Nahrungsmittel bietet daher einen sicheren Schutz vor dieser Art Nahrungsmittelvergiftung; zu achten ist auf die Aufbeulung der Konservenbüchsen. In Salzlaken mit 10% Konzentration, ebenso in Marinaden mit einem Essigsäuregehalt von etwa 2% können sich die Erreger des Botulismus nicht halten. (Sehr ähnliche Vergiftungserscheinungen zeigt übrigens die methylalkoholische Schnapsvergiftung.)

Rauschbrand

Rauschbrand, Gasbrand, malignes Ödem sind pathogene Anaërobier, deren Beschreibung am besten zusammen erfolgt, einmal weil sie sich biologisch außerordentlich nahestehen, sodann wegen ihrer großen Ähnlichkeit im Krankheitsbilde.

Der Rauschbrand ist vorwiegend eine Erkrankung des Weideviehes, welches sich durch Aufnahme der Sporen in Wunden infiziert, seltener durch die Darmaufnahme, im Gegensatz zur Milzbranderkrankung. Mit dieser Erkrankung ist der Rauschbrand häufig verwechselt worden. Seinen Namen hat der Erreger von der Gasauftreibung der ödematös veränderten Organe, welche dadurch schaumartiges Aussehen erhalten. Der Erreger ist ein grampositives, bewegliches Stäbchen, ovale, endständige Sporen verleihen dem Bazillus Keulenform. Das Krankheitsbild hat große Ähnlichkeit mit dem beim Menschen vorkommenden Gasbrand, bei dem man häufig den Rauschbrandbazillus angetroffen hat.

Gasbrand

Gasödem, Gasbrand, Gasgangrän des Menschen ist hauptsächlich im letzten Kriege weitverbreitet gewesen. Erreger ist der Bac. phlegmonis emphysematosae (E. Fraenkel).

Der Erreger ist ein grampositives Stäbchen, aber unbeweglich und nicht sporenbildend. Häufig werden jedoch auch andere, von ihm abweichende Bazillen gefunden, so der obige Rauschbrandbazillus oder der unbewegliche

---

[1] Z. f. Hyg. u. Infekt., Bd. 65.

Buttersäurebazillus, der für gewöhnlich als Saprophyt in der Natur weit verbreitet ist, gelegentlich (Verschmutzung der Wunden, Gewebszertrümmerung) aber pathogene Eigenschaften erlangt. Einheitlich ist die Ätiologie des Gasbrands also nicht. Stets wird reichlich Buttersäure gebildet, und durch die postmortale Invasion des Körpers auch hier die allen drei Erkrankungen eigene Schaumorganbildung herbeigeführt. Während des letzten Krieges hat sich gezeigt, daß die Serotherapie gegen Gasbrand manchmal günstig wirkt, aber auch chemische Mittel, wie Chlor- und Chininpräparate, Wasserstoffsuperoxyd, können neben rechtzeitiger Reinigung der Wunden die fortschreitende Krankheit aufhalten. Eine radikale chirurgische Behandlung läßt sich meist nicht umgehen.

Malignes Ödem

Das maligne Ödem bietet ungefähr dasselbe Krankheitsbild, wie die vorhergehend beschriebenen. Außer bei Verwundungen findet man den Erreger gelegentlich auch bei Uterusinfektionen und bei von der Mundhöhle ausgehenden Affektionen. Der häufigste Erreger ist ein schwach bewegliches Stäbchen, welches manchmal grampositiv, manchmal aber auch sich nach Gram nicht färbt und die Neigung zeigt, im Tierkörper sowie in Reinkulturen zu langen, gewundenen Fäden auszuwachsen. Charakteristisch sind die sehr widerstandsfähigen Sporen, die von ovaler Form, entweder mittel- oder endständig gelegen, dem Bazillus eine Tennisschläger- oder Schneeschuhform verleihen. Traubenzucker vergären sie unter Bildung von Milchsäure und Äthylalkohol, nebenbei auch von etwas Buttersäure. Er kann in Hirnbreikultur Schwärzung durch Schwefeleisenbildung hervorrufen. Die Ödemflüssigkeit ist hauptsächlich pathogen für Versuchstiere, weniger toxisch wirkt das in Kulturfiltraten meist spärlich gebildete Gift.

Typhus-Koli-Gruppe und Darmbakterien.

Fast gleichzeitig entdeckten Eberth und Robert Koch im Jahre 1880 die Typhusbazillen in Milz und Mesenterialdrüsen von Typhusleichen; Gaffky glückte zuerst ihre Reinzüchtung. Die Aufnahme der Bazillen erfolgt durch den Mund, wo sie zum Teil an den Tonsillen haften bleiben. Größtenteils passieren sie ungeschädigt den Magen und gelangen in den Dünndarm. Hier werden sie durch die Lymphbahnen aufgenommen, die sie nach allen Richtungen weiterverschleppen, vornehmlich auch in die Lymphfollikel des unteren Ileum. Rückläufig gelangen sie auch auf dem Lymphwege in die Mesenterialdrüsen und schließlich in den Ductus thoracicus und Blutstrom, der sie in das Knochenmark und parenchymatösen Organe, vornehmlich Milz, wo sie sich vermehren, einschwemmt. Durch Lymphbahntransport in der Bauchhaut und durch Diapedese durch die Blutgefäße hindurch, kommen sie auch in die Lymphräume der Haut und verursachen hier die Roseolen.

Der Typhus abdominalis ist also nicht in erster Linie eine Lokalerkrankung des Darmes. Im Vordergrunde steht vielmehr die Allgemeininfektion des Blutes mit Typhusbazillen, ausgehend von der spezifischen Erkrankung des Lymphgefäßsystems im Verdauungskanal. Im strömenden Blute vermehren sie sich nicht, es dient ihnen nur als Vehikel, wir können daher den Typhus als Beispiel einer reinen Bakteriämie betrachten — im Gegensatz zur „Septikämie“ (Streptokokkensepsis beispielsweise), wo die Erreger im Blute kreisen und sich dort auch ständig vermehren. Durch Kultur gelingt es schon sehr früh aus dem strömenden Blute den Erreger zu züchten, vorausgesetzt, daß man mehrere Kubikzentimeter aus der Armvene entnommen hat. Am leichtesten gelingt jedoch die Kultur aus dem Urin und Kot. Die Ausscheidung erfolgt durch den Urin in etwa 24% der Fälle. Im Kot ist der Erreger vom 14. Tage ab in fast der Hälfte der Krankheitsfälle zu finden. Aber nicht nur während der Krankheit, auch noch lange nachher können die Typhusbazillen in den Dejekten aufgespürt werden, eine Tatsache von großer Wichtigkeit für die Bekämpfung der Seuche. Bei etwa 5% der Kranken bilden sich die sogenannten „Dauerausscheider“, Patienten, die auch nach ihrer Genesung die Erreger noch ausscheiden. Vornehmlich in der Gallenblase können sie sich ungewöhnlich lange halten; bei der Neigung der weiblichen Gallenblase zu chronischen Entzündungen liefern die Frauen die meisten Dauerausscheider. Die Zeit dieser protrahierten Ausscheidung schwankt zwischen Wochen und Jahrzehnten. Für die Epidemiologie des Typhus noch wichtiger sind die „Bazillenträger“ im engeren Sinne, da diese, ohne je Zeichen von Erkrankung dargeboten zu haben, dennoch von Zeit zu Zeit vollvirulente Keime ausscheiden können (intermittierende Ausscheider). Einen hohen Prozentsatz Bazillenträger hat man errechnet als Quellen gelegentlicher Typhusepidemien. Durch Kontakt erfolgt also im wesentlichen die Übertragung des Typhus; die Hauptquelle der Weiterverbreitung der Seuche ist der kranke Mensch selber und seine Ausscheidungen, und nur in etwa 30% der Fälle kommt eine Übertragung durch Wasser, Milch oder andere Genußmittel in Frage (Fleisch, Früchte, Gemüse, Austern aus infizierten Meeresstellen usw.). In frischem Wasser können sich die Bazillen etwa 8 Tage, in verunreinigtem Wasser aber wesentlich länger infektionstüchtig erhalten. Unter günstigen Bedingungen werden sie sich im Boden 14 Tage, manchmal auch länger virulent erhalten. Von epidemiologischer Bedeutung ist aber auch diese Tatsache nicht. Insekten können, wie zweifelsfrei bewiesen, in seltenen Fällen als Überträger fungieren, so die Fliegen, welche von frischen Dejekten die Erreger auf Nahrungsmittel verschleppen. Typhusbazillen im Speichel und kariösen Zähnen Kranker, gehören zu den äußerst seltenen Befunden. Zwei Autoren[1] konnten unter sieben Fällen von Typhus abdominalis, im Fieber 4mal aus dem Belag kariöser Zähne und den Tonsillen Typhusbazillen reinzüchten.

[1] Purjesz u. Peri (Wien. kl. Wo. 1912).

Bei zehn Typhus-Rekonvaleszenten gelang dieser Nachweis 5mal aus dem Zahnbelag, 3mal vom Tonsillenschleim. Der Typhusbazillus ist ein Stäbchen, welches, gemessen an dem gleichzeitig mit ihm im Darme vorkommenden saprophytischen Bakterium coli, von schlanker Gestalt ist. Wie bei allen Bazillen hat übrigens die Bezeichnung schlank, kurz oder plump nicht absolute Gültigkeit für alle Individuen. Je nach dem Fundorte im Körper, je nach der Züchtungsmethode kann die äußere Gestalt in ziemlich weiten Grenzen schwanken, ebenso wie Degenerationsformen von Fadengestalt in der Kultur nicht selten sind. Entscheidend ist bei der morphologischen Diagnose immer das Gesamtbild. Leichter ist die Abgrenzung des Bacterium typhi von den ihm nahestehenden Bakterien der zahlreichen, gemeinsame Merkmale aufweisenden Typhus-Koligruppe (Bacterium Typhi, Dysenteriae, Coli), wenn wir uns an die Beweglichkeit halten. Diese ist entsprechend der starken Begeißelung (siehe auch unter: Methodik, Geißelfärbung) ausgesprochen lebhaft beim Typhusbazillus, bienenschwarmartig, wenn wir sie im hängenden Tropfen beobachten, sehr träge jedoch beim Kolonbazillus. In Ausnahmefällen kann sich der Typhusbazillus abweichend verhalten; es können dann solche anfangs schwach oder gar nicht beweglichen Stämme durch längere Kultur in ihnen sehr zusagenden Nährmedien die volle Beweglichkeit wieder erlangen. Wie alle Vertreter der Typhus-Koligruppe ist er gramnegativ. Die Kultur des Typhusbazillus ist auf Agar wenig charakteristisch, auf Gelatine zeigen die Oberflächenkolonien typische „Weinblattform", derart, daß von einem dunkleren Zentrum aus zarte, blattrippenartige Züge ausgehen. Die Gelatine selbst wird nicht verflüssigt, da ein proteolytisches Ferment (Verdauungsenzym) von ihm nicht gebildet wird. Stets ist das Wachstum des Typhusbazillus, verglichen mit dem Kolonbazillus, zarter, auch auf der Kartoffel, wo der Bacillus coli einen dicken, graubraunen Belag bildet, der Typhusbazillus aber nur ein äußerst dünnes Häutchen. In Milch vermehrt er sich nur sehr langsam und läßt sie unverändert; das Bacterium coli bewirkt durch starke Säurebildung eine Ausflockung des Kaseins und daher Gerinnung der Milch. Differentialdiagnostisch wichtig ist sein Verhalten in trauben- oder milchzuckerhaltigen Medien. In einer Stichkultur von Agar mit 1—2$^0/_0$ Traubenzuckerzusatz bilden die Kolibazillen reichlich Gas, zu 75$^0/_0$ CO_2, welches die Agarsäule zersprengt; die Typhusbazillen bilden kein Gas. Fügt man dem Traubenzuckeragar noch 1$^0/_0$ Neutralrot hinzu (Rothbergers Neutralrotagar), so zeigt das Bacterium coli neben der Gasbildung noch Entfärbung (Reduktion) und grüngelbliche Fluoreszenz, während der Typhusbazillus die Farbe des Neutralrotagars unverändert läßt. Lackmusmilchzuckeragar (siehe auch unter Methodik) erfährt durch das Wachstum des Typhusbazillus eine nur sehr schwache Veränderung, das Bacterium coli hingegen vergärt wie alle Gasbildner gleichzeitig den Milchzucker kräftig und rötet den am besten zu

Platten ausgegossenen Lackmusmilchzuckeragar (Drigalski-Conradi-Nährboden). Auf Fuchsinagar nach Endo (siehe Methodik) wächst der Typhusbazillus farblos, die Kolibazillen jedoch unter Rötung des an sich farblosen Nährbodens. Auf einem Nähragar, dem Malachitgrün zugesetzt ist, wird der Typhusbazillus aus der Mischung der ihn begleitenden Darmbakterien elektiv zum Wachstum angeregt, die übrigen Keime, speziell die Kolibazillen, jedoch in ihrer Entwicklung gehemmt. Beim Wachstum in zuckerfreier Fleischbrühe oder 10proz. Peptonlösung mit 0·5% NaCl-Zusatz, bilden die Typhusbazillen kein Indol, während fast alle Kolirassen reichlich Indol erzeugen. Gegen Desinfektionsmittel ist der Erreger des Unterleibstyphus recht widerstandsfähig; so müssen die üblichen Mittel, wie 1 pro Mille Sublimat und 5% Karbollösung, ungefähr 1/2 Stunde einwirken, um sie mit Sicherheit abzutöten. Ähnlich hohe Temperaturen: in Kultur die Typhusbazillen abzutöten erfordert mindestens eine einstündige Erhitzung auf 60°.

Der in den Organismus eingedrungene Typhusbazillus gibt nun Anlaß zur Bildung von verschiedenartigen Schutzstoffen, von denen zwei besondere praktische Bedeutung erlangt haben, es sind das die Agglutinine in der Gruber-Widalschen Reaktion und die Bakteriolysine im Pfeifferschen Versuch (siehe auch Allgemeiner Teil). Gruber zeigte zuerst, daß das Blutserum die Eigenschaft erhalten kann, Bakterien zusammenzuballen. Widal wandte dies dann zuerst praktisch zur Diagnose des Unterleibstyphus an. In der zweiten Krankheitswoche tritt in den meisten Fällen das Phänomen der Zusammenballung auf, selten später; diese agglutinierenden Antikörper bleiben nachweisbar bei Erwachsenen etwa 1/2 Jahr, bei Kindern weniger lange, es kommt aber auch häufig vor, daß selbst noch nach Jahren die Agglutination nachweisbar war, wie andererseits abnorm frühes Verschwinden, nach einigen Wochen, des „Widals" keine große Seltenheit ist. Die höchsten Agglutinationswerte sind gewöhnlich gegen Ende der Krankheit und im Anfang der Rekonvaleszenz festzustellen (bis zu einer Verdünnung von 1: 2000). Eine Beschränkung erfährt jedoch die diagnostische Bedeutung des Widal dadurch, daß ohne Frage diese Zusammenballung nicht von einer unbedingten Spezifität ist. So kann manchmal auch das Blutserum Ikterischer Typhusbazillen zusammenballen. Ferner hat sich im Verlaufe des letzten Krieges gezeigt, daß auch das Überstehen einer anderen Infektionskrankheit, wie Fleckfieber, Ruhr u. a. einen hohen Agglutinationswert im Blutserum gegen Typhus zuwege bringen kann (Fleckseder[1]), wenn die betreffenden Personen vor langer Zeit einmal gegen Typhus schutzgeimpft worden waren, mittlerweile ihrer zusammenballenden Antikörper aber längst verlustig gegangen waren. Da endlich die präformierten Agglutinine manchmal schon eine ziemliche Titerhöhe erlangen können, hat man im Laufe der Erfahrungen die Grenze des dia-

[1] Wien. kl. W.

gnostischen Titers höher gerückt, und nimmt heute eine positive Agglutination in einer Verdünnung von ab 1 : 50 als beweisend für eine momentan vorliegende Typhusinfektion an, bei sicherer Ausschaltung der übrigen Möglichkeiten. Von besonderer Wichtigkeit ist beim Typhus die übrigens bei vielen Keimen vorkommende Gruppen- oder Familienagglutination (siehe Allgemeiner Teil), da die nahe Verwandtschaft des Typhusbazillus mit dem Bacillus paratyphi A und B, und Bacillus Enteritidis Gärtner, leicht zu diagnostischen Irrtümern Anlaß geben kann, wenn man die Möglichkeit dieser unspezifischen Gruppenagglutination außer acht läßt. Eine Auswertung des Serums bis zur größtmöglichsten, noch wirksamen Verdünnung (Titergrenze) ist deshalb bei jeder Prüfung eines Krankenserums unerläßlich. Nicht immer leicht ist die Frage zu beantworten, ob Mitagglutination oder Mischinfektion vorliegt, wenn nämlich zwei Bakterien von ein und demselben Serum in fast gleicher Verdünnung zusammengeballt werden. Entschieden kann die Frage dann werden unter Heranziehung des Castellanischen Versuches, d. h. der Absättigungsprobe. Im Pfeifferschen Versuch lassen sich die bakterienlösenden Antikörper, die Bakteriolysine zur Diagnose heranziehen. Typhusbazillen verschwinden rascher durch Auflösung in Körnchen aus dem immunisierten Tierkörper, als andere Bakterien. Beim Typhus ist der Pfeiffersche Versuch nicht so eindeutig wie bei der Cholera. Ähnlich wie die zusammenballenden Antikörper sind auch die Bakteriolysine hauptsächlich auf der Höhe der Erkrankung im Blute nachzuweisen.

Erste Quelle der Ansteckung ist also der kranke Mensch selber und seine Ausscheidungen, das Umsichgreifen einer Typhusepidemie ist im wesentlichen auf Kontaktinfektion zurückzuführen. Wenn es heute Allgemeingut geworden ist, daß der Unterleibstyphus diese Epidemiologie aufweist, so war dem doch nicht immer so. Lebhaft verfochten wurde durch Pettenkofer und seine Schule (zuletzt noch durch Emmerich 1910) die Theorie, daß der Erreger seine Pathogenität erst erlange durch einen gewissen Reifungsprozeß im Boden, der so durch seinen Aufbau im Verein mit einem Sinken des Grundwasserspiegels und eine mittlere Temperatur, wozu noch Erdumwälzungen als auslösendes Moment kämen, das Entstehen einer Epidemie erst ermöglichen. Heute wissen wir, daß diese Zusammenhänge nur lockere sind und daß das Augenmerk dieser „Lokalisten“ zu Unrecht in der Hauptsache auf geologische und meteorologische Momente gerichtet war.

Die Richtlinien der Bekämpfung sind somit gegeben in einer Desinfektion der Dejekte, Eruierung der Dauerausscheidung und Überwachung der Bazillenträger, endlich in manchen Fällen in Vorsorge reinen Trinkwassers, alles Maßnahmen, deren Ausführung R. Koch den zunächst im Westen des Reiches, jetzt aber ganz Deutschland mit einem dichten Überwachungsnetz überziehenden bakteriologisch-hygienischen Untersuchungsämtern zugedacht hat. Zu dem Schutze vor Ansteckung gehört die Typhusschutzimpfung, eine Maßnahme, deren Nutzen zu Zeiten großer Epidemien oder Kriegen besonders in die Augen springt. Die wiederholte Einspritzung abgetöteter Erreger regt die Bildung von Schutzstoffen an, die erzielte

Immunität kann mit individuellen Schwankungen eine beträchtliche sein. Allgemeinerscheinungen, bestehend in Temperatursteigerungen bis zu 39·5°C, Schüttelfrost, Kopfschmerz, gelegentlich auch Durchfällen, sind nicht immer voll ausgebildet; eine gewisse Abgeschlagenheit und Appetitlosigkeit, ferner örtliche Reaktion, bestehend in Rötung, Schwellung und Druckempfindlichkeit, pflegen jedoch nicht zu fehlen. Günstige Erfahrungen hatte man mit der Schutzimpfung bereits bei der südwestafrikanischen Schutztruppe gemacht. Im Kriege 1914/18 waren die Schutzimpfungen der Truppen ganz allgemein vorgeschrieben, die Erfolge sehr gute. Die Sterblichkeit war bei den Geimpften geringer als bei den Nichtgeimpften (sie verhielt sich wie 5·8% zu 9·6%); kamen Erkrankungen trotzdem bei Geimpften vor, so verliefen sie leichter. Die Dauer des Impfschutzes wird wesentlich bedingt durch die Menge des Impfstoffes und die Zahl der Immunisierungen; eine halbjährige Wiederholung der Impfung ist angezeigt, der Impfschutz kann durchschnittlich auf ein Jahr veranschlagt werden.

Bedeutung des Bacterium coli

Bedeutung des Bacterium coli und der Darmbakterien. Ohne Zweifel haben vor allem die Bacterium coli-Arten wichtige Aufgaben im menschlichen Darmtraktus zu erfüllen. Durch ihre Säurebildung hemmen sie das zu üppige Wuchern der Fäulnisbakterien, und sind so als Regulatoren der physiologischen Darmfäulnis aufzufassen. Eine zu intensive Darmfäulnis kann zur Resorption giftiger Stoffwechselprodukte und bakterieller Gifte führen und die Gesundheit beeinträchtigen. Geringe Grade dieser hauptsächlich vom Dickdarm aus erfolgenden Resorption führen zu den bekannten Störungen, welche sich auch nach hartnäckiger Stuhlverstopfung einzustellen pflegen. Stärkere Aufnahme von der Dickdarmwand aus sollte nach der Ansicht mancher Forscher zu einer chronischen Gefäßschädigung führen, der Dickdarm gewissermaßen, als Hauptsitz der Darmfäulnis, ein lebenverkürzendes Organ sein. Um diese Schädigung, welche zur Arterienverkalkung führen soll, hintanzuhalten, ist von Metschnikoff vorgeschlagen worden, dem Darmtraktus noch andere harmlose Bakterien zuzuführen, welche die Eiweißfäulnis eindämmen. Hierzu sollen sich am besten die Milchsäurebazillen eignen, welche in saurer Milch, Kefir, Kumis und Yoghurt zu finden sind; an Stelle ausgeprägter Fleischernährung wäre daher der Genuß dieser sauren Milchnahrung zu empfehlen.

Bevor nicht solche weitgehenden Selbstvergiftungen mit schädlichen Produkten eigener bakterieller Darmfäulnis bewiesen, besteht kein Anlaß, die bereits im selben Sinne funktionierende normale Darmflora (Bacterium coli, Streptococcus lacticus in seiner Darmvarietät [früher „Enterococcus" genannt], Bacil. acidophilus) durch bakterielle Zufuhr zu bereichern. Den natürlichen Schutz der Darmflora zu stärken, bezweckt auch die Ansiedlung eines Kolistammes, welcher größere antagonistische Kräfte besitzen soll („Mutaflor" Nissle), hauptsächlich auch dem Typhusbazillus der Keimträger gegenüber.

Kulturelle Verschiedenheiten der Typhus-Koli-Gruppe.

	Typhusbazillus	Paratyphus A-Bac.	Paratyphus B-Bac.	Bacillus enteritidis Gärtner	Bacillus dysenteriae	Bacterium coli	Bacill. faecalis alcaligenes
Beweglichkeit	sehr lebhaft, einzeln. Bacillus schlängelnd	lebhaft	sehr lebhaft	lebhaft	unbeweglich	sehr schwach	sehr lebhaft
Wachstum auf Lackmus-Milchzuckeragar	kleine durchsichtig. bläuliche Kolonien	kleine durchsichtig. bläuliche Kolonien	bläuliche Kolonien, saftiger u. undurchsichtiger als bei Typhus	wie Paraty B	wie Typhus	rot	wie Typhus
Wachstum auf Fuchsinagar	kleine helle unverfärbte Kolonien	wie Typhus	wie Typhus, aber undurchsichtiger	wie Paraty B	wie Typhus	Fuchsinrot	wie Typhus
In Traubenzucker	kein Gas	schwache Gasbildung	starke Gasbildung	wie Paraty B	wie Typhus	starke Gasbildung	wie Typhus
Lackmusmolke	schwache Säuerung, schwache Rötung	etwas stärkere Säuerung und Rötung als bei Typhus	starke Säurung, starke Rötung, nach einigen Tagen Umschlag ins Alkalische, Blaufärbung	wie Paraty B Umschlag etwas früher	wie Typhus	starke Säuerung starke Rötung	starke Alkaleszenz, starke Blaufärbung
Milch	keine Gerinnung	wie Typhus	wie Typhus, später alkalisch und gelblich transparent	wie Paraty B	wie Typhus	starke Säurebildung und Gerinnung	wie Typhus
Neutralrotagar	unverändert	Entfärbung, Fluoreszenz, Gasbildung	Entfärbung, Fluoreszenz, Gasbildung	wie Paraty B	wie Typhus	Entfärbung, Fluoreszenz, Gasbildung	wie Typhus
Indolbildung	keine	keine	keine	keine	keine	vorhanden	keine

Gleiche Bedeutung kommt dem Bacterium coli und der gewaltigen Menge von Darmkeimen aërober und speziell auch anaëroben Wachstums zu, wenn wir sie vom Standpunkte der Verdauungsphysiologie betrachten in bezug auf Anregung der Darmperistaltik und des Aufschlusses unserer Eiweißnahrung. Während im Darmkanal Fermente vorhanden sind, welche die meisten Kohlehydrate in ihre einfachsten Bausteine zerlegen, fehlen solche für die Aufschließung der Zellulose. Dennoch können die Herbivoren und Omnivoren dieses Polysaccharid ganz gut verwerten, eine Fähigkeit, die den Karnivoren mit einer Nahrung in der Zellulose fehlt, vollkommen abgeht. Für die Karnivoren ist daher die Darmflora auch kaum von Nutzen. Unentbehrlich ist sie jedoch dem Herbivoren, und auch der omnivore Mensch kann sie nicht missen, wenngleich dieser auch im Notfall seinen Nahrungsbedarf größtenteils mit animalischer Nahrung decken kann. Mit Hilfe der menschlichen Darmflora erfolgt die Aufschließung der Zellulose, junger Gemüse beispielsweise, welche bis zu 40% verwertet wird, während verholzte Zellulose nur durch den sehr langen Dünndarm mit seinen besonderen Einrichtungen beim Herbivoren aufgeschlossen wird.

Setzt man Darmsaft der Zellulose im Glase zu, erfolgt in Kürze ihre Lösung und Abbau, wobei niedrige Fettsäuren (Essigsäure, Buttersäure, Valeriansäure) Kohlensäure und Methan entstehen. Setzt man jedoch bei gleicher Versuchsanordnung Darmsaft zu, der durch Filtration durch Berkefeld-Filter von Bakterien befreit ist, bleibt die Zellulose unverändert. Einen weiteren Beweis, daß unsere Darmbakterien ähnlich den freien Luftstickstoff assimilierenden Knöllchenbakterien der Schmetterlingsblütler, nützliche Symbionten („Nützlinge“ nach Kruse) sind, erbrachten Ernährungsexperimente an Versuchstieren. Nuttall u. Thierfelder[1] fütterten künstlich geborene Meerschweine unter absolut keimfreien Bedingungen mit keimfreier Nahrung, wobei es gelang, sie unter Gewichtszunahme am Leben zu erhalten. Allerdings hatten die Tiere nicht ihre gewohnte vegetabilische, sondern Brot und Milchnahrung erhalten. Einwandfreier waren daher die Versuche von Schottelius[2], welcher steril ausgebrütete Hühnchen mit steriler, ihnen zukommender Nahrung fütterte. Trotz reichlicher Nahrungsaufnahme waren die Tiere fortgesetzt hungrig und gingen in derselben Zeit zugrunde wie nicht gefütterte Hühnchen. Sobald dem Futter aber Bakterien aus Hühnerfäzes zugesetzt wurden, erholten sich die Tiere unter Gewichtszunahme. Schottelius konnte aber auch zeigen durch Fütterungsversuche mit Reinkulturen bei den steril ausgebrüteten Hühnchen, daß nicht beliebige Bakterien in dem Darmkanal in Betracht kommen, sondern ganz bestimmte, dem jeweiligen Darm angepaßte Bakterienarten.

Was die Koli-Infektionen angeht, so beruhen sie auf einer endogenen Infektion („Autoinfektion“) derart, daß der ursprünglich harmlose Saprophyt infolge lokaler Resistenzverminderung der Gewebe pathogene Eigenschaften erlangt. Die Kolisepsis geht aus von den Gallenwegen, dem Darm und dem Harnapparat, z. B. nach unreinem Katheterisieren.

Bei vielen koliseptischen Prozessen läßt dennoch die Untersuchung des Blutes im Stiche. In manchen Fällen wurde ein Kolonbakterium aus

---

[1] Zeitschr. f. physiol. Chemie 21, 1895—97.
[2] Arch. f. Hyg. 34 u. 42.

dem Blute gezüchtet, welches hämolytische Eigenschaften besaß (Bacterium coli haemolyticum). Der Cholera infantum genannte Brechdurchfall der Säuglinge zur Sommerszeit beruht wohl auch auf einer Selbstansteckung mit eigenen Kolibazillen, wobei künstliche Ernährung, ungünstige soziale Lage und sommerliche Hitze Gelegenheitsursachen abgeben. Die Fäzes der so erkrankten Säuglinge zeigen eine fast reine Koliflora.

Typhusähnliche Erkrankungen und bazilläre Fleischvergiftungen.

Lange nach der Entdeckung des Erregers des Typhus abdominalis und der Erforschung dieser Infektionskrankheit wurde man aufmerksam auf Erkrankungen, die zwar große Ähnlichkeit mit dem echten Typhus hatten, dennoch klinisch und epidemiologisch von diesen sich unterschieden. Wenn ihre Erreger mit dem Bacillus typhi auch viel gemeinsam hatten, war ihre Sonderstellung doch offensichtlich wegen ihrer biologischen und pathogenen Eigenschaften. Man nannte diese typhusähnlichen Erkrankungen daher Paratyphus.

Der Paratyphus A ist eine seltene Erkrankung, die günstige Prognose bietet, die Sterblichkeit beträgt noch nicht 3%. Fast immer kommt er nur vereinzelt vor. Epidemien sind selten, wenn auch in Südeuropa, Afrika und Asien häufiger. Kleinere Epidemien in unseren Breiten sind während des Weltkrieges beobachtet worden. Der Paratyphusbazillus A bildet gewissermaßen einen Übergang zwischen dem Typhusbazillus, dem er näher steht, und dem Paratyphusbazillus B, immerhin gestatten Kultur und Immunitätsreaktionen ihn deutlich von seinen Verwandten zu trennen. In Lackmusmolke bildet er mehr Säure als Paratyphus B, vergärt Traubenzucker, läßt aber Milch, wie der Typhusbazillus, unverändert. Wie die Paratyphusbazillen überhaupt, läßt er sich auf Malachitgrünagar in Konkurrenz mit dem Bacterium coli leicht elektiv züchten. **Paratyphus A**

Weit größere Bedeutung kommt dem Paratyphus B zu, eine Erkrankung, welche wir hauptsächlich durch die Untersuchungen Schottmüllers in Hamburg[1] kennengelernt haben. Es stehen beim Paratyphus zunächst mehr die gastrischen Symptome im Vordergrunde (O. Lentz[2]), die Temperatur steigt nicht allmählich wie beim Typhus, sondern steil an, Herpes labialis ist häufig. Der Fiebertypus ist unregelmäßig, die Milzvergrößerung gering, die Prognose weit günstiger als beim Typhus abdominalis. Der Paratyphus B-Bazillus hat ungefähr die Größe des Typhusbazillus, ist gramnegativ, seine Beweglichkeit ist lebhafter als diejenige des echten Typhusbazillus, der sich mehr schlängend durchs Gesichtsfeld bewegt. Charakteristisch für den Paratyphus (und den ihm nahe verwandten **Paratyphus B**

[1] Z. f. Hyg., Bd. 36. — D. m. Woch. Nr. 32.
[2] C. f. Bakt. 36, Ref.

Gärtner-Bazillus) ist die Schleimwallbildung um die Kolonie der Agarplatte. Auf Agar wächst er üppiger und etwas undurchsichtiger als der Typhusbazillus; Gelatine wird nicht verflüssigt, Indol nicht gebildet. Differentialdiagnostisch von Wichtigkeit ist, daß Traubenzucker im Agar vergoren und daher reichlich Gas gebildet wird. Farbstoffe in Agarstichkulturen werden reduziert und daher entfärbt. Milch wird nicht zur Gerinnung gebracht; Lackmusmolke oder -milch werden leicht gerötet, vom dritten Tage an wird die Reaktion jedoch deutlich alkalisch und der Farbenton schlägt daher in Blau um. Zur Abgrenzung gegen andersartige Typhuskeime wird man ferner sein Vermögen, auf Malachitgrünagar besonders leicht zu wachsen heranziehen, sowie seine leichte Agglutinabilität durch ein spezifisches Immunserum. Seine Widerstandsfähigkeit ist größer als diejenige des Typhuskeims. Erhitzung auf 70° C verträgt er etwa 20 Minuten lang, in Kehricht, Wasser und Erde hält er sich unter Umständen wochenlang. Von erhöhter Bedeutung ist, daß er auch auf und innerhalb von Nahrungsmitteln seine Infektiosität lange beibehält. Dies erklärt die Häufigkeit der Paratyphusansteckungen durch Nahrungs- und Genußmittel, besonders rohes oder schlecht gebratenes Fleisch, da höhere Temperaturen als 70° C im Innern größerer Fleischstücke selten erreicht werden. (Im Innern von Broten werden immerhin beim Backen an die 100° C gemessen, dieser Übertragungsweg kommt daher kaum in Betracht.) Andererseits ist der Fund von Paratyphusbakterien in der Natur so ungemein häufig, daß man von ihrer Allgegenwart („Ubiquität“) sprechen kann. Auch in Nahrungsmitteln bzw. Fleisch kommen sie manchmal saprophytär vor, so daß ihr Befund als solcher in diesen noch nicht von ursächlicher Bedeutung zu sein braucht in Fällen von Nahrungsmittelvergiftung. Offenbar müssen einmal besondere disponierende Momente hinzutreten, um das mit Paratyphusbazillen infizierte Fleisch der Schlachttiere infektiös zu machen für den Menschen. Diese Gelegenheitsursachen können gegeben sein durch eine verminderte Widerstandsfähigkeit gegen den Erreger, wodurch dieser zunächst für Tierkörper Ansteckungsvermögen gewinnt. Aber auch Schwankungen, gegeben durch die Natur des Erregers, indem dieser zwischen Saprophytismus und pathogenem Parasitismus abwechselt, mögen das eigentümliche Mißverhältnis zwischen Häufigkeit des Paratyphuserregers in der Umwelt und dem Vorkommen paratyphöser Erkrankungen beim Menschen erklären (Uhlenhuth und Hübener[1]). Jegliches Fleisch eines Tieres zu beanstanden, in dem gelegentlich herdweise Paratyphuskeime gefunden wurden, ist aus ökonomischen Gründen undurchführbar. Man wird sich bei den Bekämpfungsmaßregeln begnügen müssen, das Fleisch notgeschlachteter Tiere als verdächtig nur unter besonderen Bedingungen für den Genuß freizugeben (abkochen, räuchern, pökeln). Ferner verdächtiges Schlachtvieh

---

[1] Med. Klinik 1908, Nr. 48.

in seinen einzelnen Teilen bakteriologisch untersuchen zu lassen; endlich zu sorgen, daß Personen, welche Paratyphuskeimträger sind, aus den Fleischbetrieben ferngehalten werden.

Je mehr Fleisch notgeschlachteter Tiere zur Untersuchung kam und je häufiger kleine Epidemien von solchen Fleischvergiftungen bakteriologisch durchforscht wurden, desto mehr fanden sich Fälle, in denen nicht der Paratyphus B-Bazillus gefunden wurde, sondern ihm sehr nahestehende Keime. Diese Paratyphusähnlichen gehören einer großen Familie von Bakterien an, in der man zwei Untergruppen unterscheiden kann, die aber zahlreiche Übergänge aufweisen. Kulturell und im Tierversuch sind die Vertreter dieser Paratyphus B- oder Hogcholeragruppe von der Gärtner- oder Enteritisgruppe kaum zu trennen. Am leichtesten gelingt es noch durch die Agglutination sämtliche paratyphusähnlichen Bakterien in Unterarten zu trennen, die nach Kruses Vorschlag mit Buchstaben bezeichnet werden können.

Namentlich die sogenannte Hogcholeragruppe weist Keime auf, die lediglich als Begleitbakterien bei der Schweinepest, aber auch im Darme gesunder Schweine sehr häufig angetroffen werden, und mit den Exkrementen dieser Tiere zu weiter Ausstreuung führt (Uhlenhuth und Hübener[1]). Hierher gehören auch die sogenannten Mäusetyphusbazillen und solche, die bei Ratten und anderen Nagetieren, aber auch bei der Kälberruhr, Kälberpneumonie, sowie bei der Enteritis von Vögeln, z. B. Papageien (Psittakosebazillus) gelegentlich gefunden werden.

Eine dem Paratyphus B ähnliches Bakterium ist die Varietät Bacillus breslaviensis, welcher aber ohne Schleimwallbildung auf Agar wächst, im Fütterungsversuch pathogen für Mäuse ist im Gegensatz zum Paratyphus B, ferner immunbiologisch und agglutinatorisch (Castellanischer Versuch) sich von ihm unterscheidet.

Enteritis-Gärtner-bazillen

Die zweite Gruppe umfaßt die Enteritis-Gärtnerbazillen, welche seltener als der Paratyphusbazillus, im übrigen aber zu fast identischen paratyphösen Erkrankungen führt. Ferner einige tierpathogene Bazillen, wie der Ratinbazillus, welcher für Ratten und andere Nagetiere tödlich ist, daher zur Schädlingsbekämpfung verwandt wird. Der Bazillus Enteritidis-Gärtner verhält sich in Form, Färbbarkeit und Kultur wie der Bacillus paratyphi B. Es gelingt nicht durch die Agglutination mittels eines mit ihm hergestellten Serums, Paratyphus B-Bazillen, wohl aber den Bacillus enteritidis selber zur Agglutination zu bringen.

Bacillus proteus

Gastroenteritische Erkrankungen paratyphöser Art können auch ausgelöst werden von für gewöhnlich harmlosen Saprophyten, so dem Bacillus proteus und dem Bacillus pyocyaneus, welche nicht selten auch aus dem Darme des Gesunden isoliert werden können. Diese beiden Keime in größeren Mengen mit faulen Nahrungsmitteln in das Verdauungsrohr eingeführt, können auf dem Boden herabgesetzter Resistenz des Wirtes

[1] Handb. v. Kolle-Wassermann, II. Aufl., Bd. 3.

durch ihre Gifte schwere Schädigungen lokaler und auch allgemeiner Art setzen. Ob sie als ursprünglich selbständige Erreger von Infektionen auftreten können, ist noch nicht erwiesen. Bei der Ruhr und der sogenannten Cholera infantum (Sommerdiarrhöe der Säuglinge) wird Bacillus proteus nicht selten gefunden, ohne daß ihm jedoch ursächliche Bedeutung zukäme. Erkrankungen der Blase können jedoch häufig von ihm verursacht werden (alkalische Harnreaktion), wenn auch die Cystitiden auf Kolibasis im Vordergrunde stehen (saure Harnreaktion). Der Bacillus proteus verdient als Haupterreger der stinkenden Fäulnis noch eine besondere Besprechung. Den Namen „Bacterium vulgare" verdient er wegen seines überaus häufigen Vorkommens in der Natur, überall dort, wo anaërobe Zersetzungen vor sich gehen. Das wechselnde Verhalten in Gestalt und Aussehen seiner Kolonien hat ihm den Namen Proteus eingetragen. Der Proteusbazillus ist von schlankem Wuchs und lebhaft beweglich auf zusagendem Nährboden, jedoch kokken- oder spirillenartig und unbeweglich meist auf altem Nährsubstrat. Er ist gramnegativ und bildet keine Sporen. Das Wachstum kann hauchförmig, ein über die Agarplatte wanderndes sein, oder es bilden sich mehr kreisförmige, geschlossene oder strahlige Kolonien. Ebenso gibt es Stämme, welche Gelatine verflüssigen, andere besitzen diese Eigenschaft wenig oder gar nicht. Gas wird gebildet, Milch wird gesäuert und koaguliert. Blutlösungen führen sie leicht in Methämoglobin über, dem Inhalt des Blutröhrchens (z. B. alte Wassermannröhrchen) eine violette Himbeerfarbe verleihend.

Neben den rein saprophytischen Proteusstämmen gibt es noch solche, welche aus dem Harn von Fleckfieberkranken isoliert wurden und von manchen Autoren in ursächlichen Zusammenhang mit dieser Krankheit gebracht wurden. Die Verschiedenheiten dieser beiden Fleckfieberstämme X_2 und X_{19} scheinen kulturell nur quantitativer Art zu sein; durch die Agglutination lassen sie sich differenzieren, indem die gewöhnlichen Proteus vulgaris-Stämme mit Fleckfieberserum keine Reaktion geben.

Parakoli

Als Parakoli werden Keime bezeichnet, welche in seltenen Fällen als Krankheitserreger in die Erscheinung treten und von dem echten Bacterium coli durch ihre Beeinflußbarkeit durch agglutinierendes Paratyphus B-Serum sich unterscheiden, im übrigen aber Indol bilden.

Vergiftungen durch Bacillus botulinus (siehe Anaërobier).

Bacillus faecalis alcaligenes

Ein rein saprophytischer Darmbewohner muß wegen seiner großen Häufigkeit hier noch besprochen werden, das ist der Bacillus faecalis alcaligenes. Er ist ein kleiner abgerundeter Bazillus mit lebhafter Beweglichkeit. Auf den für Typhus gebräuchlichen Nährböden wächst er wie dieser Erreger, d. h. er verändert weder die Lackmusmilchzuckerplatte (nach Drigalski) noch die Endoplatte. Äußerst charakteristisch ist sein Wachstum in Lackmusmolke, die er schon nach 12 Stunden durch starke Alkalibildung kräftig bläut. Die Veränderung, die der Bacillus paratyphi B in der Lackmusmolke verursacht, ist weniger stark, und erst nach längerer

Zeit erfolgt hier das Blauwerden infolge Alkaleszenz. In Milch gezüchtet, verrät sich der Bacillus faecalis alcaligenes durch die Transparenz und das Gelblichwerden der von ihm alkalisierten Milch. Eine weitere Unterscheidung von ihm ähnlichen Bakterien bietet die Agglutination mit einem Typhusserum oder Paratyphus B-Serum, durch welche er nicht beeinflußt wird.

Streptokokken im Darme Gesunder sind sehr häufig. Diese Darmstreptokokken (auch früher Enterokokken genannt) sind keine besondere Art für sich; vielmehr sind sie wohl identisch mit dem Streptococcus brevis. Hauptsächlich in dünnen Stühlen sind sie massenhaft anzutreffen; auf den mit diesen Stühlen beschickten Platten erscheinen sie als winzige kleine, punktförmige Kolonien, bedeutend kleiner als der Bacillus coli. **Streptokokken im Darme Gesunder**

Dem Bacillus coli nahestehend ist der Bacillus aërogenes (auch Bacterium lactis aërogenes oder Bacillus acidi lactici genannt). Es ist ein unbewegliches, gramnegatives, plumpes, kurzes Stäbchen von oft kokkenförmiger Gestalt; manche Individuen wachsen auch zu längeren Stäbchen aus. Charakteristisch ist die Schleimhülle der kurzen Stäbchen, und die gefärbt, sie wie mit einer dicken Kapsel umgibt. Diese Schleimbildung tritt sehr deutlich auch in seinen Kulturen auf, kann jedoch bei längerer Fortzüchtung verloren gehen, ferner ist diese schleimbildende Eigenschaft nicht unbedingt allen Aërogenesstämmen eigen, während die Unbeweglichkeit des Bacillus aërogenes ein konstantes Merkmal bildet. Er kann überall da gefunden werden, wo auch das Bacterium coli vorkommt, insonderheit auch in den Harn- und Gallenwegen, ferner auch im Auswurf. In spontan geronnener Milch wird er auch angetroffen, was dazu geführt hat, ihn zeitweise als den Hauptmilchsäurevergärer anzusprechen, wie die irreführende Bezeichnung Bacillus acidi lactici (Hüppe[1]) dartut. Wie Kruse[2] dann zeigte, ist dieser Bacillus acidi lactici identisch mit dem Bacillus aërogenes, und ein zwar leicht züchtbarer, aber nur nebensächlicher Begleiter der Milchsäuregärung. **Bacillus aërogenes**

Im Kote des Erwachsenen finden sich neben der dominierenden, gramnegativen Darmflora auch gramfeste Bakterien. Während der Duodenalabschnitt des Darmes noch arm an Keimen ist, der untere Teil des Dünndarms schon viel Koli, Aërogenes und streptokokkenartige Keime aufweist, fallen im Inhalte des Dickdarmes die zahlreichen grampositiven Bakterien auf, die mitunter bis zu einem Sechstel der ganzen Trockensubstanz des Kotes ausmachen.

Vornehmlich machen diese gramfeste Dickdarmflora aus der Bacillus bifidus, ein nur unter Sauerstoffabschluß (hierzu ist sehr geeignet die sog. Tarozzi-Bouillon, d. h. Fleischbrühe mit einem Zusatz von Parenchymorganen, Leber, Milz- oder Nierenstückchen, zwecks Absorption des Sauer- **Gramfeste Dickdarmflora**

---

[1] Mitt. Kais. Ges.-Amt 2, 1884.

[2] Centralbl. f. Bakt. 34, 1903.

stoffs, mit einem Zusatz von 0·5% Essigsäure) gedeihendes gekrümmtes Stäbchen mit häufig gespaltenen Enden; regelmäßig wird er gefunden in Bruststühlen von Säuglingen, er fehlt aber auch in anderen Fäzes, von Kind und Erwachsenen nicht. Es ließ sich auch der Bac. bifidus in der Mundhöhle des Kindes gleich nach der Geburt nachweisen, während er $2^1/_2$ Tage nach der Geburt im Stuhl der Säuglinge auftritt, wohin er durch Aufnahme durch den Mund gelangt.[1] Ferner der Bacillus acidophilus, ein dicker Bazillus von gestreckter Gestalt und wechselnder Länge. Er läßt sich nur auf Nährböden von saurer Reaktion züchten („acidophilus"), etwa in Fleischbrühe mit 0·5% Essigsäurezusatz bei Gegenwart von Sauerstoff. Wie der Bifidus bildet auch der Acidophilus reichlich Säure, welche die Milch zur Gewinnung bringt. Es läßt sich der Bacillus acidophilus in $^2/_3$ aller Fälle im Vaginalsekret von Schwangeren nachweisen. Er erscheint im Rektum des Brustkindes frühestens am 4. Tage, spätestens am 7. Tage; im Munde wurde er nie vor dem 7. Tage nachgewiesen. Anus und Mund des Kindes werden wohl gleichzeitig beim Durchtritt durch die Vagina mit Keimen beladen.[2] Der Acidophilus gehört, wie der Bacillus vaginalis (Döderlein), der dem Scheideninhalt durch Milchsäurebildung saure Reaktion verleiht und so den Keimgehalt der normalen Scheide niedrig hält, wie auch ferner der Bacillus bulgaricus der Joghurtmilch und der Bacillus caucasicus der Kefirmilch, zur Gruppe der langen, grampositiven Milchsäurebazillen, die man nach Kruse[3] zweckmäßig als Bacillus lacticus-Gruppe zusammenfaßt. Endlich der Bacillus perfringens, ein Anaërobier, aber im Gegensatz zu den vorhergehenden, ein Sporenbildner. Diese sporenbildenden, anaëroben Bazillen des Stuhles finden sich stark vermehrt bei manchen Darmstörungen, besonders auch des Säuglingsalters.

Dysenterie (Bazillenruhr)

Dysenterie (Bazillenruhr). Schon dem Altertum war die „Dysenterie" bekannt, aber erst im vorigen Jahrhundert begrenzte man den Begriff der Dysenterie auf geschwürige Erkrankungen der Dickdarmschleimhaut. Von den zwei Arten der Ruhr — der Amoebenruhr und der Bazillenruhr — hat nur die letztere für unsere Breiten Bedeutung, da sie bei uns epidemisch auftritt. In den Jahren 1900 und 1901 fand Kruse[4] bei einer Ruhrepidemie im rheinisch-westfälischen Industriegebiet den Erreger zuerst in Deutschland. Später gelangten auch Reinkulturen des Erregers zu uns, welche in Japan durch Shiga und auf den Philippinen durch Flexner isoliert worden waren. Kruse machte sodann auf die Unterschiede auf-

---

[1] Lauter, Über das Vorkommen des Bac. bifidus beim Neugebornen (C. f. B. 86, 7/8, 1921).

[2] Naujoks, C. f. B. 86, 1921.

[3] Mikrobiologie, S. 287.

[4] D. m. Woch. Nr. 40, 1900; Nr. 23 u. 24, 1901; Nr. 8 u. 9, 1907. — Verhandlung. d. Kongr. f. innere Med., Warschau 1916 (Bergmann, Wiesbaden). — Kruse u. Rittershaus u. a., Z. f. Hyg., Bd. 57, 1907.

merksam, welche bestehen zwischen dem echten Ruhrerreger Shiga-Kruse, und dem Erreger der Pseudodysenterie. Die schwersten Erscheinungen macht der giftige Shiga-Kruse-Bazillus durch Sezernierung eines löslichen echten Toxins, während eine mildere Erkrankungsform von dem giftarmen Pseudodysenteriebazillus ausgelöst wird, der durch sein Endotoxin beim Zerfall der Bazillen toxisch wirkt.

Die Ruhr ist vornehmlich eine Erkrankung der heißen Jahreszeit, die Übertragung erfolgt hauptsächlich durch Kontakt von Mensch zu Mensch, auch Ruhrbazillenträger kommen, wenn auch nicht häufig, in Frage. Viel seltener ist die Verschleppung des Infektionsstoffes durch Trinkwasser, im Gegensatz zum Typhus und der Cholera. Die Epidemien haben dementsprechend keinen „explosionsartigen" Charakter, meist sporad treten die Fälle auf; sie können jedoch gelegentlich erhebliche Ausdehnung annehmen, wie im Weltkriege, wo die Ruhr die verbreitetste Kriegsseuche war.

Im Vordergrunde der Erkrankung stehen bei echter Dysenterie und Pseudodysenterie die massenhaften profusen, blutig-schleimigen Durchfälle (bis zu 100 am Tage) und der Tenesmus (Stuhlzwang); das Fieber ist gering. Die akute Form der Erkrankung, welche sich auf mehrere Wochen ausdehnen kann, geht mitunter in eine chronische Form über, wobei die Bazillen mit den normaler werdenden Stühlen ab und zu immer noch entleert werden und so zur Propagierung der Seuche beitragen. Die Prognose ist meist gut. Für Geschwächte und Kinder beobachtet man aber bei der Shiga-Kruse-Form eine Letalität bis zu 20%, bei der gutartigeren Pseudoform bis zu 5%.

Die Diagnose wird gestellt durch die Untersuchung möglichst frischer Entleerungen, und die Untersuchung des Blutes auf spezifische Agglutinine. In der großen Mehrzahl der echten Dysenteriefälle agglutiniert das Blutserum die Bazillen frühestens vom Ende der ersten Woche an, in einer Verdünnung von 1:50 bis 1:100; bei Pseudoruhr kann aber erst eine Agglutination des Krankenserums in einer Verdünnung 1:200 als beweisend angesehen werden. Die Erreger finden sich so gut wie nie im Blute noch in der Milz der Erkrankten.

Die Erreger der verschiedenen Formen der Ruhr sind unbewegliche, gramnegative Stäbchen von der Größe des Typhusbazillus, aber plumper als diese. Hervorzuheben ist die überaus starke innere Eigenbewegung (Brown-Zsigmondysche Molekularbewegung).[1] Ihr Wachstum erfolgt so

[1] Diese „Molekularbewegung" unterscheidet sich bei aufmerksamer Beobachtung von der echten Beweglichkeit, die durch Lokomotionsorgane bedingt ist, durch die fehlende Ortsveränderung. Die sog. Bewegung der Molekeln oder spontane Innenbewegung, innere Eigenbewegung, ist eine mechanische Eigenschaft, die allen dispersen Systemen zukommt. Sie wird deutlich sichtbar erst bei Teilchengrößen von etwa $5\,\mu$ und weniger, vorausgesetzt, daß das Dispersionsmittel selbst genügend große Beweglichkeit besitzt, um die Bewegung zu gestatten. Diese ist besser ausgedrückt ein verstärktes Oszillieren um die eigene Achse, ohne Änderung des Standorts. Sie ist aber auch nicht auf Organisches nur beschränkt.

leicht wie dasjenige des Typhusbazillus auf den üblichen Nährböden; typisch ist ihr Spermageruch. Zu trennen sind beide Arten von Dysenteriebazillen dadurch, daß der Shiga-Kruse-Bazillus kein Indol bildet in Bouillonkulturen, wohl aber der Pseudodysenteriebazillus; ferner durch die Fähigkeit der Pseudodysenteriebazillen, Mannit zu zersetzen und daher die Nährböden mit Lackmus-Mannitzuckerzusatz zu röten. Am sichersten lassen sich die Ruhrbazillen aber unterscheiden durch die Agglutinationsprobe. Ein Shiga-Kruse-Serum, gewonnen durch vorsichtige Immunisierung am besten von Ziegen, welches die echten Ruhrbazillen noch in Verdünnungen von 1:1000 zusammenballt, beeinflußt Pseudodysenteriebazillen nur in einer Verdünnung von 1:100. Durch agglutinierende Seren gelingt es, unter den Pseudodysenteriebazillen viele Rassen zu unterscheiden, welche nach Kruse mit Buchstaben *A* bis *J* bezeichnet werden.

Wichtig für die Pathogenese sowie die Serumtherapie, ist das verschiedene Vermögen der Ruhrbazillen Gifte zu bilden; wir sahen, daß man unter ihnen am zweckmäßigsten unterscheidet die großen Klassen der giftigen und giftarmen Bazillen. Der Shiga-Kruse-Bazillus bildet ein für Kaninchen sehr wirksames echtes Toxin; es gelingt aber nicht, durch Verfütterung von Reinkulturen derselben eine Dysenterieerkrankung hervorzurufen, hingegen durch intravenöse oder subkutane Einverleibung von lebenden oder abgetöteten Kulturen. Die Versuchstiere (Kaninchen) gehen akut unter Lähmungserscheinungen an den Extremitäten, blutigschleimigen Durchfällen und Temperatursturz zugrunde; der Darmtraktus zeigt Schwellung mit Geschwürsbildung und Verschorfung im Dickdarm. Interessant ist, daß man dieselben Veränderungen erzielen kann durch Injektion von bakterienfreien Filtraten der Bouillonkulturen des Shiga-Kruse-Bazillus. Das echte Dysenterietoxin hat eine spezifische Affinität zu den Zellen der Dickdarmschleimhaut. Dies bei 70—80° thermolabile „Kaninchengift" ist für Meerschweine unwirksam und wird von den Pseudodysenteriebazillen nicht gebildet. Dysenterie- und Pseudodysenteriebazillen bilden jedoch beide ein thermostabiles Gift, welches Meerschweine tötet. Die Ruhr ist jedoch nicht lediglich eine Intoxikationskrankheit, denn die Bazillen vermehren sich im Darmlumen und Darmschleimhaut.

Bei der Bekämpfung der Ruhr muß berücksichtigt werden, daß Dauerausscheider und Bazillenträger bei der Ruhr wohl vorkommen, jedoch weit seltener sind als beim Typhus, und daher auf ihre Fahndung nicht so viel Gewicht gelegt werden muß wie bei letzterer Seuche. Die wichtigsten Verhaltungsmaßregeln sind: Isolierung der Kranken daheim oder im Krankenhaus, Desinfektion hauptsächlich der Darmentleerungen (im Urin kommen gelegentlich bei Cystopyelitis Pseudodysenteriebazillen vor), sodann Desinfektion der Leib- und Bettwäsche und der Aborte, Bekämpfung der Fliegenplage. Die Ruhrbazillen sind nicht sehr widerstandsfähig gegen äußere Einflüsse. Angetrocknet gehen sie nach 8 bis 10 Tagen zugrunde, feucht halten sie sich jedoch mehrere Monate lebensfähig. 1% Karbolsäure tötet die Bazillen in 30 Minuten, 1‰ Sublimatlösung sofort.

Das Schutzserum[1] (O. Lentz), welches gegen Ruhr angewandt wird, ist antiinfektiös (wirkt gegen die lebenden Erreger) und antitoxisch (wirkt gegen die verschiedenen Gifte der Dysenteriebazillen). Bei rechtzeitiger Injektion hoher Dosen des Schutzserums kann man eine Herabsetzung der Sterblichkeit auf die Hälfte erzielen.

Schutzimpfungen mit abgetöteten Erregern von Mischkulturen echter und Pseudoruhr, (also „polyvalente", d. h. vielwertige Impfstoffe) sind mancherorts mit gutem Erfolg versucht worden.

Gruppe der säurefesten Bazillen.

Die Bakterien dieser Gruppe zeichnen sich aus durch das ihnen gemeinsame eigentümliche Verhalten gegenüber Farbstoffen. Sie färben sich nur langsam, geben die einmal angenommene Farbe jedoch nur schwer wieder ab, auch nicht bei Verwendung von Säuren zur Entfärbung. Sie gleichen in diesem Verhalten also den Sporen der Bakterien. Diese Säurefestigkeit wird bedingt durch eine Durchtränkung ihres Protoplasmas mit Fettstoffen (Kephalin), den Fettsäureestern eines höheren Alkohols, Neutralfett und Wachs. Der ganzen Gruppe ist ferner eigentümlich die auf diesen Fettstoffen beruhende große Widerstandsfähigkeit gegenüber desinfektorischen Maßnahmen und schädigenden Einwirkungen überhaupt, sodann die Gramfestigkeit bei protrahierter Färbung, die Unbeweglichkeit und ihr Unvermögen, Sporen zu bilden.

Der wichtigste Vertreter der Säurefesten ist der Tuberkelbazillus, der Erreger der Tuberkulose. Mehr denn je ist sie die verbreitetste Seuche Europas, seitdem die vielversprechenden Ansätze, sie bei uns einzudämmen, durch den Weltkrieg zunichte gemacht worden sind. Dies erhellt am besten aus folgenden Daten[2]: **Tuberkulose**

In Deutschland, Stadt und Land, starben von je 100000 Einwohnern an Tuberkulose im Jahre

Staat	1913	1914	1915	1916	1917	1918	1919
Preußen	136·5	138·7	144·5	157·6	205·2	230·0	215·3
Berlin	166·6	176·0	190·2	206·6	304·9	299·9	251·1
Bayern	177·0	174·0	180·0	194·0	202·0	207·0	188·0
München		207·0			254·0	271·0	
Sachsen	129·2	129·3	134·8	150·3			179·6
Württemberg	143·6	135·8	137·6	157·2	171·4	177·8	164·0
Hessen	164·8	162·2	185·4	207·3	257·3	270·4	243·7
Hamburg (Staat)	140·3	141·8	161·7	175·2	248·4	260·7	203·0

[1] Immunität bei Ruhr im Handb. d. path. Mikr. von Kolle-Wassermann, Bd. III (1912).

[2] M. Kirchner, Z. f. Tuberk., Bd. 34, H. 3, 4, 1921.

Also eine enorme Zunahme der Tuberkuloseletalität nicht nur in den Städten, auch auf dem Lande, und zwar traf diese Zunahme beide Geschlechter. Von 1914—1917 blieben die Zahlen bei dem weiblichen Geschlecht um etwas hinter denen des männlichen zurück, im Jahre 1918 aber waren sie sogar etwas höher. Die Ursachen hierfür liegen in der stärkeren körperlichen und psychischen Inanspruchnahme der Frau, Sorgen der Nahrungsmittelbeschaffung. Allerdings blieb die Zunahme der Tuberkulosesterblichkeit auf dem Lande zumeist weit zurück hinter derjenigen in den Städten (Kirchner).

Von je 100000 Lebenden starben in Preußen im Jahre:

	1913	1914	1915	1916	1917	1918	1919	Durchschnitt 1914—1918
In der Stadt	158·1	160·1	169·0	184·3	248·9	282·0	268·6	208·9
Auf dem Lande	116·5	118·8	121·6	132·7	164·6	181·2	165·1	143·8
Mehr i. d. Stadt als a. d. Lande	41·6	41·3	47·4	51·6	84·3	100·8	103·5	65·1

Ähnlich war es im Weltkriege in anderen deutschen Ländern. In Bayern starben durchschnittlich an Lungentuberkulose jährlich in den Städten 197, in den Bezirksämtern nur 149 von 100000 Lebenden. In Hamburg Stadt 202, im Hamburger Landgebiet dagegen nur 138 von 100000 Einwohnern. Später stieg die Tuberkulosesterblichkeit auch auf dem Lande allmählich an, offenbar, weil auch auf dem Lande die Ernährungsverhältnisse schlechter wurden. Mangelhafte Ernährungsverhältnisse, Abnahme der Stilltätigkeit bilden einen der Hauptgründe für die Zunahme der Tuberkulose, das andere begünstigende Moment ist ungünstiges Wohnen (R. Koch). Allerdings ist der Umfang des Einflusses, den die Wohnung auf die Verbreitung der Tuberkulose ausübt, schwer exakt einzuschätzen. Denn die in engen und schmutzigen Wohnungen zusammengedrängte Bevölkerung ist in der Regel zugleich die wirtschaftlich am schlechtesten gestellte. Die Gefahr, die ein Kranker mit fortgeschrittener Tuberkulose für seine nähere Umgebung darstellt, geht jedoch aus folgender Übersicht über die während des Krieges in Berlin an Tuberkulose Gestorbenen immerhin klar hervor[1]:

Von den 5055 in Berlin in den Jahren 1915—1917 an Tuberkulose Gestorbenen hatten gelebt:

[1] M. Kirchner nach Silbergleit, 34. Jahrg., Statist. Jahrb. der Stadt Berlin.

In Wohnungen mit Zimmern	Tuberkulöse zusammen mit Personen	In je 100 Wohnräumen starben also an Tuberkulose
1	297 mit 390	43·3
2	1710 „ 4126	22·6
3	2113 „ 6565	19·3
4	630 „ 2066	19·0
5	171 „ 595	22·3
6	75 „ 307	19·7
7	31 „ 125	19·9
8	8 „ 29	21·6
9	6 „ 36	14·3
10	8 „ 47	14·2
mehr als 10	6 „ 45	11·5

Die Verbreitung der Tuberkulose erfolgt in erster Linie durch den Tuberkelbazillen aushustenden Menschen, also auf dem Atmungswege (R. Koch). Von Wichtigkeit ist dabei die Feststellung, daß der Transport der Tuberkelbazillen vorwiegend durch feinste Tröpfchen erfolgt, welche beim Husten und Niesen, auch schon beim Sprechen unsichtbar in die Luft geschleudert werden („Tröpfcheninfektion", Flügge). Eine sichere Infektion hat man noch bei 80 cm Entfernung beobachtet. Daß gerade auch für Zahnärzte ein Haupterfordernis gewissenhafte Mundpflege ist, darauf ist mit Recht wiederholt hingewiesen worden (Rosenow[1]). Weniger häufig ist die Verbreitung der Tuberkelbazillen durch infizierten Staub. v. Behring und seine Schüler vertraten mehr den Standpunkt der intestinalen Infektion. Die früheste Kindheit, besonders das Säuglingsalter, sollte die Zeit der häufigsten Infektion mit Tuberkulose sein. Die große Tuberkulosesterblichkeit der Menschen im 1. Lebensjahre beweist gewiß die große Häufigkeit der Infektion in der Säuglingszeit. Sie ist jedoch seltener als die Inhalationsinfektion. Die Tuberkulose des Darms kann primär entstehen beim Kind durch Schmierinfektion oder durch die Milch tuberkulöser Kühe; im späteren Alter entsteht die intestinale Tuberkulose vielfach durch Verschlucken bazillenhaltigen Auswurfs. Selten wurde beobachtet, daß Tuberkelbazillen in gangränöse Zähne und Zahnwurzeln gelangten, eine tuberkulöse Periodontitis setzten und von hier aus zu regionären Drüsenschwellungen führten. Die Tatsache, daß die Tuberkulosesterblichkeit von Jahr zu Jahr abnimmt, den niedrigsten Stand im kräftigsten Kindesalter erreicht, um dann ständig wieder zuzunehmen und im Greisenalter ihren Höhepunkt zu erreichen, spricht ihrerseits dafür, daß die Ansteckung mit Tuberkulose durchaus nicht nur in der frühesten Kindheit stattfindet, sondern in jedem Lebensalter durch den nahen Verkehr mit Kranken, welche an offener Tuberkulose leiden, erfolgt.

[1] D. Mon. f. Zahnh., H. 11, 1922.

Die durch Einatmung in den Körper gelangenden Tuberkelbazillen können sich nun auf dreierlei Weise in ihm festsetzen. Sie können sich auf der Lungenschleimhaut ansiedeln und hier primäre Entzündungsherde bilden. Sie können die Lungenschleimhaut durchwandern, in die Bronchialdrüsen gelangen, sich hier ansiedeln und rückwärts wieder in die Lungen kommen. Sie können durch Lungenschleimhaut und Bronchialdrüsen, ohne in beiden Veränderungen zurückzulassen, in das Blut eindringen und vom Blute aus zur Infektion der Organe führen.[1]

Die häufigste Form der Tuberkulose ist die Lungenschwindsucht (Phthisis pulmonum). In 95% aller Formen der Tuberkulose kann man sie im Lungengewebe feststellen. Als sogenannter „Lungenspitzenkatarrh" meist in den Lungenspitzen beginnend, ist bei Erwachsenen aber auch häufig der Beginn unterhalb des Schlüsselbeins festzustellen, Infraklavikularschatten im Röntgenbild (A. Assmann). Die Skrofulose der Kinder beruht zumeist auf einer Lymphdrüsentuberkulose. Findet der Durchbruch einer tuberkulösen Lymphdrüse in ein Blutgefäß statt, so kommt es zu einer Überschwemmung des ganzen Körpers und Blutes mit Tuberkelbazillen. Folge ist die Ausbildung zahlloser kleinster tuberkulöser Herde in allen Organen (Miliartuberkulose, milium: das Hirsekorn).

Pathologisch-anatomisch ist der Beginn des Prozesses meist in den Bronchioli oder der Wand der Lungenbläschen festzustellen, wo es unter dem Reiz der eingedrungenen Tuberkelbazillen zur Bildung eigentümlicher, knötchenförmiger Wucherungen (Tuberculum = das Knötchen) kommt, die erweichen und eingeschmolzen werden (Verkäsung). Diese Knötchen können bei günstigem Verlauf durch bindegewebige Wucherung, oft auch Verkalkung, abgekapselt werden.

Primäre Tuberkulose der Mundschleimhaut ist selten, wenn sie auch zur Beobachtung gelangte.[2] Während die einen nicht selten den schmutzigen Zahn- und Zahnfleischbelag als Einnistungs- oder Ansiedlungsstätte virulenter Tuberkelbazillen befunden haben[3], so fand A. Moeller bei 133 kariösen Gebissen lungenkranker Schulkinder 14mal, und in 182 Mundbelägen 35 mal Tuberkelbazillen, haben andere Untersucher nur sehr selten, sogar bei ausgesprochen Tuberkulösen, Tuberkelbazillen in der Mundhöhle nachweisen können.[4]

Nachdem R. Koch im Jahre 1882 die Tuberkelbazillen entdeckt hatte, ergaben weitere Forschungen, daß man vier Unterarten derselben zu unterscheiden hat, und zwar die Tuberkelbazillen der Menschen, Rinder, Vögel und der Kaltblüter (Typus humanus, bovinus, gallinaceus, piscinarius): Erreger, die trotz weitgehender biologischer Differenzierung ihre Verwandtschaft verraten.

---

[1] P. Römer, Handbuch der Tuberkulose. — Reichenbach u. Findel, Z. f. Hyg., Bd. 57 u. 60. — Selter, Veröff. d. R. Koch-Stiftung, H. 11 u. 12.

[2] Bernstein, Zahn. Rundsch. Nr. 37, 1920. — Schliferowitsch, Z. f. Chir. 1887.

[3] A. Moeller, Verh. d. V. Int. Zahn. Kongr., M. m. W. Nr. 2, 1910.

[4] H. Emmerich, D. Mon. f. Zahnh., 40 J., 1922.

Der menschliche Tuberkelbazillus ist ein feines, schlankes, häufig gebogenes Stäbchen, welches im Sputum und erkranktem Gewebe entweder vereinzelt oder häufig auch zu mehreren vereint, neben- und übereinander gelagert vorkommt. Involutions- oder Rückbildungsformen treten in Kulturen manchmal auf, dann können die Tuberkulosestäbchen vielfach auch verzweigt und kolbig verdickt aussehen. Diese unregelmäßige Form haben die Säurefesten mit den Diphtheriebazillen und Strahlenpilzen gemein, weswegen man sie zusammen auch in nahe Verwandtschaft zu den höheren Pilzen gebracht hat (Mykobakterien, Lehmann und Neumann).[1] „Tuberkelbazillensplitter" nennt man (Spengler[2]) die kürzesten, körnerartigen Formen. „Granula" wurden von Much Körnchen genannt, die er mit verlängerter Gramfärbung darstellte. Diese Granula, die entweder vereinzelt oder zu mehreren aneinander gelagert vorkommen können, sollten nach Much[3] besondere Formen des Tuberkelbazillus darstellen, die sich nicht nach der üblichen (Ziehl-Neelsenschen) Färbemethode, sondern nur nach Gram färberisch darstellen ließen. **Der menschliche Tuberkelbazillus**

Diese Granula stellen keine besonderen Formen des Tuberkelbazillus dar, sind vielmehr gramfeste Trümmer anderer Bakterien.[4] Seitdem ist von mancher Seite darauf hingewiesen worden, daß es eine granuläre Form des Tuberkelbazillus nicht gibt.[5] Helle Lücken im Bazillenkörper sind nicht Sporen, wie früher angenommen wurde, beruhen vielmehr auf ungleichmäßiger Verteilung des Protoplasmas, was besonders bei der Färbung zum Ausdruck kommt, wo der Bazillenleib die Farbe ungleich annimmt. Sehr umstritten ist noch die Frage, ob es neben der Stäbchenform eine filtrierbare Form des Tuberkelbazillus gibt, welche also Kieselgur-(Berkefeld-) Filter oder Porzellan- (Chamberland-) Filter passiert. Zu dieser Ansicht führte die Beobachtung, daß man gelegentlich in notorischem Tuberkulosematerial, an dem geimpfte Meerschweine an typischer Tuberkulose erkrankten, dennoch keine Tuberkelbazillen nachweisen konnte. Von den meisten Untersuchern nicht bestätigt, bedarf die so ungemein wichtige Frage noch eingehendster Nachprüfungen. Diese Färbung des Tuberkelbazillus wurde von R. Koch ursprünglich so vorgenommen, daß er alkalisches Methylenblau 24 Stunden lang einwirken ließ; zur konstrastreichen Darstellung der Umgebung verwandte Koch wässerige Vesuvinlösung. Von der Voraussetzung ausgehend, daß auch andere alkalisch reagierende Substanzen sich als Zusatz zur Farbflüssigkeit eignen würden, verwandte Ehrlich dann Lösungen von Fuchsin oder Methylviolett in Anilinwasser. Auch auf diese Weise behandelte Tuberkelbazillenpräparate

[1] Lehrbuch u. Atlas der Bakteriologie.

[2] Z. f. Hyg., Bd. 49, 1905.

[3] Beiträge z. Klin. d. Tuberk., Bd. 8, S. 85.

[4] Zahnärztl. Inaug.-Dissertat. von Lindner. Leipzig 1921.

[5] L. Lange, C. f. Bakt., 97. Bd., 1926.

verloren nach folgender Salpetersäureeinwirkung ihre Farbe nicht, während alle übrigen Gewebsteile und Bakterien sich entfärbten. Ziehl, später Neelsen, vereinfachten diese Methoden dann dadurch, daß sie an Stelle des Anilinwassers die Karbolsäure einführten und als Farbe das Fuchsin wählten. (Über diese heute allgemein geübte Ziehl-Neelsensche Tuberkelbazillenfärbung siehe Methodik.)

Um Tuberkelbazillen leichter in Auswurf, Dejekten und Geweben aufzufinden, geht man am besten so vor, daß man das Untersuchungsmaterial homogenisiert. Man kann hierzu, wenn es sich um Auswurf handelt, denselben leicht alkalisieren und mit der doppelten Menge Wasser kochen, daraufhin sedimentieren (Biedert), oder mit Wasserstoffsuperoxyd (Perhydrol Merck) die Gewebsteile zur Auflösung bringen. In dem Sediment finden sich dann die der Auflösung widerstehenden Tuberkelbazillen. Das beste Verfahren ist jedoch dasjenige von Uhlenhuth und Xylander[1], wobei man Antiformin (Natronlauge mit Natriumhypochlorit) dem tuberkelbazillenhaltigen Material zusetzt. Nach kurzer Zeit ist bis auf die Tuberkelbazillen jegliches Gewebe vom Antiformin aufgelöst worden. (Antiforminverfahren siehe Methodik.)

Ob durch Natriumhypochlorit allein sich derselbe Effekt schneller und besser erreichen läßt, muß längere Erfahrung lehren. Sein wesentlich billigerer Preis würde dies einfachere Verfahren dann sehr empfehlen.[2]

Das sicherste Verfahren für den Nachweis geringer Mengen von Tuberkelbazillen ist der Meerschweinversuch. Subkutane Impfung mit tuberkelbazillenhaltigen Gewebsteilen oder Auswurf vom Menschen bewirkt bei diesem empfindlichsten Versuchstier für Tuberkulose, nach 2 Wochen Schwellung und Verkäsung der regionären Lymphdrüsen. Die Sektion ergibt zahlreiche tuberkulöse Herde in den parenchymatösen Organen und Lungen. Noch rascher gelingt die Sicherstellung, ob Tuberkelbazillen in dem Untersuchungsmaterial vorhanden, wenn man dasselbe, z. B. Urin, intraperitoneal dem Meerschwein injiziert.

Während das Meerschwein hochempfänglich für den Tuberkelbazillus des Typ. humanus ist, erkranken Kaninchen und Rinder nur örtlich, auch wenn ihnen Reinkultur einverleibt wird.

Für die Züchtung des Tuberkelbazillus sind besondere Nährböden erforderlich. Da er ein strenger Sauerstoffatmer (aërob) ist, gelingt seine Kultur gut nur in Kulturschichten mit breiter Oberfläche, die man vor Austrocknung schützt. Als Nährsubstrat wird am besten Rinderserum mit Zusatz von 2·5—4% Glyzerin oder Glyzerinagar mit 4% Glyzerin gewählt. Am üppigsten gedeiht er auf flüssigem Nährboden, wie Glyzerinfleischbrühe. Die Reaktion des Nährbodens darf nur schwach alkalisch sein, das Wachstumsoptimum liegt bei 37—38°. Auf diesem Nährboden entwickelt sich

[1] Arb. a. d. K. Gesundh.-Amt, Bd. 32, H. 1, 1909.

[2] Lorentz, M. m. W. 1921.

seine Kultur nach etwa 7 Tagen als feine weißgelbliche Schollen von trocknem und gefaltetem Aussehen, die mit zunehmendem Alter infolge ihres Sauerstoffbedürfnisses am Glase des Kulturgefäßes sich emporschieben. Manche humanen Tuberkelbazillenstämme bilden ein gelborangerotes Pigment, eine Eigenschaft, welche den anderen Typen abgeht.

Der Tuberkelbazillus des Typus bovinus (Rindertuberkelbazillus oder Erreger der Perlsucht der Rinder) hat eine kürzere, plumpere Form als sein humaner Verwandter. Das Wachstum erfolgt langsam in Form eines zarten Häutchens. Auch der Typus bovinus ist hochinfektiös für Meerschweinchen und die üblichen Versuchstiere, eine besonders hohe Empfänglichkeit zeigen das Kaninchen und das Rind.

Der Tuberkelbazillus des Typus gallinaceus gleicht in seinem Äußeren im wesentlichen dem Säugetiertuberkelbazillus, und auch kulturell haben sie weitgehende Übereinstimmung. Seine Züchtung ist jedoch leichter; die Vermehrung erfolgt bei Temperaturen zwischen 25 und 45°. Die Tuberkulose der Vögel überhaupt ist auf diesen Typus zurückzuführen.

Der Tuberkelbazillus der Kaltblüter ruft bei diesem Prozesse hervor, welche eine gewisse Ähnlichkeit mit dem entsprechenden pathologisch-anatomischen Prozeß der Warmblüter besitzen. Zuerst aus Tumoren beim Karpfen gezüchtet, fand man sie später auch bei Fröschen (Küster[1]), bei Blindschleichen (Möller[2]) und bei Schildkröten (Friedmann[3]). Sie unterscheiden sich von den Warmblütertuberkelbazillen schon durch ihre Fähigkeit, üppig bei Temperaturen von 25° C in wenigen Tagen auf gewöhnlichem Agar zu wachsen, bei Bruttemperatur von 37° C jedoch meist überhaupt nicht fortzukommen. Virulent sind sie nur für Poikilotherme.

Als Erreger der menschlichen Tuberkulose, insofern die Lungen und Bronchialdrüsen in Frage kommen, ist durch die eingehendsten Untersuchungen lediglich der Typus humanus festgestellt worden. Zwar kommen Infektionen mit bovinen Tuberkelbazillen im Kindesalter vor, jedoch verursachen sie nie eine generalisierte Tuberkulose; die Infektion beschränkt sich dann auf die Drüsen, Knochen und Gelenke.

Bei 1441 Fällen von Tuberkulose wurde genau durch Kultur die Art des Erregers festgestellt, und nur in 8·1% der Fälle ausschließlich bovine Tuberkelbazillen gefunden. Gaffky u. Rothe untersuchten wahllos 400 Kinderleichen auf das Vorkommen der Tuberkelbazillentypen. In 78 Fällen (19·5%) erwiesen sich die Drüsen infiziert. In 76 Fällen gelang die Züchtung und Bestimmung des isolierten Tuberkelbazillenstammes einwandfrei. Nur in 1·32% der Fälle fanden sich bovine Tuberkelbazillen.

Es ist hauptsächlich die Marktmilch und Butter, weniger das Fleisch tuberkulöser Tiere, das als Infektionsquelle in Betracht kommt. Etwa 10% der Milchproben wird man als tuberkelbazillenhaltig erachten müssen, Kühe, welche an Euter-

---

[1] Über Kaltblütertuberkulose. Leipzig, Barth, 1905.
[2] C. f. Bakt., Bd. 25 u. Bd. 30, 1897, 1900.
[3] Z. f. Tuberk. u. Heilstättenwesen, Bd. 4, H. 5, 1903; sowie C. f. Bakt., Bd. 34.

tuberkulose leiden, scheiden regelmäßig große Mengen Tuberkelbazillen mit ihrer Milch aus. Das Fleisch ist jedoch erst bei einer allgemeinen Tuberkulose des Tieres infektiös, wenn auch angenommen wird, daß fast 30% der Rinder von Perlsucht befallen sind.

Die Widerstandsfähigkeit des Tuberkelbazillus ist beträchtlich. Im Auswurf hält er sich monatelang lebensfähig, wenn er vor vollständiger Austrocknung und direktem Sonnenlicht geschützt ist. Diffuses Tageslicht tötet ihn im Auswurf in etwa 3 Tagen, direktes Sonnenlicht in etwa 3 Stunden, vorausgesetzt, daß das Sputum in dünner Schicht ausgebreitet ist. Abwechselndes Trocknen und Anfeuchten, wie es also den Straßenverhältnissen entsprechen würde, tötet die Tuberkelbazillen innerhalb 12 Tagen ab. Im flugfähigen Straßenstaub gehen sie zwischen 3—8 Tagen zugrunde. Im Wasser hält sich der Auswurf Tuberkulöser fast 1 Jahr lang, ebenso lange im Boden. Kältegrade verträgt er bis minus 10° C. Durch 10 Minuten langes Erwärmen (z. B. in Milchflaschen) auf 70° werden sie mit Sicherheit abgetötet. Direktes Kochen muß bei Sputum in Speigläsern mindestens 5 Minuten lang fortgesetzt werden, wenn man mit Sicherheit alle Tuberkelbazillen vernichtet wissen will. Trockene Hitze wirkt weniger schnell als strömender Dampf, der in einigen Minuten die infektionstüchtigen Keime zur Abtötung bringt. Von den üblichen Desinfektionsmitteln vermag 5% Karbolsäure die Tuberkelbazillen im Sputum erst in 24 Stunden, 10% Lysol in 12 Stunden abzutöten. Sublimat ist zur Sputumdesinfektion ungeeignet, weil es die äußeren eiweißhaltigen Teile der Auswurfsballen zur Gerinnung bringt, und somit die im Innern befindlichen Keime gar nicht berührt werden.

Hingegen wurde von Uhlenhuth, Hailer und Jötten[1] sehr empfohlen eine geeignete Mischung von Phenolen, beispielsweise Karbolsäure, Kresole, mit Alkali. Eine 5prozentige Verdünnung der Präparate, im Verhältnis 100 Teile Lösung auf 50 Teile Sputum, soll in 4 Stunden die Tuberkelbazillen abtöten.

Die Bekämpfung der Tuberkulose

Die Bekämpfung der Tuberkulose ergibt sich zum größten Teil aus der Art ihrer Verbreitung.

Von den Produkten des tuberkulösen Rindes ist es weniger das Fleisch perlsüchtiger Tiere, welches infizierend ist, als die Milch und Butter, von denen etwa 10% tuberkelbazillenhaltig sind. Die Gefahr der Ansteckung durch solche Milch läßt sich beheben durch kurzes Abkochen oder durch Erhitzung der Genußmilch in Flaschen auf 70° während 10 Minuten („Pasteurisieren der Milch").

Hauptquelle der Infektion ist aber der Mensch. Es gilt hauptsächlich, die an offener Tuberkulose leidenden Menschen für ihre Umgebung möglichst unschädlich zu machen. Dies erzielt man am besten durch hygienische Erziehung des Bazillenaushustenden (Spuckflaschengebrauch, Reinlichkeit

[1] Med. Klin. 1921, Nr. 10; Z. f. Tuberk., Bd. 34, H. 3/4.

im Hause, eigenes Bett, eigene Taschentücher). Hierzu gehört aber wesentlich auch die Verringerung der Gefahr der Tröpfcheninfektion. Während der Hustenstöße soll im Verkehr mit Phthisikern ein Abstand von mindestens Armlänge gehalten werden (bei 60 cm Abstand finden sich schon wenig Tröpfchen mehr). Das Abwenden des Kopfes ist sowohl dem hustenden Kranken, wie dem mit ihm in Berührung kommenden Gesunden zu empfehlen, diesem auch das Vorhalten der Hand oder des Taschentuches. Kurz, die Tröpfcheninfektion muß vor allem durch die „Kultur des persönlichen Nahverkehrs" bekämpft werden (Flügge[1]). Innerhalb der Familie, Werkstätten, kommt es vor allem darauf an, diese Tröpfchenverstreuer kennenzulernen, um diese dann zur besonderen Vorsicht anzuhalten, wenn nötig von ihrer Umgebung zu trennen.

Damit jeder Arzt sich mühelos über die von einem Patienten ausgehende Tröpfchengefahr unterrichten kann, sind „Apparate zur Untersuchung auf Hustentröpfchen" von Hippke konstruiert worden (s. Methodik). Bei einem Befund von 50 oder mehr tuberkelbazillenhaltigen Tröpfchen muß der Arzt entscheiden, was zu tun ist oder die Fürsorgestellen. Das 1895 ins Leben gerufene „Deutsche Zentralkomitee zur Bekämpfung der Tuberkulose" hat auf diesem Gebiete äußerst segensreich gewirkt. Dieser Auskunfts- und Fürsorgestellen gibt es zurzeit in Deutschland an die 3000. Sie gewähren unentgeltliche Untersuchung, Belehrung und — soweit das noch möglich — auch wirtschaftliche Erleichterungen, nach Erkundung der Wohn- und Familienverhältnisse.

Die Heilstättenbewegung soll die noch heilungsfähigen Lungenkranken der Genesung zuführen durch Ernährungstherapie, Luft und Sonnenbehandlung. Die Landesversicherungsanstalten hatten bis zum Jahre 1914 über 100 Heilstätten ins Leben gerufen. In diese können nach dem § 1269 der Reichsversicherungsordnung nur Kranke aufgenommen werden, bei welchen die Wiederherstellung der Erwerbsfähigkeit durch die Heilstättenbehandlung zu erwarten ist. Die Erfolge der Heilstättenbewegung sind — hauptsächlich angesichts ihrer enormen Kosten — umstritten, wenn sie auch erzieherisch gut wirken. Ob sich ähnliche Resultate nicht auch auf anderem Wege erreichen ließen, wodurch große Mittel zweckmäßiger angewandt werden könnten, ist noch eine offene Frage. Im Auslande ist man schon lange von einer Überschätzung der Heilstätten abgekommen. In England wird der Schwerpunkt der Bekämpfung der Tuberkulose verlegt auf die Vorbeugung der Tuberkulose durch eine entsprechende soziale Gesetzgebung, Wohnungsfürsorge und durch eine Heimstättenbewegung. Diese Heimstätten sollen der Absonderung der gefährlichen Bazillenhuster dienen. Ähnliches erstreben auch besondere Tuberkuloseabteilungen der Krankenhäuser oder Spezialkrankenhäuser für Lungenkranke. Erleichtert würde der Kampf gegen die Tuberkulose erheblich, wenn es gesetzliche Mittel gäbe, Bazillenhuster dauernd in Krankenanstalten zu internieren, und wenn nicht nur die Todesfälle (wie in Preußen), sondern schon die Erkrankungen an Tuberkulose anzeigepflichtig wären.

Schutz des Körpers

Schutz des Körpers. Tuberkuline. Spezifische Schutzstoffe, die zur sicheren Diagnose der Tuberkulose geeignet wären, hat man mit Bestimmtheit bisher im tuberkulösen Menschen nicht nachweisen können.

---

[1] Die Bedeutung der Verstreuung von Hustentröpfchen, Z. f. Tuberk., Bd. 34, H. 3/4.

Die auftretenden Antikörper, bakterizider oder komplementbindender Art, auch Agglutinine, und diejenigen, auf die man erst große Hoffnungen setzte, die Opsonine, lassen hier wegen der fehlenden Gesetzmäßigkeit ihres Auftretens im Stich. Mit Erfolg hat man sich nun bei der Tuberkulose das biologische Phänomen zunutze gemacht, welches ganz allgemein Immunisierungsvorgänge im Körper anzeigt, das ist die Überempfindlichkeit. R. Koch hatte zunächst am Meerschwein, später am Menschen beobachtet, daß der tuberkulöse Organismus auf die Einverleibung der Bestandteile des Tuberkelbazillus mit örtlichen und Allgemeinerscheinungen reagiert. Sicher tuberkulöse Tiere wurden durch Bruchteile eines Kubikzentimeters dieser reaktiven Stoffe des Erregers getötet, gesunde Tiere indessen vertrugen ein Vielfaches davon und wurden erst durch 10—15 ccm getötet. Beim tuberkulösen Menschen rief die Einspritzung unter die Haut bereits von Bruchteilen eines Milligramms dieser Stoffe im Laufe der nächsten 24—48 Stunden Entzündung an der Einstichstelle und dem tuberkulösen Herde hervor, die von Fieber begleitet war. Die Bestandteile des Tuberkelbazillus, die dies bewirkten, nannte Koch Tuberkuline.

Das ursprüngliche Tuberkulin (Alttuberkulin) wurde so hergestellt, daß mehrere Wochen alte Glyzerinbouillonkulturen von humanen Tuberkelbazillen im strömenden Dampf $^1/_2$ Stunde lang abgetötet wurden, auf $^1/_{10}$ Teil ihres Volumens eingeengt und durch Tonkerzen filtriert wurden. Das resultierende braune Filtrat bekam einen Zusatz von $5^0/_0$ Phenol, das man nun nach Abscheidung eines Bodensatzes nochmals filtrierte.

Neutuberkulin (TR) nannte Koch ein später hergestelltes Tuberkulin, wobei die Tuberkelbazillen nicht so eingreifenden Prozeduren unterworfen wurden, damit die in den Bazillenleibern enthaltenen, nicht hitzebeständigen Giftstoffe unversehrt blieben. Es wird durch Verreiben in Kugelmühlen junger, im Vakuum getrockneter Kulturen gewonnen. Das Bazillenpulver wird mit destilliertem Wasser ausgezogen und dann zentrifugiert. Der Bodensatz enthält das TR und die in Wasser unlöslichen Bestandteile des Tuberkelbazillus.

Bazillenemulsion wurde ein Tuberkulin benannt, zu dessen Herstellung lebende Tuberkelbazillen in Kugelmühlen zermahlen und dann in Kochsalzlösung aufgeschwemmt wurden. Unter Weglassung des durch einfaches Absitzenlassen entstehenden Bodensatzes wurde die überstehende, durch Zusatz von $50^0/_0$ Glyzerin haltbar gemachte Flüssigkeit als Impfstoff verwandt.

Im albumosefreien Tuberkulin sollten die in der Kulturbouillon enthaltenen unspezifischen Eiweißstoffe, die für sich schon ein störendes Fieber erzeugen konnten, dadurch in Wegfall kommen, daß man die Bazillen auf Asparaginsubstrat züchtete, einem albumosefreien Eiweißabbauprodukt.

In der Folge wurden immer wieder Versuche unternommen, das Tuberkulin des Altmeisters Koch zu verbessern oder Ähnliches an seine Stelle zu setzen. So das Beranecksche Tuberkulin, eine Mischung von Tuberkulinen aus Bouillonkulturfiltraten und aus Auszügen von Tuberkelbazillenleibern, hergestellt mit $1^0/_0$ Phosphorsäure.

Landmanns Tuberkulol ist ein bei verschieden hohen Temperaturen fraktionierter Kochsalz-Glyzerinextrakt entfetteter Bazillen.

Rosenbachs Tuberkulin soll ohne giftige Nebenwirkungen sein, weshalb man von diesem Präparat ohne Schaden größere Mengen einspritzen kann. Zur Abschwächung der Tuberkelbazillenkultur wird diese mit einem Schimmelpilz (Trichophyton) beimpft.

Deycke und Much[1] stellten die verschiedenen Partialantigene des Tuberkelbazillus zu einem Impfstoff zusammen. Die Forscher gingen von der Auffassung aus, daß die bisherigen Tuberkuline zwar alle Stoffe des Tuberkelbazillus, aber unaufgeschlossen enthielten und diese daher keine Schutzstoffbildung auslösen können. Die Aufschließung der Stoffe (besonders der Fettstoffe) darf weder ungenügend sein, noch zu weit getrieben sein. Es werden daher nach Deycke und Much durch $1^0/_0$ Milchsäure die Tuberkelbazillen in ihre Teilbestandteile zerlegt, eben die „Partialantigene" (Albumin, Fettsäurelipoid, Neutralfett [= Nastin] und giftiges Filtrat), von denen jedes einzelne einen eigenen Schutzstoff bildet und getrennt auf seine Wirksamkeit im tuberkulösen Organismus geprüft werden kann.

Diagnostische Tuberkulininjektionen

Diagnostische Tuberkulininjektionen werden meist mit dem Alttuberkulin Kochs angestellt und dienen vorzüglich der Erkennung der latenten Tuberkulose. Bei der subkutanen Injektion werden bei Erwachsenen 0·2—0·1, bei Kindern 0·1—0·05 mg gegeben, je nach dem körperlichen Zustand. Steigt nach der Einspritzung die Körperwärme um mindestens $^1/_2{}^0$ über die vorher sorgfältig festzustellende Höchsttemperatur des Individuums, gilt die Reaktion als positiv. Bleibt die Temperatur normal, so erhöht man allmählich, mit dreitätigem Intervall, die Injektionsdosis auf 1—5 mg, unter Umständen bis zur Höchstgrenze von 10 mg, bei Kindern auf entsprechend geringere Dosen. Besteht ein tuberkulöser Herd, so reagiert der Patient nicht nur mit Fieberanstieg, sondern auch mit örtlichen Reaktionen, sowie Herdreaktionen, an dem Sitz des tuberkulösen Herdes (beispielsweise bei Lungentuberkulose: vermehrter Auswurf, verstärkte physikalische Lungensymptome). Der tuberkulosefreie Mensch sollte im allgemeinen örtlich nicht reagieren, eine Voraussetzung, die leider nur im Kindesalter noch zutrifft, da späterhin jeder Mensch irgendwie einmal Tuberkelbazillen in sich aufgenommen hat, mithin eine positive Tuberkulinreaktion gibt, auch wenn der tuberkulöse Herd längst durch Narbengewebe abgekapselt, verkalkt und harmlos geworden ist. Mangelhafte Reaktionsfähigkeit der Zellen führt bei weit vorgeschrittener Tuberkulose häufig zum negativen Ausfall der Tuberkulinprobe.

Pirquet

Vorzüglich die kutane Applikation des Tuberkulins nach v. Pirquet hat die sehr weitgehende tuberkulöse Durchseuchung der Menschheit dargetan. So reagierten zweijährige Kinder in $9—12^0/_0$, vierzehnjährige Kinder aber schon in $94^0/_0$ der Fälle mit einem „positiven Pirquet".

Kruse konnte ferner die weite Verbreitung tuberkulöser Infektion in allen Kreisen der Bevölkerung zeigen; bei der Prüfung eines Studentenauditoriums nach Pirquet, reagierten $95^0/_0$ positiv. Bei der kutanen Tuberkulinreaktion nach v. Pirquet wird nach unblutiger Ritzung der Epidermis ein Tropfen $25^0/_0$ Alttuberkulin aufgetragen. Zur Kontrolle wird eine benachbarte Hautstelle in gleicher Weise, aber ohne Tuberkulin

[1] Die Immunitätswissenschaft, von H. Much, Würzburg, Kabitzsch, 1914.

behandelt. Bei positivem Ausfall entwickelt sich an der Stelle der Impfung nach 24—48 Stunden ein rotes Knötchen oder Bläschen mit rötlichem Hofe.

Die Perkutanprobe

Die Perkutanprobe verwendet eine 50%ige Tuberkulinsalbe zur Einreibung in eine Hautstelle (nach Moro).

Die Ophthalmoreaktion

Die Ophthalmoreaktion nach Wolff-Eisner sieht eine Einträufelung eines Tropfens einer $\frac{1}{2}$—1%igen Alttuberkulinlösung in den Augenbindehautsack vor. Bei Tuberkulösen tritt nach einigen Stunden starke Hyperämie, Schwellung und Sekretion der Konjunktiva auf. Die Sicherheit der Ophthalmoreaktion, insofern sie nur bei aktiver Tuberkulose auftreten soll, ist noch nicht erwiesen.

Die Schutzimpfung gegen Tuberkulose

Die Schutzimpfung gegen Tuberkulose ist beim Menschen immer wieder versucht worden, auf Grund der klassischen Versuche R. Kochs, welche dartaten, daß beim Meerschwein eine gewisse Immunität entsteht. Die subkutane Reinfektion des tuberkulösen Meerschweins heilt unter Bildung eines vernarbenden Geschwürs ab; ebenso wirken kleine Dosen abgetöteter Tuberkelbazillen heilend bei Impftuberkulose, während große Dosen vergiftend wirken.

Erprobt ist die Schutzimpfung gegen die Rindertuberkulose worden durch v. Behring, welcher seine Methode Bovovakzination nannte. Verwandt wurde von v. Behring ein für Rinder nicht virulenter Menschentuberkelbazillenstamm. Die Kälber erhalten den Impfstoff kurz nach der Geburt intravenös, mit Wiederholung nach einigen Monaten. Von mancher Seite wurde diese Impfungsart mit Erfolg erprobt, andere Versucher hatten schlechte Resultate.

Bei der Möglichkeit der Infektion des Menschen durch Rindertuberkelbazillen (Perlsucht) wäre eine wirklich erfolgreiche Rindertuberkulosebekämpfung mit ein großer Schritt vorwärts auf dem Wege zur Ausrottung der Volksseuche.

Aktive Immunisierung

Schutzimpfungen mit lebenden Tuberkelbazillen. Uhlenhuth[1] verwandte einen lebenden bovinen Stamm, der durch zwanzigjährige Zucht auf künstlichem Nährboden fast gar keine Virulenz für Rinder mehr zeigte. H. Selter[2] benutzte lebende virulente Tuberkelbazillen, die verrieben und 8 Wochen auf Eis gehalten wurden. Diese Verfahren konnten bei Kälbern wohl einen ausreichenden Schutz gegen natürliche Infektion erzeugen. Immerhin wurde dadurch eine lokalisierte Tuberkulose der regionären Drüsen gesetzt, daher die Hauptforderung, daß das angewandte Schutzimpfungsverfahren absolut unschädlich sei, nicht erfüllt ist.

Von ähnlichen Voraussetzungen geht die Impfung nach Calmette aus (Impfstoff BCG[3]). Sie bedient sich eines durch gleichfalls langjährige

[1] Uhlenhuth, Betr. z. Kl. d. Tub., Bd. 67, 1927. C. f. Bakt., Bd. 104, 1927.
[2] H. Selter, Beitr. z. Kl. d. Tub., Bd. 67, 1927.
[3] Nach den Anfangsbuchstaben der Autorennamen Boquet, Guérin, Calmette.

Nährbodenpassage avirulent gemachten Typus bovinus-Stammes, welcher angeblich seine „erblich fixierte“ Abschwächung auch im geimpften Tierkörper unabänderlich beibehält. Die Eigenschaft des BCG-Stammes, typisches tuberkulöses Granulationsgewebe zu erzeugen (wenn auch benigner Art, nicht zur progredienten Generalisierung neigend), bedingt vielleicht seine immunisierenden Eigenschaften.

Säuglinge erhalten in den ersten Lebenstagen je 1 cgr von dem Vakzin mit der Milchnahrung, mit einem Interval von 48 Stunden.

Neugeborene Kälber erhalten subkutan 1mal 5 cgr.

Zu praktischen Versuchen im großen sind die Erfahrungen noch zu gering und zu widersprechend. Manche Untersucher neigen zu der Ansicht, daß Erfolge mit der Schutzimpfung per os, wenigstens mit der von Calmette angegebenen Dosis, nach dem Ausfall zahlreicher Tierversuche zu urteilen, allerdings nicht zu erwarten sind. Günstiger sind die zu erwartenden Resultate bei der subkutanen Anwendung.[1]

Nach Deycke und Much gelingt eine Vakzinetherapie beim Menschen mit Hilfe der bereits erwähnten, im Tuberkelbazillus enthaltenen lipoiden Stoffe (Partialantigene). Die Ansichten über die therapeutische Wirksamkeit und die Immunitätsverhältnisse sind noch geteilt, ebenso wie bei dem Mittel von F. F. Friedmann[2], wo lebende Schildkrötentuberkelbazillen als Impfstoff zur Anwendung kommen.

Zu therapeutischen Zwecken beim Menschen wurde von Moro ein Tuberkulin eingeführt.

Eine passive Immunisierung mit Serum von Tieren, die mit besonders hergestelltem Tuberkulin vorbehandelt werden, verbunden mit einer Behandlung mit Tuberkelbazillenextrakt, ist von Maragliano empfohlen worden, ein ähnliches Verfahren von Marmoreck. Praktische Bedeutung kommt beiden Verfahren nicht zu, ebensowenig wie demjenigen der Übertragung von Tuberkuloseantikörpern von Mensch zu Mensch. **Passive Immunisierung**

Saprophytische säurefeste Bazillen gleichen auch morphologisch den echten Tuberkelbazillen. Irgendwelche pathogene Bedeutung kommt ihnen nicht zu. Es sind Stäbchen mit Säurefestigkeit, die man gelegentlich in Milch, Butter, Gräsern (Thimotheegrasbazillus) und im Ansatz von Wasserleitungen antreffen kann (Beitzke). Der Smegmabazillus wird in den talgigen Absonderungen der Vorhaut angetroffen. Zu diagnostischen Trugschlüssen haben sie jedoch schon geführt; im Zweifelsfalle wird der negative Ausfall der Meerschweinimpfung entscheiden.

Auf einer Infektion mit säurefesten Bazillen beruht auch die Lepra (Aussatz). Im Altertum, besonders im Mittelalter, war sie eine außerordentlich stark verbreitete Seuche, die zur Gründung der „Leproserien“ führte, **Lepra**

---

[1] B. Lange u. Z. Lydtin, Z. f. Tbk. 50, 1928. B. Lange u. R. Wethmar, Z. f. Hyg. 110, 1929.

[2] F. F. Friedmann, Der Schildkrötentuberkelbazillus, C. f. Bakt., Bd. 34; Z. f. Tub. u. Heilstättenwesen, Bd. 4, H. 5, 1903.

Absonderungshäuser, die wohl die Vorläufer der heutigen Spitäler waren. Wenn eine systematische Bekämpfung ihr den Charakter einer Volksseuche auch längst genommen, so zeugen doch auch heute noch überall vorhandene kleine Herde von ihrer ehemaligen pandemischen Verbreitung. In Europa ist sie heute noch stärker verbreitet in Rußland und Skandinavien und den Mittelmeerländern; in Ostasien und Westafrika ist sie sehr häufig. In Deutschland gibt es einen Herd in den Kreisen Memel und Heydekrug, das Lepraheim in Memel zählte Ende 1913 noch 19 Lepröse.

Die Krankheit hat eine meist sehr lange Inkubationszeit, sie schwankt zwischen 2 und 10 Jahren. Klinisch unterscheidet man eine tuberöse und eine maculo-anästhetische Form, deren Beginn meist ein kaum merklicher ist. Die ersten manifesten Hautsymptome erscheinen als hellrote, schwach erhabene Flecken, oder als Knötchen und diffuse, subkutane Infiltrationen. Bei der tuberösen Form kommt es häufig zu einem Konfluieren der erbsen- bis bohnengroßen Granulationsgeschwülste in der Haut, die ihr ein starres Aussehen geben (Facies leonina). Die Knoten ulzerieren besonders häufig in der Nase. Die maculo-anästhetische Abart wird beherrscht durch die Nervendegenerationen, wodurch es zu sensiblen und trophischen Störungen kommt. Die nekrotischen Prozesse dringen auch in die Tiefe und führen zu ulzerierten Verstümmelungen.

Durch Kombination beider Hauptformen entsteht die Lepra mixta oder completa. Die Lepraerkrankungen erstrecken sich meist über Jahrzehnte.

Der Leprabazillus wurde im Jahre 1873 durch den Norweger Armauer Hansen entdeckt, aber erst genau beschrieben 1879 durch A. Neisser. Er ist ein gerade gestrecktes, feinstes, unbewegliches Stäbchen von der ungefähren Länge und den tinktoriellen Eigenschaften des Tuberkelbazillus, wenn er sich auch etwas leichter färbt und entfärbt als dieser. Im Gewebe liegen sie hauptsächlich innerhalb von epitheloiden Zellen und Lymphozyten, aber auch frei in den Lymphspalten; ferner finden sie sich häufig im Nasensekret und ulzerösen Hautstellen. Sehr typisch ist in allen diesen Fundstätten ihr massenhaftes Vorkommen. Keulenformen und Verzweigungen sind auch nicht selten, was seine Verwandtschaft, wie auch des Tuberkelbazillus, zu den Streptotricheen anzeigt oder auch zu den „Mykobakterien“, unter welchen man diese Übergangsformen von Spaltpilzen zu niederen Fadenpilzen versteht (Baumgarten). Die Züchtung des Leprabazillus ist noch nicht einwandfrei gelungen, trotz aller darauf verwendeten Sorgfalt, ebensowenig gelingt die Übertragung auf Versuchstiere, trotzdem gelegentlich eine Überimpfung, auch mit Passagen, in die vordere Augenkammer von Kaninchen zur örtlichen Vermehrung der Bazillen und Metastasenbildung geführt hat.

Die Ansteckung von Mensch zu Mensch erfolgt schwer, erst ein längeres Zusammenleben mit Leprösen bringt die Krankheit zum Ausbruch, und auch dann nicht regelmäßig. Offenbar ist die Widerstandsfähigkeit des Menschen eine große, und zum Zustandekommen des Aussatzes muß noch eine persönliche Disposition (und klimatische?) vorhanden sein.

Diphtheriebazillen und diphtherieähnliche Bazillen.

Die Diphtherie oder Rachenbräune ist epidemisch schon im Altertum aufgetreten; um die Mitte des achtzehnten Jahrhunderts forderte sie zahlreiche Opfer auch in Deutschland. Der großen, im Jahre 1825 in Frankreich herrschenden Epidemie verdanken wir die klassische Beschreibung der Krankheit durch Brétonneau, welcher die Einheit der verschiedenen Erkrankungsformen der Rachen-, Kehlkopf- und Nasendiphtherie erkannte, und das Auftreten der lederartigen Häute dabei als pathognostisch schilderte. Mitte des neunzehnten Jahrhunderts trat sie erneut epidemisch bei uns auf, erlosch dann aber in den neunziger Jahren teils spontan, teils durch die Einführung der Behringschen Serumantitoxinbehandlung im Jahre 1894.

Die Diphtherie ist überall verbreitet, vorzugsweise jedoch in den gemäßigten und nördlichen Breiten. Die Hauptansteckungsquelle ist der Mensch, der auf dem Wege der Tröpfcheninfektion beim Sprechen, oder durch Hustenstöße bei tracheotomierten Erkrankten an Rachendiphtherie, die Erreger um sich verstreut. Indirekt erfolgt die Verbreitung durch Eß- und Trinkgeschirre und durch infizierte Taschentücher, ferner auch durch Urin, der nicht selten die Erreger enthält, seltener durch Nahrungsmittel oder Wasser. Dauerausscheider und Bazillenträger sind häufig. So konnten Diphtheriebazillen nachgewiesen werden unter 339 untersuchten Diphtheriekranken: weniger als 10 Tage bei 23%, mehr als 11 Tage bei 77%, mehr als 21 Tage bei 35%, mehr als 31 Tage bei 18%, mehr als 41 Tage bei 10%, mehr als 90 Tage bei 2% der Fälle (Scheller[1]). In der Erkenntnis der langen Ausscheidungsdauer von Diphtheriebazillen, sollen nach neuen Bestimmungen Kinder von der 12. Woche der Rekonvaleszenz an wieder zur Schule zugelassen werden, auch wenn die Ausscheidung noch nicht ganz beendet ist. Es kann dann angenommen werden, daß die Ansteckungsfähigkeit der Diphtheriebazillen praktisch nicht mehr ins Gewicht fällt. Die Diphtherie ist vorzüglich eine Kinderkrankheit, am häufigsten befallen werden die Altersklassen von 2 bis zu 5 Jahren, aber auch bis zum 15. Lebensjahre sind Erkrankungen häufig, und zwar bei beiden Geschlechtern ziemlich gleichmäßig. Disponierend wirken viel weniger soziale Lage als der Einfluß der Jahreszeit, insofern als die Wintermonate deutlich eine Zunahme der Erkrankungs- und Sterbeziffern an Diphtherie erkennen lassen. Viele Menschen erkranken auch bei günstigster Infektionsmöglichkeit niemals, weil sie eine angeborene Resistenz besitzen.

---

[1] Centralbl. f. Bakt., Bd. 40, H. 1, 1904.

Manchmal ist der Zahnarzt der erste, der gelegentlich einer Munduntersuchung auf die Diphtherie aufmerksam wird. Denn gerade an der Lippenschleimhaut kann sie bisweilen beginnen mit grauweißlichen Einlagerungen, welche der Stomatitis aphthosa gleichen können. Die eigentliche Rachendiphtherie folgt in solchen Fällen 3—4 Tage später.

Die Erkrankung an Diphtherie (*διφθέρα* = Haut) wird beherrscht durch die Vergiftung mit den Toxinen des Erregers. Diese Schädigungen sind einmal örtlicher Natur, die nach einer Inkubationszeit von 2—7 Tagen auftreten. Bei mäßigem Fieber entstehen entzündliche Vorgänge am Orte der Ansiedlung der Erreger, wobei das fibrinöse Exsudat die gequollene Epitheldecke der Schleimhäute nekrotisiert und teilweise abhebt, die unter Mitwirkung von eingewanderten Rundzellen zur Pseudomembran wird. Bei den schweren Diphtherieformen kommt es neben dieser Membranbildung zu gangränöser Tiefenwirkung, welche tiefgehende Substanzverluste an Tonsillen und Pharynx im Gefolge haben kann. Neben einem besonders virulenten Erreger spielen hier jedenfalls die in Mischinfektion vorhandenen Streptokokken mit eine Rolle.

Zu der lokalen Giftwirkung der Diphtherieerreger treten sodann sehr häufig noch Symptome einer allgemeinen Vergiftung, gegeben durch das Übertreten des Toxins in die Lymph- und Blutwege. In den seltensten Fällen jedoch kommt es zu einem Übertritt von Erregern in den Kreislauf, zu einer Diphtheriesepsis; wir haben es bei der Diphtherie mit einer exquisiten Intoxikationskrankheit zu tun. Zeichen einer Allgemeinvergiftung sind hohes Fieber, Delirien, Albuminurie und Schädigungen von Herz und Nieren; hinzu kommen dann in schwersten Fällen Lähmungen, die als „postdiphtherisch" fast immer erst in der Rekonvaleszenz auftreten, und hauptsächlich Gaumensegel- und Akkommodationslähmungen darstellen, weniger Lähmungen der Extremitäten. Bei letalem Ausgang tritt der Tod meist unter der Erscheinung der Herzlähmung ein. Charakteristische Veränderungen finden sich am Myokard, indem die einzelnen Muskelfasern durch Myolyse ödematös auseinandergedrängt werden und verfetten. Die Nieren zeigen das Bild der hämorrhagischen, parenchymatösen oder auch interstitiellen Nephritis. Die peripheren Nerven zeigen nicht selten fettige Degeneration der Markscheiden.

Der Diphtheriebazillus von Löffler ist ein sanft gekrümmtes, unbewegliches und sporenloses Stäbchen, welches häufig, besonders in Kulturen, Involutionsformen zeigt von Keulen- und Hantelform und knopfförmige Auftreibungen. Charakteristisch ist ferner die eigentümliche Lagerung der Bazillen in Handfingerform gespreizt oder pallisadenartig nebeneinander geordnet. Eine weitere Eigentümlichkeit, welche die Diagnosenstellung sehr erleichtert, ist das Vorhandensein von sogenannten Babes-Ernstschen Polkörperchen, vielleicht Ansammlung von Reservestoffen an den Enden des Protoplasmas, welche sich durch besondere Färbemethoden darstellen lassen.

Die Polkörperchen bestehen offenbar aus freier Nukleinsäure. Der Nukleinsäuregehalt der Diphtheriestäbchen ist nun aber sehr verschieden, dementsprechend haben auch nicht alle gleichmäßige Polkörperchen. Auf möglichst phosphorfrei gehaltenen Nährböden bleibt die Polkörperbildung aus. Diese Bildung scheint im umgekehrten Verhältnis zur Vermehrungsintensität der Bakterien zu stehen.[1] Schon bei Färbung mit gewöhnlichen Anilinfarben, besonders schön aber bei Färbung mit dem sog. Löfflerschen alkalischen Methylenblau, zeigt sich, daß die Stäbchen die Farbe nicht gleichmäßig annehmen, vielmehr an ihren Enden die Farbe besonders kräftig in den Polkörperchen festhalten. Diese Polkörperchenfärbung ist äußerst typisch für den echten Diphtheriebazillus, sie fehlt vollkommen oder ist nur sehr rudimentär entwickelt bei der Pseudodiphtherie und ähnlichen Bakterien. (Diphtheriebazillenfärbung siehe Methodik.) Bei Gramfärbung erweisen sie sich als gramfest, allerdings treten die Lücken und Polkörperchen hierbei nicht in die Erscheinung, desto schöner aber die unregelmäßigen Formen. Zieht man bei der Gramfärbung die Phase der Alkoholentfärbung in die Länge, stellt sich heraus, daß nur die Pseudodiphtheriebazillen auch hierbei noch die Gramfarbe festhalten, während der echte Diphtheriebazillus sich bei dieser protrahierten Alkoholeinwirkung (etwa 10 Min.) entfärbt.

Die Kultur gelingt am schönsten auf dem gleichfalls von Löffler angegebenen Blutserumnährboden, welcher elektiv das Wachstum des Erregers begünstigt, die Begleitflora, speziell Staphylokokken und Streptokokken, hingegen eindämmt (3 Teile Rinderserum, 1 Teil Traubenzuckerfleischbrühe bei ca. 90° C erstarrt). Auf diesem Blutserumnährboden wird das verdächtige Material, etwa ein mit Rachenabstrich beladener Wattetupfer, oder ein Membranteil ausgestrichen, derart, daß mehrere Kulturplatten oder -röhrchen hintereinander beschickt werden, so daß Verdünnungen resultieren. Der so beschickte Nährboden wird aërob bei 37° bebrütet; frühestens nach 6, meist nach 12—18stündigem Bebrüten zeigen sich die ersten Kolonien des Diphtheriebazillus in Form von kleinen gelbweißlichen, stecknadelkopfförmigen Scheibchen.

Die Gelatine wird nicht verflüssigt, die Fleischbrühe wird schwach getrübt unter Bildung eines krümeligen Bodensatzes. Traubenzucker wird zersetzt unter Bildung von Milchsäure, was sich nach 24 Stunden durch Rötung des zugesetzten Lackmus verrät, im Gegensatz zu den Pseudodiphtheriebazillen, welche keine Säure bilden. Milchzucker wird weder vom echten, noch von den Pseudodiphtherieerregern zersetzt, die Milch daher nicht koaguliert.

Es kann zweckmäßig erscheinen, zur Feststellung der Giftigkeit des vorliegenden isolierten Diphtherierregers, den Tierversuch anzustellen. Spritzt man Kaninchen oder Meerschweinchen geringe Mengen der Erreger

[1] Pesch (C. f. B. 1924).

subkutan ein, so sterben die Tiere nach 2—4 Tagen unter dem Bilde einer typischen Vergiftung. Auch hier findet sich in dem blutigen Ödem der Injektionsstelle bei der Sektion des Tieres kein Diphtheriebazillus mehr, ebensowenig wie in den Körpersäften, ein Beweis, daß die Gifte allein es sind, welche den diphtherischen Symptomenkomplex im wesentlichen verursachen. In der Tat kann man das gleiche Bild auch hervorrufen durch abgetötete und durch Kieselgurkerzen steril filtrierte Kulturen, also durch das Toxin allein.[1] Beim bestgeeigneten Versuchstier hierzu, dem Meerschwein, kommt es neben dem hämorrhagischen Ödem der Injektionsstelle zu einem Exsudat in Pleura und Herzbeutel, als besonders pathognomisches Zeichen außerdem zu einer starken Vergrößerung und Rötung der Nebennieren.

Die Diphtheriekulturen können eine große Verschiedenheit in der Virulenz aufweisen; ein Rückschluß aus der Meerschweinpathogenität auf die Virulenz des isolierten Erregers für den Menschen ist jedoch nicht angängig. Über das Diphtheriegift wissen wir nur, daß es, analog anderen echten Toxinen sehr thermolabil ist, schon Erhitzung auf 60° führt eine teilweise Zerstörung des in flüssigen Kulturen gewonnenen Diphtherietoxins herbei, 100° vernichtet es. Es war mit dem Gift des Diphtheriebazillus, daß Emil Behring seinen klassischen Versuch anstellte, der zeigte, daß der Körper gegen ein Toxin ein Antitoxin, d. h. Immunkörper als Gegengift produziert, worauf er dann seine Lehre von der „antitoxischen Immunität“ aufbaute. Solche Immunkörper werden gegen den Diphtheriebazillenleib selber nicht gebildet, „bakterizide“ Antikörper fehlen. Die Agglutination kommt als diagnostisches Hilfsmittel praktisch nicht in Frage, da sowohl die Gewinnung eines agglutinierenden Serums vom Tiere, wie auch die Probe der Zusammenballung selber hier auf Schwierigkeiten stößt.

Die Widerstandsfähigkeit der Diphtheriebazillen gegen Austrocknung ist ziemlich groß, so daß sie, an Gebrauchsgegenständen angetrocknet, durch trockenen Staub oder in vertrockneten diphtherischen Borken noch nach Monaten anstecken können. Gegen Licht, Erhitzung oder Desinfektionsmittel sind sie in geringem Grade resistent. Die Diphtherie unterliegt der Meldepflicht und dem Desinfektionszwang, wie andere hochansteckungsfähige Infektionskrankheiten. Die Desinfektion nach erfolgter Genesung, die sogenannte „Schlußdesinfektion“ steht in keinem rechten Verhältnis zu den aufgewandten Kosten und Unbequemlichkeiten, denn der Zeitpunkt der Genesung ist sehr schwankend und nicht immer gut festzustellen. Wichtig für die Verhütung der Verbreitung ist jedoch die Desinfektion am Krankenbett, die sogenannte „fortlaufende Desinfektion“ der Ausscheidungen, Eßgeschirre und Wäsche, endlich die Isolierung des Kranken. Die Angehörigen sind tunlichst auf Bazillenträger zu durchsuchen, häufiges Mundspülen etwa

[1] Die minimal tödliche Dosis für das Meerschwein beträgt 0·005 ccm.

mit 1%iger Wasserstoffsuperoxydlösung denselben anzuempfehlen. Erst nach dreimalig negativem Ausfall der bakteriologischen Untersuchung des Nasen- und Rachenschleims, in Abständen von 2 Tagen, soll die Aufhebung der Vorsichtsmaßregeln erfolgen.

Die Behringsche Schutzimpfung mit Diphtherieserum, zuerst im Jahre 1894 angewandt, ist eine äußerst wichtige Bekämpfungsmaßnahme, die, richtig angewandt, auch therapeutisch von unzweifelhaftem Einfluß auf den Verlauf der Krankheit ist. Wichtig ist allerdings, daß das Serum möglichst frühzeitig gegeben wird, am besten sofort beim ersten Verdacht, spätestens aber in den zwei ersten Tagen der Erkrankung; auch soll die Serumdosis nicht zu klein bemessen sein (1500—2000 I. E. = Immunisierungseinheiten), bei schweren Fällen 3000 bis zu 10000 I. E., nötigenfalls mehrmals, bei postdiphtherischen Lähmungen bis zu 50000 I. E. Die Art der Serumapplikation ist am besten die intravenöse, nach ihr ist die intramuskuläre die ratsamste. Seit der allgemeinen Einführung der Behringschen Schutzimpfung ist die Sterblichkeit an Diphtherie fast plötzlich, und zwar in allen Kulturstaaten erheblich zurückgegangen. In der Stadt Berlin sank die Mortalitätsziffer nach Einführung der Serumbehandlung von rund 47% auf 13%. In der Vorserumzeit starben von den tracheotomierten Kindern 77·5%, seit Einführung des Serums nur 52·4%. In Deutschland starben an Diphtherie Kinder im Alter von 1—15 Jahren in den Jahren 1892/93 113259; im Jahre 1900/01 aber nur 33219 und 1912/13 nur mehr 20448.

Schickprobe

Zum Nachweis, ob genügend Antitoxin im Körper kreist zur Neutralisation des Diphtheriegiftes, empfahlen Michiels und Schick, die intrakutane Einspritzung einer bestimmten Menge Diphtherietoxins. Es gestattet dies Verfahren die Empfänglichkeit eines Menschen für Diphtheritis festzustellen. Eine eindeutig negative Schickprobe schließt eine klinische Diphtherieerkrankung aus.

Zur Anstellung der Schickprobe wird genau intrakutan auf der Beugeseite des Unterarms in der Mitte zwischen Ellenbeuge und Handgelenk 0·1 ccm des nach Vorschrift verdünnten Giftes injiziert. Mit einer Kontrollösung, die jedoch durch 10 Minuten langes Erhitzen unwirksam gemacht worden ist, wird am anderen Arme ebenso geprüft.

Bei positivem Ausfall der Probe entsteht nach 24—36 Stunden eine Schwellung und Rötung, die am 4. Tage den Durchmesser von 2 cm erreicht. Nach 8—10 Tagen verschwinden diese unter örtlicher Pigmentierung. Der Kontrollarm zeigt keine Reaktion.

Bei negativem Ausfall ist die Injektion an beiden Armen spurlos verlaufen.

Die Serumbehandlung vor allem bei Diphtherie, aber auch anderer Infektionskrankheiten, hat manchmal unangenehme Nebenerscheinungen im Gefolge, die man unter dem Namen der Serumkrankheit[1] zusammenfaßt. Darunter versteht man

[1] v. Pirquet u. Schick, Die Serumkrankheit. Wien 1905.

die Störungen, die nach der einmaligen, häufiger nach der wiederholten Injektion von Serum auftreten: 5 bis 12 Tage nach der Injektion treten Urticaria und Hautausschläge, Fieber, Ödeme, Gelenkschmerzen, Durchfälle, teils zusammen, teils als Einzelsymptome auf. Sie beruhen auf der Reaktion mancher Organismen auf das ihnen einverleibte körperfremde Pferdeeiweiß, eine Überempfindlichkeit oder Anaphylaxie, die man wesensgleich bei Tieren, spez. dem Meerschwein, kennt (s. auch Anaphylaxie).

Die Serumkrankheit kann vermieden werden zunächst durch kleinere Gaben von Serum, was zur Voraussetzung hat, daß die Antitoxinmenge in dem Serum erhöht, dieses also hochwertiger gegeben wird. Da die Serumüberempfindlichkeit meist bei intravenöser Darreichung auftritt, kann diese vermieden werden, wenn man bei erneuter Diphtherieseruminjektion die intramuskuläre Injektion wählt. Da nur die Reinjektion des Serums der gleichen Tierart anaphylaktische Erscheinungen auslöst, kann man bei erneuter Injektion oder als prophylaktisches Serum, zu Serumspender eine andere Tierart wählen als das übliche Pferd, z. B. Ziegen, Hammel und hauptsächlich Rinderserum.

Man kann ferner, um die Bildung antianaphylaktischer Körper im Blute anzuregen, bei Reinjektionen der Hauptserumdosis eine kleine Serumdosis vorausschicken, wodurch die Gefahr der wiederholten Serumeinspritzung gleichfalls sehr vermindert wird. Eine Einspritzung von Serum wird sich aber dort überhaupt erübrigen, wo das Blut bereits genügende Mengen von Antitoxin präformiert enthält. Dies kann erwiesen werden dadurch, daß man Blutserum von dem zu prüfenden Patienten zusammen mit Diphtheriegift in die Haut vom Meerschwein spritzt. Bleibt die Entzündung in der Haut aus, war Antitoxin in dem Blutserum des Patienten in genügenden Mengen vorhanden, um das Gift abzusättigen.

In der neueren Zeit hat viel Aufsehen erregt die Behauptung, der gleiche gute Schutz gegen Diphtherie könne mit gewöhnlichem Pferdeserum erreicht werden (Bingel[1]). In großen Versuchsreihen haben nun allerdings für die Diphtherie Kolle und Schlossberger[2] die große Bedeutung des Antitoxingehalts erneut dargetan. Inwieweit aber der nicht abgestimmten Komponente der Heilseren neben der spezifischen Antikörperkomponente Bedeutung zukommt, ist noch nicht endgültig entschieden. Die Beeinflussung auch durch Proteinkörper als solche, ist nicht von der Hand zu weisen.

Wunddiphtherie Die Kriegs- und Nachkriegszeit hat uns erneut bekanntgemacht mit der sog. „Wunddiphtherie". Hiermit bezeichnet man das Vorkommen von Diphtheriebazillen auf offenen Wunden, wodurch diese eine ernste Gefährdung der Patienten sowohl wie auch der Umgebung darstellen. Bei Neugeborenen, besonders in Entbindungsanstalten, wird gelegentlich eine Nabeldiphtherie beobachtet. Der Prozentsatz in dem diese Bazillen gefunden werden, schwankt; man hat sie gelegentlich in ungefähr 17% von Wundabstrichen feststellen können.

Da die äußere Form der Diphtheriebazillen eine Unterscheidung der Wunddiphtheriebazillen von den übrigen kaum gestattet, entscheidet der

[1] Beh. der Diphtherie mit gew. Pferdeserum. Leipzig, Vogel, 1918.
[2] Med. Klinik 1919, Nr. 4.

Tierversuch in Zweifelsfällen. Manchmal findet man auch diphtherieähnliche Stäbchen, gelegentlich auch als „Paradiphtheriebazillen" bezeichnet, welche die Zuckerart, Saccharose, unter Säurebildung vergären, ein Vermögen das echten Diphtheriebazillen abgeht.

Pseudodiphtheriebazillen

In Konkurrenz zu den echten Diphtheriebazillen treten nicht selten die ihnen ähnlichen Pseudodiphtheriebazillen, die als harmlose Keime in Nasen- und Rachenhöhle gefunden werden. Immerhin sind einzelne abweichende morphologische und biologische Merkmale genügend stark ausgeprägt, um ihre Differenzierung leicht zu ermöglichen. Der Pseudodiphtheriebazillus ist kürzer und plumper, die Polkörperchen sind entweder gar nicht oder viel kümmerlicher (manchmal an einem Pol) entwickelt als beim echten Diphtheriebazillus. Die typische Lagerung fehlt vielfach. Wie oben schon bemerkt, bleibt der Pseudodiphtheriebazillus gramfest bei einer Dauer der Alkoholeinwirkung, bei welcher sich der echte Diphtheriebazillus bereits entfärbt. Sie wachsen schon auf gewöhnlichem Agar, die Kolonien auf Löfflerserum sind nach halbtägigem Wachstum kleiner und weißlicher, als die des echten Diphtheriebazillus. Sie bilden keine Säure und sind nicht pathogen im Tierversuch.

Die sogenannten Xerosebazillen sind diphtherieähnliche Stäbchen, die im Konjunktivalsack und in dem Sekret der Augenbindehaut, häufig die Koch-Weekschen Konjunktivitisbazillen begleitend, vorkommen. Eine Zeitlang sind beide irrtümlicherweise auch für identisch gehalten worden. Ihre Ähnlichkeit mit den echten Diphtheriebazillen ist vielfach etwas weitgehender als bei den Pseudodiphtheriebazillen des Rachens; die Unterscheidungsmerkmale sind aber auch hier genügend ausgeprägt.

Vibrionen.

Vibrio Cholerae asiaticae

Vibrio Cholerae asiaticae. In Indien ist die Cholera seit Menschengedenken heimisch. Die Verschleppung der asiatischen Cholera erfolgt hauptsächlich durch die heimkehrenden Mekkapilger und den Wasserverkehr. Auf den großen Karawanenstraßen drang sie häufig aus ihren Stammgebieten in Indien auch nach Europa ein; einmal über den Suezkanal nach Ägypten und von hier aus nach den Mittelmeerhäfen, sodann über Kleinasien und das Schwarze Meer nach dem südlichen Rußland. 1892 bis 1894 sind ihr an die 800000 Menschen in Rußland erlegen. In den Jahren 1904—1909 wurde sie auch im europäischen Rußland endemisch und wurde die Quelle zahlreicher Epidemien, die auch nach Deutschland ihre Ausläufer schickten. Von Osten her folgt sie meist den Wasserverkehrsstraßen des Oder-, Warthe- und Weichselflusses. 1892 erfolgte der Ausbruch der großen Choleraepidemie in Hamburg, der von Ende August bis Ende Oktober fast 18000 Menschen zum Opfer fielen mit einer Sterblichkeit von 50·8%.

Diese Hamburger Choleraepidemie des Jahres 1892 ist Musterbeispiel einer Wasserepidemie geworden. Nachdem R. Koch 1883 zuerst aus Choleraleichen, und am 8. Febr. 1884 in einem Eingeborenen-Vorort Kalkuttas zum ersten Male außerhalb des menschlichen Körpers die Choleraerreger in einem Wassertank nachgewiesen hatte[1], sind sie des häufigeren in Fluß- und Leitungswasser als Ursachen von kleineren Epidemien nachgewiesen worden. 1892 trat der „explosionsartige" Charakter solcher durch Trinkwasser verursachten Epidemieausbrüchen besonders deutlich zutage. Die Seuche trat zunächst unter den wohl durch russische Auswanderer infizierten Hafenarbeitern auf, dem ganz plötzlich Massenerkrankungen von 1000 Personen an einem Tage folgten. (Steiler Anstieg der Kurve und steiler Abfall beim Erlöschen.) Das Ausbreitungsgebiet der Cholera deckte sich mit dem „Wasserfeld", dem Rohrnetz der Hamburger Wasserleitung. Ursache war, daß Hamburg sein Leitungswasser damals unfiltriert oberhalb der Stadt durch Kanäle der Elbe entnahm, wobei durch die Flutbewegung ein Rückstauen des Hafenwassers bis zu jener Entnahmestelle erfolgte. Interessant und beweiskräftig war, daß in dem Stadtgebiete Altonas, das ganz unmerklich in dasjenige Hamburgs übergeht, nur sehr wenige Fälle vorkamen. Dies war dadurch bedingt, daß Altona eine gesonderte Wasserversorgung hatte; die wenigen Altonaer Fälle infizierten sich auf Hamburger Gebiet durch Kontakt, wie überhaupt an ausgedehnte Trinkwasserepidemien sich nicht selten Kontaktinfektionen anzuschließen pflegen. Im Gegensatz zu den Wasserepidemien haben wir es bei den Kontaktepidemien nur mit einzelnen örtlichen getrennten Gruppen von Erkrankungen zu tun, die sich auf einzelne Häuser und Familien erstrecken. (Flacher Anstieg der Kurve und allmählicher Abfall beim Erlöschen.)

Außer Wasser können auch Nahrungsmittel, die mit infiziertem Wasser gereinigt wurden, wie Gemüse und Obst oder Milch, mit cholerainfiziertem Wasser in Berührung gebracht, zur Verbreitung der Seuche beitragen, ebenso Fliegen, die auf Cholerafäzes gesessen.

Die direkte Übertragung durch Kontakt, von Mensch zu Mensch, durch Pflegepersonal oder Wäsche und Dejekte der Erkrankten ist bei der Cholera selten. Dauerausscheider, etwa wie beim Typhus, gibt es bei der Cholera nicht. Aber wie beim Typhus gibt es in der Umgebung Cholerakranker häufig Personen, die, ohne selbst zu erkranken, dennoch vollvirulente Choleravibrionen ausscheiden. Diese Bazillenträger spielen für die Epidemiologie der Cholera eine große Rolle. Im allgemeinen dauert aber bei der Cholera — im Gegensatz zum Typhus — diese Ausscheidung der Bazillenträger, ebenso übrigens wie diejenige der Cholerarekonvaleszenten, nur 14 Tage.

Die Beobachtung, daß gewisse Gegenden und Ortschaften besonders stark von der Seuche heimgesucht wurden, und diese bei uns nicht gleichmäßig einen ganzen Landstrich überzieht, wurde von Pettenkofer in München irrtümlicherweise so gedeutet, daß zu dem, Pettenkofer noch unbekannten Ansteckungsstoff gewisse disponierende Momente hinzutreten müssen, um eine Epidemie aufflammen zu lassen. Nach dieser lange in Geltung gewesenen „lokalistischen Lehre" sollten die Krankheitserreger — auch für Typhus und Ruhr sollte dies Geltung besitzen — nur dann infektionsfähig sein, wenn sie vorher im Boden einen Reifungsprozeß durchgemacht hätten. Eine gewisse Durchlässigkeit des Bodens, eine mittlere Feuchtigkeit und Temperatur neben starker Verschmutzung des Bodens mit organischen Produkten, koinzidierend mit einem begünstigenden Sinken des Grundwasserstandes, sollten die notwendige örtliche und zeitliche Disposition für Epidemien schaffen. Die Übertragung selber, speziell der Cholera, sollte dann auf dem Luftwege geschehen. Diese epidemiologischen Anschauungen haben heute nur mehr historisches Interesse (Kruse[2]) (S. auch S. 107).

[1] Bericht a. d. K. Gesundh.-Amt, III. Bd., 1887.

[2] C. f. allg. Ges.-Pflege 1906.

Die Krankheit befällt vorzugsweise geschwächte Individuen und Kinder, häufig bei bestehendem Magendarmkatarrh, welcher die notwendige Anazidität für die Magendurchwanderung des Vibrio schafft, der gegen bereits minimale Säuremengen äußerst empfindlich ist. Die Seuche bevorzugt den Sommer und Herbst. Im Dünndarm kann die Ansiedlung und Vermehrung der Erreger erfolgen, begünstigt durch die normal alkalische Reaktion. Es kommt zu profusen Diarrhöen; nebenher geht die Einwanderung der Erreger in das hyperämische Darmepithel, diese zur Abstoßung bringend, wodurch die Resorption des Choleragiftes durch die Lymphgefäße erfolgt, während ein Übertritt von Erregern in die Blutbahn kaum stattfindet. Massenhaft erfolgt die Ausscheidung der Choleravibrionen mit den reiswasserähnlichen Entleerungen der Kranken. Der starke Wasserverlust bedingt die Eintrocknung der Haut, Schleimhäute und Stimmbänder (tonlose Stimme = „vox cholerica") und die typisch zyanotische Verfärbung derselben, Sistierung der Harnsekretion, außerdem die Eindickung des Blutes. Als Ausdruck der schweren Intoxikation mit dem Gifte des Choleravibrio treten Herzschwäche, Erbrechen, Muskelkrämpfe tonischer Art, schwere Nierenreizung und Störungen der wärmeregulierenden Zentren auf, welche die Körpertemperatur bis zu subfebrilen Werten sinken läßt (32° C und weniger). In den schweren Fällen tritt der Tod bereits nach einigen Stunden ein, die Mortalität beträgt hier fast 60%; leichtere Formen, die sogenannte „Choleradiarrhöe" und die „Cholerine" haben wesentlich günstigere Prognose. Die eigentliche Choleraerkrankung mit ihren charakteristischen Symptomen kann ein neues Gesicht erhalten durch das Hinzutreten von mehr typhösen Symptomen (Sensoriumtrübung, hohes Fieber und das Choleraexanthem): das „Choleratyphoid", wohl Ausdruck einer akuten allgemeinen Vergiftung mit freiwerdendem Gifte der Choleravibrionen, bei Zerfall derselben.

(Die „Cholera nostras" genannte Erkrankung ist eine Nahrungsmittelvergiftung, bei der hauptsächlich Paratyphusbazillen im Spiele sind. Manche klinische Symptome erinnern an die Cholera, so die Reiswasserstühle, Zyanose und Muskelkrämpfe.)

Der Erreger der Cholera asiatica ist ein leicht gekrümmtes Stäbchen, das eine Windung einer Schraube darstellt oder nur das Segment einer Windung, die in verschiedenen Ebenen liegt, so daß die Bezeichnung „Kommabazillus" der Morphologie des Erregers nicht ganz gerecht wird. Bei Aneinanderreihung mehrerer dieser Vibrionen genannten Choleraspirillen entstehen zopfartige Gebilde; aber auch gestreckte Formen und Degenerationsformen von ovaler oder fadiger Gestalt können in Kulturen auftreten. Es gibt Stämme, welche erheblich vom gewöhnlichen Wachstumstyp abweichen. Die Beweglichkeit ist äußerst lebhaft, „mückenschwarmartig". Sie sind gramnegativ; am stärksten färben sie sich mit verdünntem Karbolfuchsin (1:10). Meist gelingt es schon in direktem Ausstrichpräparat der mit dem diarrhöischen Stuhle entleerten Schleimflocken, die Vibrionen massenhaft, scheinbar in Reinkultur, nachzuweisen; die Lagerung im ausgestrichenen, schleimigen Material erscheint dabei „fischzugartig“. Der kulturelle Nachweis zur schnellen Diagnose basiert auf dem lebhaften Sauerstoffbedürfnis der Vibrionen. Es wird dabei eine Anreicherung des Materials in 1%igem Peptonwasser vorgenommen, derart, daß etwa 1 ccm Fäzes mit 50 ccm Peptonwasser für 6—10 Stunden bei 37° bebrütet werden. In vielen Fällen gelingt nach dieser Zeit schon der Nachweis der Erreger an der Oberfläche der Flüssigkeit. Die Choleravibrionen wachsen auf allen Nährböden mit ausgesprochen alkalischer Reaktion; einen Elektivnährboden stellt daher der Dieudonnésche Blutalkaliagar dar (s. Methodik). Die Kolonie auf Gelatine, wenn 3—4 Tage alt, hat ein Aussehen „wie mit Glassplittern bestreut“, im Gelatinestich wird diese trichterförmig verflüssigt. Säure bildet er wenig. Hämolysin wird von manchen Stämmen gebildet, von vielen nicht, so daß der Blutagarnährboden als differentialdiagnostisches Hilfsmittel nicht in Betracht kommt.

Im Wasser bietet das Aufsuchen von Choleravibrionen nur Aussicht auf Erfolg bei Anreicherung des verdächtigen Wassers (siehe Methodik).

Der Choleravibrio vermag in eiweiß- und peptonhaltigen Nährböden Indol zu bilden, gleichzeitig aber auch die in dem Nährboden enthaltenen Nitrate zu Nitriten zu reduzieren. Fügt man zu einer eintägigen flüssigen Kultur von Choleravibrionen einige Tropfen einer reinen Mineralsäure, so tritt eine purpurrote Färbung auf, beruhend auf dem Zusammentritt von freiwerdender salpetriger Säure und Indol zum roten Nitrosoindol. Diese Cholerarotreaktion wird jedoch auch bei einigen choleraähnlichen Vibrionen beobachtet.

Von den Immunitätsreaktionen ist wichtig die Prüfung auf Agglutinine und diejenige auf Bakteriolysine; praktische Bedeutung kommt aber wohl lediglich ersterer zu. Die agglutinierende Eigenschaft des Choleraserums (spezifisches Serum, stammend von mit Choleravibrionen vorbehandelten Tieren) ist eine streng spezifische, insofern, als choleraähnliche Vibrionen von einem solchen Immunserum nicht zusammengeballt werden in entsprechenden Verdünnungen (Verdünnung von 1:1000 und höher). Allerdings geht die Bildung der Agglutinine auch bei der Cholera durchaus nicht immer parallel der Schwere der Erkrankung (Bürgers[1]). Während in choleraepidemiefreien Zeiten Vibrionen sich im menschlichen Darme jedenfalls nur sehr selten finden — nach manchen Untersuchern gar nicht (Meinicke und Rothe[2]) — ist auffallend der häufige Befund von Vibrionen in den menschlichen Fäzes zu Zeiten von Choleraepidemien. Diese Vibrionen stimmen manchmal in allen kulturellen Einzelheiten mit den echten, virulenten Choleravibrionen überein; eine Unterscheidung wird in solchen Fällen (sog. „atypische“ Choleravibrionen) nur möglich sein durch die negativ

[1] Hyg. Rundsch. 1910, Nr. 4.
[2] D. m. W. 1909, Nr. 36.

ausfallende Agglutinationsprobe und gleichzeitig durch die fehlende Virulenz im Tierversuch bzw. Pfeifferschen Versuch. Dieser Pfeiffersche Versuch (siehe auch Methodik), d.h. die Prüfung im Meerschweinkörper auf spezifische Bakteriolysine (siehe Allgemeiner Teil), stellt ein zuverlässiges, wenn auch umständliches Mittel dar, den Vibrio cholerae von ähnlichen, aber saprophytischen Vibrionen zu trennen, denn er liefert ein positives Ergebnis nur bei virulenten Kulturen.

Spontan kommt die Cholera bei Tieren nicht vor. Bei Einführung durch den Magendarmkanal gelingt es nur bei künstlicher Abstumpfung der Salzsäure des Magens mit Sodalösung und Aufhebung der Darmperistaltik durch Opiumgaben, bei Meerschweinen und jungen Kaninchen ein choleraähnliches Vergiftungsbild zu erzeugen.

Bei Injektion in die Bauchhöhle jedoch töten virulente Cholerakulturen Meerschweine in der Dosis von $^1/_{10}$ Öse ($= 0 \cdot 2$ mg Kultur von Agaroberfläche) bis $^1/_{40}$ Öse, weniger toxische Stämme erst bei Injektion von $^1/_3$ bis $^1/_2$ Öse.

Die Toxine, welche vom Choleravibrio gebildet werden, sind solche, die eng mit der Bakterienzelle verbunden sind, also „Endotoxine", während andere Gifte, welche als Sekrete der Bakterien in die Umgebung übergehen, also „Ektotoxine", nicht gebildet werden. Dementsprechend kann man auch mit Filtraten von jungen Cholerakulturen in Fleischbrühe, die keine Vibrionenleiber enthalten, auch mit großen Mengen keine Giftwirkung erzielen, während dies mit Filtraten von alten Kulturen möglich ist, weil in diesen bereits große Mengen von Vibrionen zugrunde gegangen und ihre Endotoxine in Freiheit gesetzt sind.

Die Behandlung Cholerakranker mit Schutzserum hat keine Aussicht auf Erfolg, da das Blutserum choleraimmunisierter Menschen und Tiere wohl bakteriolytische, also bakterienauflösende Eigenschaften, jedoch keine antitoxischen, giftneutralisierenden Eigenschaften besitzt. Es könnten also Seruminjektionen hier direkt schädlich wirken, weil sie durch plötzliche Auflösung vieler Vibrionen eine Überschwemmung des Körpers mit deren Giftstoffen zeitigen würden.

Anders die Schutzimpfung mit abgetöteter Kultur (Pfeiffer und Kolle[1]). Hier genügen, um einen wirksamen Schutz zu verleihen, eine erstmalige subkutane Injektion einer Normalöse ($= 2$ mg) Kultur von Agar, die in 1 ccm physiologischer Kochsalzlösung aufgeschwemmt und eine Stunde bei 58^0 abgetötet wurde, der eine zweite Injektion der doppelten Dosis ($= 4$ mg) nach einer Woche folgt. Mit $0 \cdot 5\%_0$ Phenol versetzt, ist der Impfstoff lange haltbar. Der verliehene Schutz, einhergehend mit einer Erhöhung der spezifischen Agglutinine und anderer Antikörper im Serum des

[1] Handb. v. Kolle-Wassermann, III. Aufl., Bd. IV, Z. f. Hyg. u. Inf., Bd. 11.

Geimpften, währt viele Monate, wie die Massenimpfungen der Osttruppen im Weltkriege erwiesen.

Die Resistenz der Choleravibrionen ist gering. Durch Sonnenlicht und bei Austrocknung werden sie meist im Verlaufe einer Stunde abgetötet, in Eis jedoch können sie sich tagelang infektionstüchtig halten. Alle chemischen Desinfektionsmittel haben ein leichtes Spiel mit ihnen, 1% Phenol tötet sie in 5 Minuten, Sublimat sogar in extremen Verdünnungen ab. In Leitungswasser hält er sich mehrere Tage, in verunreinigten Wässern der Flüsse aber viele Wochen lang.

Bei der großen Labilität des Choleraerregers gelingt die Verhütung der Seuchenentstehung unschwer, falls das Haupterfordernis der frühzeitigen Erkennung jedes einzelnen Cholerafalles erfüllt wird. Alle choleraverdächtigen Krankheitsfälle unterliegen daher der Anzeigepflicht durch den Arzt oder den Haushaltungsvorstand; Erkrankte und ihre Umgebung sind streng zu isolieren, bis keine Ausscheidung von Choleravibrionen bei mehrmaliger Untersuchung der Fäzes mehr nachgewiesen werden kann. Alle Ausscheidungen und Wäschestücke, sowie Eß- und Trinkgeschirre, Badewässer, sind genau zu desinfizieren. Die Wohnungsdesinfektion kann unterbleiben, angesichts der geringen Lebensdauer der Vibrionen außerhalb des menschlichen Körpers, und da außerdem Luft und Staub Cholerakeime nicht übertragen.

Der persönliche Schutz wird sich darauf beschränken können, peinlichst dafür zu sorgen, daß keine Choleravibrionen durch den Mund aufgenommen werden; Gebrauch lediglich abgekochten Wassers zu Epidemiezeiten und Vermeidung von Magendarmstörungen. Internationale Übereinkommen (Dresdener Cholerakonferenz von 1893 und Pariser Konferenz von 1903) sorgen dafür, daß beginnende Choleraherde den Staaten mitgeteilt werden. In Deutschland sorgen Choleraüberwachungsstellen namentlich an den von Rußland kommenden Flußläufen zu Epidemiezeiten, daß durch den Schiffs- und Floßverkehr keine Einschleppung von Cholera erfolgt.

Choleraähnliche Vibrionen sind zahlreich, ihre Verwandtschaft zu dem Erreger der Cholera wahrscheinlich. Der Vibrio Metschnikoff, bei einer Geflügelseuche in Rußland gefunden, ist nur pathogen für Tauben, Hühner und Meerschweine. Sein Wachstum ist üppiger, auch auf Gelatine, welches durch reichliches proteolytisches Ferment des Erregers rascher verflüssigt wird, als dies beim Vibrio cholerae der Fall. Der Vibrio Metschnikovi ist kürzer und meist gekrümmter als sein für Menschen pathogener Verwandter.

In verschmutzten Gewässern sind außerdem eine große Menge von Wasservibrionen gefunden worden, die sich durch das Fehlen der oben beschriebenen Immunitätsreaktionen auszeichnen, dafür aber häufig Phosphoreszenz zeigen.

Bazillen der hämorrhagischen Septikämie.

Für die menschliche Pathologie von Interesse ist nur ihr Vertreter, welcher der Erreger der meist bekannten und gefürchteten Pandemien ist, der Pest. Ursprünglich nur im Orient heimisch, hat sie in wiederholten, mächtigen epidemischen Wellen auch Europa überschwemmt, und die größten Opfer wohl im 14. Jahrhundert gefordert. Als „schwarzer Tod" (so benannt nach dem hämorrhagischen Auswurf und den Blutungen in die Haut), soll die Pest damals den vierten Teil der Bevölkerung der Erde dahingerafft haben. Seit der Mitte des 18. Jahrhunderts ist der westliche Teil Europas von der gefürchteten Seuche verschont geblieben; die Mandschurei erlebte aber noch 1910/11 ein mächtiges Aufflackern. Hauptgebiete, wo die Pest endemisch geworden ist, sind Indien, China und Zentralafrika. Sie verbreitet sich nicht explosionsartig, denn die Übertragung erfolgt nicht durch Wasser, sondern von Mensch zu Mensch, oder durch Vermittlung pestinfizierter Tiere. Von diesen sind es hauptsächlich die Ratten — weniger Murmeltiere oder Mäuse —, welche als Überträger fungieren, da der Pesterreger bei den Ratten überaus verbreitet ist. Die Epizootie der Ratten in Betracht kommen die graue Wanderratte, Mus decumanus, hauptsächlich bei uns verbreitet; ferner die Mus rattus, die schwarze Schiffsratte, früher auch bei uns heimisch, aber von der Wanderratte verdrängt; endlich die Mus alexandrinus, die braungraue ägyptische — oder Edelratte, wird nun durch ihre Flöhe weiterverbreitet, und zwar vorwiegend durch den in allen Erdteilen anzutreffenden sogenannten indischen Rattenfloh, den Pulex cheopis. Chronisch hält sich die Pest auf den genannten Nagetieren einmal durch diese Parasiten, dann aber auch durch die Gewohnheit des Benagens ihrer verendeten Gefährten, weniger durch die Exkremente. Seit alters her ist bekannt die große Rattensterblichkeit, welche der menschlichen Pest vorauszugehen pflegt; die Flöhe verlassen dabei ihre Wirtstiere und gehen auf den Menschen über. Von den beiden Hauptformen der Pest, die Beulen- oder Bubonenpest und die Lungenpest, ist die erstere die stets in erster Linie auftretende Seuchenform, sie tritt im Sommer auf und wird durch die Ratten verschleppt (Gotschlich[1]). Pest

Die Lungenpest macht Winterepidemien, sie überträgt sich hauptsächlich von Mensch zu Mensch durch Tröpfcheninfektion, entsprechend dem engeren Zusammenwohnen der Eingeborenen zu dieser Jahreszeit. Die Pest ist eine Krankheit überwiegend der kühlen Monate.

Die wichtigste Form der Pest, die Bubonen- oder Drüsenpest, hat als Eintrittspforte in den Menschen die Haut, in welche die Erreger durch Flohstiche, Kratzeffekte oder auch Flohexkremente meist reaktionslos eindringen, um von hier aus durch die Lymphbahnen in die regionären Lymphdrüsen verschleppt zu werden, hier eine hämorrhagisch eitrige Entzündung

[1] Z. f. Hyg., B. 32 u. 35.

mit mächtiger Vermehrung der Bazillen setzend. Eine weitere Proliferierung der Infektion der Drüsen erfolgt auf dem Lymphwege oder durch die Blutbahn (Pestseptikämie), wenn ein Einbruch einer vereiterten Lymphdrüse in diese erfolgt. Der häufigste Sitz des primären Pestbubo ist die Leistengegend.

Die Mortalität bei der Bubonenpest beträgt 30—90%.

Bei der Lungenpest erfolgt die Infektion durch die Aufnahme von infizierten Tröpfchen der hustenden Pestpneumoniker, eine Infektion durch Staub ist unwahrscheinlich, da die Pestbazillen die Eintrocknung nicht vertragen. Die primäre Pestpneumonie ist selten, sehr häufig entsteht sie aber sekundär durch Metastase auf dem Blutwege oder durch Aspiration bazillenhaltigen Rachensekrets. Der Tod bei Pestpneumonie erfolgt in fast 100%, meist schon in den ersten Tagen, unter dem Bilde einer Septikämie. Häufig sind die hier kurz skizzierten Krankheitsbilder vergesellschaftet von Hautblutungen und Pusteln, deren seröser Inhalt Pestbazillen enthält (Hautpest).

Die Krankheit führt in allen Fällen zu einer früh einsetzenden Herzschwäche, Folge der Intoxikation des Körpers mit den Endotoxinen des Erregers.

Der Pestbazillus fällt auf durch seine kurze, plumpe Gestalt, an den Enden abgerundet. Eigentümlich ist ihm eine große Pleomorphie, Involutionserscheinungen von Keulen-, Ring- und Trommelform finden sich häufig, auch schon in Organausstrichen. Er ist unbeweglich, hält die Gramfarbe nicht.

Charakteristisch ist auch die Polfärbung, welche am besten so angestellt wird, daß man die lufttrockenen Ausstriche nicht über der Flamme fixiert, sondern mit Alk. absolut. übergießt und abflammt, sodann mit verdünntem Karbolmethylenblau (1 : 10) färbt. Die stärkere Tinktion der Polenden gegenüber dem übrigen Bakterienleib springt dann sofort in die Augen.

Das Wachstum des Erregers erfolgt auf allen Nährmedien, am besten bei einer Temperatur von 25—30°, aber auch gut bei Eisschranktemperatur, so daß man auf diesem Wege eine Isolierung des Erregers aus seinen verunreinigenden Begleitbakterien erreichen kann. Das Wachstum auf der Oberfläche der festen Nährböden erfolgt langsam, die 48stündigen Kolonien zeigen durchsichtige Beschaffenheit, helle Randzone mit gelblichem Kern. Gelatine wird nicht verflüssigt, in Fleischbrühe bildet sich ein krümeliger Bodensatz von kettenbildenden Bazillen, auf der Oberfläche ein Häutchen.

Die künstliche Infektion der Ratten zu diagnostischen Zwecken erfolgt subkutan an der Schwanzwurzel, diejenige der Meerschweine durch Einreiben von pestbazillenhaltigem Material auf die rasierte Bauchhaut. Es gelingt so in 1—2 Tagen die Bazillen in den Leistendrüsen der Tiere nachzuweisen, wenn auch nur einige Pestbazillen eingerieben wurden. Die Meerschweine verenden nach 3—4 Tagen.

Die diagnostischen Serumreaktionen versagen bei der Pest, auch die Agglutinationsfähigkeit des Blutserums Pestkranker ist zu gering und zu schwankend, als daß ihr Nachweis von Vorteil wäre. Einmaliges Überstehen der Pest verleiht aber jahrelangen Schutz.

Gegen Kälte ist der Pestbazillus sehr widerstandsfähig; durch Erhitzen auf 60° wird er in einer Stunde, durch direktes Sonnenlicht in wenigen Stunden abgetötet. Austrocknung verträgt er schlecht, er geht dabei in einigen Tagen ein, durch 1‰ Sublimat in einigen Sekunden. In feuchtem Vehikel wie Nahrungsmittel oder feuchten Kleidungsstücken, Organen, bleibt er wochenlang infektionstüchtig.

Durch Immunisierung von Pferden mit abgetöteten, später mit lebenden Pestbazillen in steigenden Dosen, erhält man ein Serum, welches neben Agglutininen bakteriolytische und antiinfektiöse Antikörper enthält, also gegen die Pestbakterien selber, sowie ihre Gifte gerichtet ist. Beim Menschen läßt sich so durch passive Immunisierung mit diesem Serum ein raschwirkender, allerdings der passiven Methode entsprechend, auch nur kurzer Pestschutz erzielen. Therapeutisch kann das Serum nur in den ersten Stunden angewandt werden, später versagt es.

Zur Verleihung eines längeren Schutzes muß zur aktiven Immunisierung gegriffen werden.

Maßnahmen gegen die Weiterverbreitung der Pest von ihren Stammländern aus sind international vereinbart. Wie bei der Cholera benachrichtigen sich die Staaten über vorkommende Pestfälle. Die wichtigste Abwehr ist die Beobachtung des Schiffverkehrs. Hat sich auf Schiffen, die aus pestverseuchten Ländern kommen, ein Pestfall ereignet oder sind tote Ratten gefunden worden, so ist eine 5tägige Quarantäne zur Beobachtung der Passagiere vorgeschrieben. Eine weitere Sorge muß die Eindämmung der Rattenpest sein. Die hierzu empfohlenen „Rattenschädlinge", Bazillen aus der Paratyphus- und Gärtner-Gruppe, bewähren sich zur Erzeugung eines Massensterbens unter den Nagetieren wenig, da ihre Virulenz zu schwankend ist. In Hafenorten von großer Bedeutung geworden ist ein Verfahren, welches von Nocht und Giemsa in Hamburg ausgearbeitet worden ist. Mit Hilfe des Generatorgases (ein Gemenge aus Stickstoff, Kohlenoxyd und Kohlensäure) oder des Claytongases (Schwefeldioxyd) gelingt es, die Ratten eines Schiffes, in Uferböschungen usw. in kurzer Zeit zu vernichten. Sicherer wirkt das Generatorgas und hat den Vorzug, die Schiffsladung nicht anzugreifen; allerdings ist es auch für den Menschen tödlich und wegen seiner Geruchlosigkeit besonders gefährlich.

Hand in Hand mit diesen Methoden muß eine gründliche Sanierung der Hafenviertel gehen, gründliche Abfuhr des Unrats, neuzeitliche Schwemmkanalisation mit Anlage von glatten Kanalwänden, reichliche Durchspülung usw.

Hühnercholera

Wenn auch mehr von wirtschaftlicher Bedeutung für den Menschen, bedarf doch eines kurzen Eingehens der zweite Vertreter der Septikämien, der Erreger der Hühnercholera, Bacillus cholerae gallinarum seu avisepticus. Ganz allgemein kann er Septikämien bei Vögeln, auch Raubvögeln, hervorrufen, daher besser Vogelcholera genannt, die sich wie alle Vertreter der Septikämiegruppe, durch ihre Tendenz Blutungen hervorzurufen, ihre hohe Virulenz für die in Betracht kommende Tiergattung und die Polfärbung ihrer Erreger auszeichnet. Die Hauptveränderungen finden sich im Darm, die Verbreitung erfolgt durch Darmentleerungen und wohl auch Ungeziefer. Neben dem Hausgeflügel sind von Laboratoriumstieren hochempfänglich Mäuse und Kaninchen bei jeder Art der Einverleibung des Erregers, Meerschweine nur bei intraperitonealer Applikation. Die Sterblichkeit unter dem Hausgeflügel ist sehr groß. Das Fleisch von Tieren, die an Vogelcholera verendet sind, ist jedenfalls von der Verwendung als menschliches Nahrungsmittel auszuschließen, da akuter Darmkatarrh nach Aufnahme der Erreger bisweilen auch beim Menschen beobachtet wird.

Der Erreger unterscheidet sich weder der Form nach, noch biologisch vom Erreger der menschlichen Pest.

Mehr von wissenschaftlich-historischem Interesse ist die Schutzimpfung gegen die Geflügelseuche, welche von L. Pasteur 1880 zuerst angewandt wurde. Dieser Forscher verwandte erstmalig zur Impfung lebende, künstlich abgeschwächte Erreger, einen Impfstoff, den er „Vakzin“ nannte; eine Immunisierungsmethode, die sich bei anderen Infektionskrankheiten (Milzbrand, Hundswut) sehr gut bewährt, bei der Geflügelseuche aber praktisch unbrauchbar ist.

Die Erreger der Schweineseuche, Wildseuche, Rinderseuche, Kaninchenseptikämie, hämorrhagischen Septikämie der Kälber stehen dem Hühnercholerabazillus sehr nahe. Durch Anpassungen an die verschiedenen Tierarten und Unterschiede in der Virulenz haben sie sich voneinander differenziert. Mit ihnen verwandt sind auch die Bakterien, die man bei der Brustseuche oder Influenza der Pferde findet: Bacillus equisepticus, dem übrigens wohl nur die Rolle eines Begleitbakteriums des vielleicht unter den Aphanozoen zu suchenden Erregers zufällt (Hutyra[1]). Die ätiologische Bedeutung der bipolaren Septikämiebazillen bei Tieren wird übrigens schon deshalb recht kritisch gewertet werden müssen, weil diese Keime auch im gesunden Tierkörper vorkommen.

Die Schweineseuche

Die Schweineseuche[2] ist bei weitem die wichtigste unter ihnen; sie wurde von Löffler 1882 als eine selbständige Krankheit der Schweine

[1] Handb. Kolle-Wassermann, II. Aufl., Bd. VI.

[2] Uhlenhuth u. Haendel, im Handb. Kolle-Wassermann, Bd. VI.

erkannt. Gegenwärtig tritt sie mehr in einer chronischen Form auf; die Seuche wird durch erkrankte Tiere in seuchenfreie Bestände eingeschleppt, die Infektion erfolgt vom Respirationstraktus aus. Die akute Form verläuft meist unter dem Bilde einer schweren Pneumonie mit Zeichen von Darmstörungen, die Schweine verenden nach einigen Tagen oder 1—2 Wochen. Die häufigere chronische Form tritt entweder von vornherein derart auf, oder sie entwickelt sich aus der akuten; die progrediente Entkräftung und Abmagerung der Tiere kann sich bei dieser Form wieder beheben lassen.

Bei der akuten Form der Schweineseuche gelingt der Nachweis des Erregers stets, bei der chronischen Erkrankungsform ist sein Nachweis schwer zu führen. Zur Immunisierung eignet sich, besser als das aktive, das passive Verfahren. Dabei wird ein mit zahlreichen Bacillus Suiseptikusstämmen von Pferden gewonnenes Serum verwandt (polyvalentes oder multipartiales Serum), am besten kombiniert mit einem keimfreien Schweineseuchenbazillenextrakt, Simultanimpfung von Schreiber (v. Wassermann und Ostertag).

Während die Schweineseuche auf den Septikämieerreger der Schweine, Bacillus suisepticus, zurückgeführt wird, haben wir es bei der Schweinepest mit einem unsichtbaren, filtrierbaren Erreger, einem Aphanozoon zu tun (Dorset, Uhlenhuth und Haendel, Böing[1]) [siehe unter Aphanozoen]). Die nämlichen Veränderungen an den Lungen, wie bei der Schweineseuche, werden vielfach auch von diesem Aphanozoon hervorgerufen; in solchen Fällen fällt dem häufig gleichzeitig vorhandenen Bazillus der Schweineseuche mehr die Rolle eines Begleitbakteriums zu.

Das häufigste Begleitbakterium bei der Schweinepest ist der lange als Erreger angesprochene paratyphusähnliche Bacillus suipestifer.

Rotlauf.

Als Infektionskrankheit septikämischen Charakters, die neben der Schweineseuche die wichtigste Seuche des Borstenviehes ist, möge hier der Rotlauf besprochen werden. Hauptsächlich die edlen Schweinerassen werden befallen, Ferkel und alte Tiere sind unempfänglich. Die Stärke der Seuche schwankt sehr, feuchte und warme Witterung begünstigen ihre Verbreitung. Ebenso ist die Zunahme der Virulenz von solchen Faktoren abhängig, denn der Rotlauferreger kann auch im Darmkanal und Rachen gesunder Schweine, auch nicht selten im mit Schweineabgängen getränkten Boden gefunden werden.

Während der Genuß des Fleisches rotlaufkranker Schweine unschädlich ist, kann der Rotlauferreger von der Haut aus den Menschen anstecken (Schlächter, Tierärzte). Die als Wundinfektionskrankheit verlaufende

[1] Uhlenhuth u. Haendel, im Handb. Kolle-Wassermann, Bd. VI.

Infektion bleibt meist örtlich beschränkt, verläuft ohne Fieber, und läßt sich durch Rotlaufserum ohne weiteres gut beeinflussen (Erysipeloid).

Der Erreger ist ein unbewegliches, grampositives, sehr zartes, aber langes Stäbchen, welches leicht zu richtigen, unverzweigten Fäden auswächst. Er wächst fakultativ aërob, stets sehr langsam in Gelatine als fein schneeflockenähnliches Wölkchen am Stichkanal entlang; verflüssigt wird dieselbe nicht. Auf Agar entwickelt er sich binnen 24 Stunden bei 37° zu feinen durchscheinenden, tautropfenähnlichen Kolonien. Die Widerstandsfähigkeit der Rotlaufbazillen ist bedeutend, angesichts dessen, daß sie Dauerformen (Sporen) nicht ausbilden. Direktes Sonnenlicht vertragen sie 12 Tage lang, gegen Erhitzung und Chemikalien sind sie auch ziemlich resistent ($^1/_4$stündige Erhitzung auf 52° und 2% Phenollösung 24 Stunden lang), Braten des Fleisches tötet sie nicht sicher, wohl aber Kochen desselben. Pökeln und Räuchern in Fleischstücken überstehen sie.

Pocken oder Blattern (Variola).

Im Morgenlande seit Jahrtausenden bekannt, nisteten sie sich bei uns um das Jahr 1493 ein, später, namentlich im 17. und 18. Jahrhundert, große Opfer in ganz Europa fordernd. Die Kinder, welche hauptsächlich befallen wurden, starben bis zu 50%, und in schweren Epidemiejahren machten die Pockentodesfälle über ein Fünftel aller Todesfälle aus. Gegen Ende des 18. Jahrhunderts starben im Römischen Reich deutscher Nation jährlich 70000 Menschen an dieser Seuche, hoch und niedrig, arm und reich wurden dahingerafft.

Uralte Beobachtungen, daß durch absichtlich herbeigeführte Ansteckung die Pocken leichter verliefen, führten zu dem „Pockenkaufen", welches darin bestand, daß man Kindern Blatternborken besorgte und ihnen diese in die Hand gab; die so entstehenden Pocken waren vielfach leichterer Natur. Eine andere primitive Art des Schutzes war die „Inokulation" oder „Variolation", d. h. die direkte Einimpfung des Pockengiftes von Kranken durch Schnitt oder Stich, ein Verfahren, welches 1717 von Konstantinopel aus in England eingeführt worden war und bald weite Verbreitung fand. Zwar war die Sicherheit, eine abgeschwächte Variola durchzumachen, groß; immerhin verliefen manche solcher Variolationen auch tödlich, außerdem bildeten die dergestalt künstlich Infizierten auch eine Quelle ständiger Neuinfektionen für die Umwelt. Einen Umschwung brachte das Bekanntwerden von Beobachtungen, die man auf dem Lande schon lange gemacht hatte, daß nämlich diejenigen, welche die Kuhpocken überstanden hatten, vor der Infektion mit Blattern bewahrt blieben.

(Die Kuhpocken, variola vaccina, vacca = die Kuh, stellen einen bläschenförmigen rasch abklingenden und fast immer harmlosen Ausschlag des Euters, besonders ihrer Zitzen dar. Sie sind keine selbständige Krankheit der Kühe, beruhen vielmehr auf einer durch das Melkgeschäft erfolgenden Ansteckung der Tiere mit Variola. Mit der Kuhpocke identisch ist die an den Fesseln der Pferde auftretende „sog. Mauke", die Pferdepocke; auch diese läßt sich auf Kuh und Mensch übertragen mit dem gleichen Erfolge.)

Schon 1791 impfte der holsteinische Lehrer Plett mit Erfolg Kinder gegen die Blattern durch Übertragung von Kuhpockeninhalt, auch in anderen Ländern waren solche Vorläufer aufgetreten. Aber erst Edward Jenner blieb es vorbehalten die zielbewußten Schlüsse aus diesen wieder in Vergessenheit geratenen Beobachtungen zu ziehen. Am 24. Mai 1796 impfte Jenner als englischer Landarzt von der Pocke an der Hand einer Viehmagd, die diese sich beim Melken einer mit Kuhpocken am Euter erkrankten Kuh zugezogen hatte, einen Knaben am Arm. Der Knabe bekam zwar eine Pocke an der Impfstelle, zeigte sich aber bei folgendem zweimaligem Versuch der Einimpfung von Menschenblattern immun gegen diese. In weiteren Versuchen impfte Jenner nicht wie in seinem ersten Falle mit Lymphe vom Menschen, also „humanisierter" Lymphe, sondern mit einer von einer pockenkranken Kuh unmittelbar stammenden Lymphe; außerdem verimpfte er die Lymphe von Mensch zu Mensch weiter, jedesmal mit gleichem guten Erfolg. So erbrachte Jenner erstmalig den Beweis, daß die Lymphe, ohne an Kraft einzubüßen, von Arm zu Arm fortzüchtbar ist, daß also die „humanisierte" Lymphe die gleichen Eigenschaften besaß wie die ursprüngliche Kuhpockenlymphe.

Die Kunde von den Erfolgen dieser Jennerschen Schutzpockenimpfungen verbreitete sich wie ein Lauffeuer durch die ganze Welt. Das erste Impfgesetz finden wir schon 1806 im Kanton Aargau in der Schweiz; in Bayern und Hessen wurde in Deutschland der Impfzwang zuerst, und zwar 1807 eingeführt, 1826 in Sachsen, als letzter der europäischen Staaten folgte merkwürdigerweise 1867 England, das Heimatland Jenners. Überall, wo die Schutzpockenimpfung obligatorisch wurde, verschwand wie mit einem Schlage die gefürchtete Blatternseuche. Allerdings war noch nicht klar erkannt, daß der verliehene Impfschutz nur eine Reihe von Jahren währt, nur in einzelnen Heeren war die Revakzination zur Pflicht gemacht, so 1833 im württembergischen und 1834 im preußischen Heere. So konnte es kommen, daß in den Jahren 1870—72 eine neue Pocken-Pandemie in Europa ausbrach, eingeschleppt zunächst nach Deutschland von Frankreich aus durch Kriegsgefangene. Die Verluste waren enorm: in Preußen starben 1870—72 über 129000, in den Niederlanden und Belgien über 53000, in dem besser durchgeimpften England aber nur 45000 Menschen an den Pocken. Vielleicht bestand ein Nutzen dieses Neuaufflackerns der Blatternseuche darin, daß der Menschheit deutlich der enorme Wert der Schutzimpfung vor Augen geführt wurde. Ein Beispiel liefert Chemnitz: von seinen rund 58000 durch Impfung geschützten Einwohnern erkrankten nur 1·3% und starben 0·9%, während von seinen rund 5000 Nichtgeimpften 45·6% erkrankten und 9·3% starben. Sehr wenig gefährdet zeigten sich die Wiedergeimpften, was in eklatanter Weise im deutschen Heere 1870/71 mit seinem bestehenden Wiederimpfzwang zum Ausdruck kam. Unter den größtenteils geschützten deutschen Truppen erkrankten, trotzdem sie sich in stark pockendurchsetzter Umgebung befanden, nur 8463 Soldaten bei 5·4% Todesfällen, bei einer Heeresstärke von 1 Million. Hingegen zählte das nur zum Teil geimpfte und kaum wiedergeimpfte französische Heer bei unbekannter Erkrankungsziffer 23469 Todesfälle an Pocken. Die Wucht dieser Tatsachen und die schwere Pockenheimsuchung Deutschlands in den Jahren 1870—72 führten nun endlich zu durchgreifenden gesetzgeberischen Beratungen, deren Frucht das deutsche Impfgesetz vom 8. April 1874 wurde, mit der Bestimmung vom Jahre 1885, wonach statt der Menschenlymphe die Tierlymphe eingeführt wurde.

Nach den Bestimmungen dieses Gesetzes soll jedes Kind vor dem Ablauf des auf sein Geburtsjahr folgenden Kalenderjahres, sofern es nicht die spontanen Blattern durchgemacht hat, der Impfung unterzogen werden. Impfpflichtige können bei bestehender Gefahr für ihre Gesundheit auf ein Jahr zurückgestellt werden. Bei negativem Ausfall der Impfung ist sie spätestens im nächsten bzw. im dritten Jahre zu wiederholen. Jeder Impfling muß nach Ablauf von 8 Tagen dem Impfarzte vorgestellt werden. Im 12. Lebensjahre erfolgt die Wiederimpfung, Versäumnis der Impfpflicht wird unter Strafe gestellt. Die Entwicklung einer Vollpustel beim Erstimpfling, eines Bläschens oder Knötchens beim Wiederimpfling, genügt zur Erklärung des positiven Ausfalls der Impfung.

Seit der Durchführung dieses Gesetzes sind die Blattern in Deutschland so gut wie verschwunden; im Jahre 1906 starben nur noch 0·08 auf 100000 Menschen.

Die Herstellung der Tierlymphe

Die Herstellung der Tierlymphe geschieht in den 15 staatlichen und ärztlich geleiteten Lymphgewinnungsanstalten. Die zur Lymphegewinnung dienenden Kälber werden zuerst von Tierärzten auf völlige Gesundheit geprüft, sodann die Menschenblattern auf die etwa 5wöchigen Kälber, seltener junge Rinder, verimpft. Diese Variolavakzine ist nach 3—4maligem Weiterzüchten auf neue Tiere genügend abgeschwächt und zur Menschenimpfung geeignet. Am 4. Tage werden die Pusteln an der Unterbauchgegend des Tieres ausgekratzt und der Pockenstoff mit Glyzerin und physiologischer Kochsalzlösung im Verhältnis 1:9 verrieben. Vor Abgabe des Impfstoffes muß derselbe 4 Wochen lagern, damit das Glyzerin die verunreinigenden Bakterien aus den Tierpusteln abtöten kann. Über 3 Monate alter Impfstoff wird eingezogen.

In neuester Zeit ist auch von Gins[1] vorgeschlagen worden, da zahlreiche Impfstoffe viel virulenter als nötig sind, den Kuhpockenimpfstoff entsprechend zu verdünnen und die Auswertung am Tiere als Grundlage der Verdünnung dienen zu lassen. Zur Verdünnung hat sich 2—3‰ Agarlösung + 0·25% Phenol bewährt. Als „Normalvakzine" wird dann ein Impfstoff bezeichnet, dessen Virulenztiter bei der Verdünnung 1:5000 liegt.

Eine ähnliche Abschwächung, wie durch die Kuhpassage, erleidet die Variola auch durch die Passage anderer Tierarten, z. B. durch das Kaninchen; man spricht dann von „Lapine". Da sich im Verlaufe andauernder Kälberübertragung das Virus dem Tierkörper anpaßt, schaltet man von Zeit zu Zeit in die Reihe der Kälberimpfungen eine Impfung mit menschlichen Impfpocken ein. Daraus resultiert eine durch die Menschenpassage wieder virulent gewordene „Retrovakzine", welche gewöhnlich im Gebrauche ist. Über den Erreger siehe unter Aphanozoen, Allgemeiner Teil.

Die Verbreitung der Pockenkrankheit erfolgt von Mensch zu Mensch, auf dem Wege der Atmung, und zwar auch auf weite Distanz; außerdem durch den Inhalt der Pockengeschwüre. Das Virus ist sehr widerstandsfähig gegen Austrocknen, und kann sich daher in Wäschestücken, Kleidern und an Gegenständen lange halten; die üblichen Desinfektionsmittel wie Wasserdampf und Sublimat, Formaldehyd, vernichten es jedoch leicht. Eine Verbreitung durch Tiere kommt nicht in Betracht, wenngleich bei fast allen

[1] Gins, Z. f. H. u. J. 110, 3, 1929.

Haustieren durch gewollte oder unabsichtliche Übertragung von menschlichem Pockenvirus auf verletzte Hautstellen örtlich Pusteln entstehen.

Die Krankheit hat eine Inkubationszeit von 5—14 Tagen. (Anders bei der Impfvariola, bei welcher die ersten örtlichen Symptome bereits am Ende des dritten oder vierten Tages auftreten.) Sie setzt ein mit Schüttelfrost und hohem Fieber (40—41°). Nach einem einleitenden Erythem erfolgt am 3.—4. Krankheitstag der Ausbruch der Pocken unter kritischem Nachlassen des Fiebers. Am Kopf und Gesicht zunächst, später am Rumpf und den Extremitäten treten kleine rote Flecken auf, die sich am 5. Tage in Knötchen und am 6. Tage in mit seröser Flüssigkeit gefüllte Bläschen umwandeln, die vom 9. Tage ab eine Delle und hochroten Hof zeigen. Gleichzeitig entstehen dieselben Pusteln auch auf den Schleimhäuten der Luftwege. Vom 9. Tage ab hat sich der vorher seröse Inhalt der Pusteln getrübt und ist eitrig geworden, die Haut wird ödematös, das Fieber steigt wieder an. Nach dem am 12.—13. Krankheitstage erfolgenden Platzen der Pusteln beginnt deren Abtrocknung, und etwa 4 Wochen nach Krankheitsbeginn sind die Pockenpusteln abgestoßen. War der Papillarkörper der Haut durch die Eiterung angegriffen, hinterbleiben die bleibenden Narben. Bei nicht Schutzgeimpften tritt der Tod in 10—15°/₀ aller Fälle ein. Häufige Folgen sind Blindheit und Taubheit. Eine besonders maligne Abart der Variola ist diejenige mit Blutergüssen in die Pusteln, die sich dann blauschwarz färben; diese „Variola haemorrhagica“ oder „schwarze Blattern“ enden fast immer letal.

„Variolois“ stellt eine durch vorhergehende Vakzination oder Überstehen der natürlichen Pocken abgeschwächte Form der Variola dar. Heutzutage, wo der Impfzwang in fast allen zivilisierten Ländern durchgeführt ist, stellt sie die fast einzige Pockenform dar, die wir zu Gesicht bekommen.

Die Immunität, die erlangt wird nach Überstehen der Pocken oder durch Pockenschutzimpfung ist keine Serumimmunität, wenngleich eine geringe Ausbildung von Schutzstoffen im Blute nachweisbar ist. Nach Ablauf einer gewissen Zeit ist der vakzinierte Mensch nicht mehr Parasitenträger; mit einer lange dauernden Beherbergung von Infektionserregern, auch nicht in der Haut, steht die erzielte hohe Immunität also nicht in Zusammenhang. Beide Virusarten aber, sowohl dasjenige der Variola wie auch dasjenige der Variolavakzine, haben eine spezifische Affinität für die Haut (Dermotropismus nach Lipschütz), in der sie eine Zeitlang sich ansiedeln und sie immunisieren. Bei dieser kutanen zellulären Immunität findet keine dauernde Aufspeicherung von Antikörpern in den Hautzellen statt. Es handelt sich vielmehr um das erworbene Vermögen bei einer neuen Invasion von Erregern rasch und in reichlichem Maße Antikörper zu bilden, d. h. um eine veränderte Reaktionsfähigkeit oder Allergie (v. Pirquet).

Die Bekämpfungsmaßnahmen bei der Einschleppung der echten Pocken oder Blattern richten sich nach den Vorschriften des Reichsseuchengesetzes vom 30. Juni 1900. Anzeigepflicht und Isolierung, sorgfältige Desinfektion alles dessen, was mit dem Kranken in Berührung gekommen ist, ferner nochmalige Schutzimpfung der Umgebung bilden die Hauptpunkte.

Von Wichtigkeit wird sein, die Pocken, besonders die Variolois, in diagnostischen Zweifelsfällen von den mit ihnen eine gewisse Ähnlichkeit aufweisenden Varizellen oder Windpocken abzutrennen. Nach Paul[1] kann man zu dem Zwecke in die geritzte Kaninchenhornhaut von dem verdächtigen Pustelsaft einreiben. Nach 48 Stunden wird enukleiert und das Auge in Sublimatalkohol eingelegt. In vielen Fällen treten darauf, entlang den geritzten Stellen, weiße Herde auf, die sich dann auf Guarnierische Körperchen in Schnittpräparaten mikroskopisch untersuchen lassen. Varizellenpustelinhalt zeigt niemals diese Zelleinschlüsse.

Von den Tierpocken haben wir oben schon die Pferdepocken erwähnt, von denen Jenner annahm, daß sie die Kuhpocken hervorriefen. Diese „sog. Mauke" der Pferde ist aber ebensowenig wie die Kuhpocke eine selbständige Krankheit. Die Mauke ist leicht auf den Menschen übertragbar und verläuft ebenso gutartig wie die mit ihr identische Kuhpocke.

Die Schafpocken, auch auf Aphanozoen zurückzuführen, haben Interesse, weil gegen diese, früher großen wirtschaftlichen Schaden verursachende Seuche schon zeitig ein ähnliches Verfahren wie es ursprünglich bei den Menschenpocken geübt wurde, der Variolation, eingeschlagen wurde. Diese „Ovination" der Schafe verleiht den Tieren einen langen Schutz. Histologisch hat die Schafpocke große Ähnlichkeit mit der Kuhpocke, auch finden sich den Guarnierischen Körperchen ähnliche Gebilde. Ihre Übertragung schützt aber nicht gegen die echten Pocken. Das filtrierbare Schafpockenvirus zeichnet sich durch große Resistenz aus.

Hundswut, Lyssa.

Die Tollwut ist in der Hauptsache eine Erkrankung des Hundegeschlechts, die meist sporad, manchmal aber auch seuchenartig auftritt unter den Hunden, Füchsen und Wölfen. So ziemlich alle Tiere können aber von ihr befallen werden, auch Ratten und Mäuse.

Beim Hunde unterscheiden wir zwei Formen der Tollwut, die aber zu demselben Krankheitsbilde gehören, die rasende und die stille Wut. Bei den Hunden beginnt die Wut nach einer Inkubation von 12 oder mehr Tagen, mit Schmerzen an der Bißwunde, die geleckt wird. Das Wesen der Tiere verändert sich vollkommen, meist werden sie melancholisch, gleichzeitig tritt ein hervorstechendes Symptom auf, das der Krankheit auch seinen Namen gegeben hat, die „Hydrophobie". Diese besteht aber nicht in einem Widerwillen gegen Wasser, vielmehr beruht die scheinbare Wasserscheu auf den äußerst schmerzhaften Schlundkrämpfen, die beim Schlucken von Flüssigkeiten, sogar schon durch den Anblick allein des Wassers, reflektorisch ausgelöst werden. Im folgenden Irritations- oder maniakalischen Stadium werden die Tiere sehr unruhig, entlaufen gerne und werden bissig, unverdauliche Sachen werden verschluckt, die Stimme wird heiser. Das folgende ist das paralytische Stadium, in dem die Lähmungen auftreten, zunächst an den hinteren Extremitäten, dann am Unterkiefer; aus dem Maule fließt häufig schaumigblutiger Speichel. Unter den

[1] C. f. Bakt., 7. Bd., H. 7.

Zeichen allgemeiner Entkräftung und starker Abmagerung tritt nach meist 8 Tagen der Tod ein.

Bei der stillen oder paralytischen Form der Wut fehlt das Irritationsstadium, auch die Beißsucht ist geringer. Dafür stehen im Vordergrunde die früh einsetzenden Lähmungen.

Die Wut beim Menschen verläuft absolut ähnlich, wie das eben skizzierte Bild beim Hunde. Die Inkubation ist jedoch meist bedeutend länger, sie beträgt meist 20—60 Tage, mitunter aber auch Monate. Hervorstechendes Symptom sind auch hier die Schling- und Atemkrämpfe, die es dem Kranken trotz peinigenden Durstes nicht gestatten einen Tropfen Wasser zu schlucken. Gleichzeitig besteht eine ausgesprochene Überempfindlichkeit der Sinne, Wutanfälle treten auf, in denen der Kranke aggressiv wird und wohl auch um sich beißt. Auch Neigung zum Entweichen besteht. Die Kranken sind gewöhnlich bei vollkommen klarem Bewußtsein bis zu ihrem Tode, der durch Erschöpfung oder Asphyxie am 2. oder 3. Tage eintritt.

Glücklicherweise erkranken nicht alle Gebissenen an richtiger Wut (nur etwa 10%); die Mortalität unter den von tollwutkranken Hunden gebissenen Menschen beträgt bei nicht rechtzeitiger Behandlung etwa 2—3%. Die Empfänglichkeit des Menschen hängt ab von der Menge der im Speichel des Tieres enthaltenen Erreger, sowie von der Größe der Bißverletzung und ihrer Lokalisation. Verletzungen am Kopf, im Gesicht und an den Händen sind gefährlicher als solche an den Armen und Beinen.

Mit Sicherheit kennen wir den Erreger der Wut noch nicht, er passiert jedoch wirklich bakteriendichte Filter im allgemeinen nicht, muß also an der Grenze der Sichtbarkeit stehen. Mit Filtraten, durch poröse Berkefeldfilter, von virulenter Gehirn- und Marksubstanz, läßt sich bei Kaninchen die Wutkrankheit erzeugen, was mit Filtration normaler Gehirne nicht möglich ist. Außerdem erzeugt der Erreger ein stark wirksames Toxin. Er ist gegen äußere Schädlichkeiten offenbar sehr resistent, denn Wutgehirne die wochenlang gefault haben, sind noch infektiös. 1% Karbollösung tötet das Wutvirus innerhalb 24 Stunden nicht, in dieser Zeit wird es erst durch 3% Karbollösung vernichtet; dies wird auch durch Temperaturen von 50° C bewirkt.

Wichtig wurde die Beobachtung, daß die Virulenz des Wutgiftes sich sowohl herabsetzen wie auch erhöhen läßt. Durch fortgesetzte künstliche Überimpfung unter die harte Gehirnhaut auf Hunde, Affen und Hühner läßt sich die Virulenz immer mehr abschwächen, so daß sie schließlich erlischt. Dagegen wird die Virulenz erhöht durch künstliche Passagen durch Kaninchen, Meerschweinchen, Ratten und Mäuse. Pasteur entdeckte 1884, daß sich auf dem Prinzip der künstlichen Abschwächung des Erregers die Wutschutzimpfung aufbauen ließ. Als „Straßenvirus" bezeichnete dieser Forscher dasjenige Virus, welches unter natürlichen Verhältnissen die Infektion von Hund zu Hund, auf Mensch und andere Tierarten überträgt. Infizierte man mit diesem unveränderten Infektionsstoff Kaninchen bei fortgesetzten Passagen, so nahm die Giftigkeit zunächst zu, während sich die Inkubationszeit verkürzte. Nach ungefähr 100 Kaninchenpassagen tötet dieses verstärkte Virus die Tiere in ganz bestimmter Inkubationszeit bei maximaler Virulenz. Dieses modifizierte, bezüglich Inkubationszeit und Wirkung konstante Virus, nannte Pasteur fixes Virus, es wird auch „Passagevirus“ genannt. Dieses ist nun für den Menschen vollkommen avirulent geworden, verleiht ihm aber Schutz gegen das Straßenwutgift bei bestimmter Immunisierungsmethode, welche Pasteurs Namen trägt.

Dieser hatte ferner gefunden, daß man das Passagevirus noch weiter abschwächen kann, indem man das zur Impfung benutzte Rückenmark der Passagewutkaninchen trocknet. Dementsprechend wird Rückenmark Kaninchen entnommen am 7. Tage ihrer Infektion mit Passagevirus; dasselbe mittels Seidenfäden in große Flaschen gehängt, auf deren Boden Ätzkalistangen lagern, und bei 20° C verschieden lange getrocknet. Je länger ein Stück Mark getrocknet wird, desto geringere Giftmenge enthält es; bei einem gleich langen Stück enthält also ein 3 Tage lang getrocknetes Mark weniger Gift als ein 2 Tage lang getrocknetes Stück.

Die Wutschutzbehandlung

Die Wutschutzbehandlung wird so vorgenommen, daß man jeweils 1 ccm nach einem gewissen Schema verschieden lange getrockneten Markes, mit 5 ccm NaCl steril verreibt, und von dieser Verreibung jedesmal 2 ccm mit steriler Spritze unter die desinfizierte Bauchhaut spritzt. Diese aktive Immunisierung dauert 21 Tage, die Erfolge damit in den beiden Wutschutzinstituten Deutschlands (Berlin und Breslau) sind ausgezeichnet. Von den Schutzgeimpften erkranken nur noch 1·3%. Von diesem Prozentsatz kommt die Mehrzahl zu spät zur Impfung oder die Wut ist bereits ausgebrochen, ehe ein voller Schutz durch die Impfung erreicht war, oder die Impfung versagt aus mangelnder Reaktionsfähigkeit des Impflings.

Tollwutdiagnose, siehe Methodik.

Methode nach Cl. Fermi: Das Verfahren besteht in der Impfung mit einer 5%igen lebenden, durch 1%iges Phenol abgeschwächten Emulsion von Virus fixe plus Anti-Lyssa-Pferdeimmunserum. Die Serovakzination wird 10—15 Tage lang zweimal täglich vorgenommen, und zwar werden pro dosi 2 ccm (Kinder), bzw. 3 ccm (Erwachsene) verabfolgt.

Methode nach Högyes-Philipps: Ungetrocknetes glyzeriniertes Passagemark wird in abgestuften Dosen injiziert.

Die postvakzinalen Lähmungen nach Wutschutzimpfungen sind selten und in ihrer Entstehungsursache noch nicht ganz geklärt. Von den einen werden sie als atypische Straßenwut bezeichnet, von anderen als Impflyssa. Gelegentlich konnte bei Myelitis nach Impfung mit dem Virus fixe, dieses im Zentralnervensystem nachgewiesen werden.

Wutschutzimpfungen werden vorgenommen im Kochschen Institut, Berlin N, Föhrerstr. 2, im Hygienischen Institut in Breslau, Wutschutzstation, sowie in der Staatlichen Lymphanstalt in Dresden, nebenamtlich.

Fleckfieber, Typhus exanthematicus.

In früheren Jahrhunderten schon war die Seuche ständige Begleiterin von Krieg und Hungersnot, weshalb sie auch als „Hungertyphus“ bezeichnet wurde. (Ein Konnex mit dem Typhus abdominalis besteht nicht, es sei denn die schwere Störung des Sensoriums.) Die letzte große Epidemie in Deutschland war die vom Jahre 1847 in Oberschlesien, wo sie heftig wütete, begünstigt durch die damalige Hungersnot. Verwahrlosung, Schmutz und soziales Elend sind der fruchtbare Boden, auf dem das Fleckfieber gedeiht; wir treffen es deshalb endemisch an in Rußland, der Türkei und auf dem Balkan. Beträchtliche Opfer forderte die Seuche im Weltkriege auch unter den deutschen Truppen, die in diesen Ländern standen.

Die Krankheit bricht aus nach einer durchschnittlichen Inkubation von 6 Tagen. Schon am Abend des ersten Tages werden Temperaturen von 39° C erreicht, die bald auf 40—41° steigen und auf dieser Höhe mehrere Tage beharren. Am 4.—6. Tag beginnt das Exanthem, welches zuerst den Rumpf, dann auch den übrigen Körper mit blaßroten, bis linsengroßen Roseolaflecken überzieht, in die im weiteren Verlauf Blutaustritte erfolgen. Die Erscheinungen von seiten des Sensoriums verschlimmern sich mit dem Ausbruch des Exanthems; bei gleichbleibend hohem Fieber besteht erst ein Exzitations-, dann ein Depressionsstadium. Meist am 12. Krankheitstage beginnt das Fieber lytisch zu fallen, häufig ist kleienförmige Abschuppung. Die Mortalität beträgt im Durchschnitt 20%; alte Personen sind mehr gefährdet als junge, Menschen aus fleckfieberfreien, noch nicht durchseuchten Gegenden erliegen mehr als andere. Die Übertragung geschieht durch die Kleiderlaus, selten durch Kopf- oder Filzlaus; Wanzen und Flöhe übertragen die Seuche nicht. Dies wurde aufs neue einwandfrei bewiesen im Weltkriege: ein Fleckfieberkranker, insofern er nur gereinigt und entlaust ist, kann mit anderen Personen das Bett teilen, ohne daß diese angesteckt werden. Dementsprechend wird durch allgemeine gute hygienische Verhältnisse die Kontagiosität der Seuche erheblich herabgesetzt.

Dem kommt entgegen die Kurzlebigkeit und Empfindlichkeit der Laus. Die Lebensdauer beträgt nur 6—8 Tage, so daß die Läuse, wenn ihnen die notwendige Blutnahrung fehlt, nach 10 Tagen verhungert sind. Die Eier (Nissen) halten sich länger, bis zu 20 Tagen. Läuse und Nissen gehen bei trockner Hitze von 60° in ½ Stunde zugrunde, strömender Dampf von 100° vernichtet beide in einigen Minuten. Entlausen läßt sich auch durch Blausäuredämpfe, während Naphthalin, Kresolpuder, ätherische Öle, wie übrigens auch Kältegrade bis —12° C vollkommen versagen.

M. Kuczynski[1] und seine Mitarbeiter züchteten aus flecktyphuskranken Menschen und künstlich infizierten Tieren Kulturen eines Bazillus proteus von besonderem Charakter. Durch geeignete Methoden ließen sich mit größter Regelmäßigkeit in den ersten 8—9 Tagen besonders bei mehrfacher Entnahme, auch aus dem strömenden Blute, diese Kulturen gewinnen. Dieser pathogene „exanthematische" Charakter drückte sich aus in einem besonderen fermentativen Vermögen des Keimes.

Dieser Proteuskeim wandelt sich in seinen antigenen Eigenschaften je nach dem Wirte, in dem er infektionerregend wächst. So kann man zwei Typen von Proteuskeimen unterscheiden, Menschen, Affen, Ratten, Huhn, Kaninchen — Stämme, denen gegenüber steht der Meerschweinchentyp. Merkwürdigerweise agglutiniert das Serum des infizierten Individuums nur selten den aus ihm gezüchteten Proteusstamm.

Nach diesen Untersuchungen ist es die Gefäßwandzelle, welche Wucherungsstätte und Entstehungsort des exanthematischen Virus ist. Dadurch, daß aus dem Bakterienleibe gewebsangreifende Fermente in Freiheit gesetzt werden, wird die Gefäßwand geschädigt, wodurch es zur Entzündung und Thrombose kommt.

Zwischen dem Fleck- und dem Felsenfiebervirus bestehen nahe Beziehungen. Beide gehören zu den sog. exanthematischen Krankheiten. Das nordamerikanische Felsenfieber (Rocky Mountain spotted fever) unterscheidet sich dennoch klinisch, epidemiologisch und auch ätiologisch vom Fleckfieber.

Nur beim Felsenfieber entstehen regelmäßig periphere Nekrosen, besonders an den äußeren Geschlechtsteilen und den Ohren.

Erreger des Fleckfiebers[2] ist möglicherweise ein von da Rocha-Lima in der Kleiderlaus entdeckter Parasit, offenbar bakterieller Natur, der von ihm Rickettsia Prowazeki benannt wurde. Trotz der Infektiosität des durch den Biß übertragenen Inhalts der Speicheldrüsen und des Läusekotes, konnten in diesen keine Rickettsien nachgewiesen werden; dies gelang jedoch in Paraffinschnitten von Fleckfieberorganen, die nach Giemsa-Färbemethode gefärbt wurden. Stets in Kapillarendothelien gelegen und von einer hofartigen Aufhellung des Protoplasmas der Wirtszelle umgeben, erscheinen die Erreger in diesen als azurrote Einzelkörnchen, vergesellschaftet von Hantel-, Ovoïden- und Kokkobazillenformen. Die Anreicherung dieser Gebilde in dem Wandbelag der Hautgefäße spricht für ihren besonderen zellparasitischen Charakter (Dermotropismus). Mit Sicherheit ist die Kultur der Rickettsia Prowazeki nicht geglückt, während dies mit anderen Rickettsiaarten, die dem Flecktyphus aber nicht eigentümlich sind, offenbar gelang. Durch intraperitoneale Injektion beim Meerschwein von infizierten

[1] M. Kuczynski, Die Erreger des Fleck- und Felsenfiebers. Verlag J. Springer, Berlin 1927.

[2] Doerr, 8. Tag., Verein f. Mikrob. C. f. Bakt., 85. Bd., H. 6/7, 1921.

zerriebenen Läusen, läßt sich das Fleckfieber mit Sicherheit auf dies Laboratoriumstier von Tier zu Tier weiter übertragen. Der Erreger macht wahrscheinlich in der Laus eine Entwicklung durch, denn erst vom 5.—7. Tage ab, nachdem sie Fleckfieberblut gesogen hat, kann sie die Krankheit übertragen. Diese Übertragung des Erregers erfolgt auch auf die Nissen, die von rickettsiainfizierten Läusen abstammen. Auch mit dem Blute von Fleckfieberkranken kann man bei subkutaner Injektion von 0·2—5·0 ccm Menschen, Affen und Meerschweine infizieren. Eine absolute Immunität entsteht nach dem Überstehen der Krankheit sowohl beim spontan erkrankten Menschen, wie bei den experimentell infizierten Tieren. Im Verlaufe der Infektion gewinnt das Blutserum von Mensch und Tier fleckfiebervirusneutralisierende Eigenschaft, welche, unabhängig von der auf lange Zeit erlangten aktiven Immunität, bald schwindet. Aus Urin, Stuhl und Blut von Fleckfieberkranken sind Proteusbakterien, X_{19} benannt, isoliert worden, welche vom Serum von Fleckfieberkranken sehr hoch zusammengeballt werden (Titer 1:3000 bis 1:6000 [Weil und Felix][1]). Unter gewissen Bedingungen kann diese Agglutination zur Diagnose mit herangezogen werden, der als „Paragglutination" aber nur eine bedingte Spezifität zukommt, indem sie auf heterogener Antikörperproduktion beruht.

Auch das Serum von Kaninchen, welche intraperitoneal vorbehandelt werden mit dem Gehirne fleckfieberinfizierter Meerschweinchen, agglutiniert diesen Bacillus proteus X_{19} noch in hohen Verdünnungen.

Epidemische Kinderlähmung, Poliomyelitis acuta.

Epidemische Ausbreitung hat die Krankheit erst im Anfange dieses Jahrhunderts gewonnen, so in Skandinavien und Amerika. 1909 hatten wir auch in Deutschland die erste große Verbreitung, hauptsächlich im rheinisch-westfälischen Ruhrgebiet, wo 1000 Fälle vorkamen. Nach Einführung der Anzeigepflicht wurden neue Herde in Preußen gemeldet. Die Krankheit kommt vor im Sommer und Herbst, seltener in der kühlen Jahreszeit. Die Empfänglichkeit ist keine große, so daß häufig in zahlreichen Familien nur ein Kind erkrankt. Die Übertragung erfolgt durch gesunde Zwischenträger und nicht voll ausgeprägte Krankheitsformen ohne Lähmungen. Die Krankheit tritt übrigens gar nicht so selten auch bei Erwachsenen auf; auch ist die übliche Bezeichnung „spinale Kinderlähmung" (Heine-Medin) insofern nicht erschöpfend, als keineswegs nur Rückenmarkserscheinungen, sondern auch Gehirnsymptome das Bild beherrschen. Nach einer durchschnittlichen Inkubation von einer Woche, beginnt die Krankheit mit Bronchialsymptomen und hohem Fieber, Darmstörungen oder Zeichen einer Gehirnhautentzündung, einer allgemeinen Hautüber-

[1] Wien. kl. W. 1916, Nr. 2, 28, 31.

empfindlichkeit, Schlafsucht, sowie Nacken- und Rückenschmerzen. Nach kurzer Zeit treten auch die ersten Lähmungen auf, und zwar ganz überwiegend der unteren Extremitäten, sodann der Hals- und Rückenmuskulatur und der Arme. Die Lähmungen sind schlaff, mit vermindertem Muskeltonus und sehr frühzeitigem Verlust der Sehnenreflexe. Der Prozeß beruht, wenn nur spinal lokalisiert, auf einer Zerstörung der motorischen Ganglienzellen der Vorderhörner; aber auch in Gehirn und verlängertem Mark treten entzündliche ödematöse Infiltrationen auf. Die Mortalität beträgt 10·8—16·7%, bei Erwachsenen ist die Sterblichkeit viel größer als bei Kindern. Die Lähmungen gehen zwar häufig wieder zurück, meist hinterbleiben aber hochgradige Atrophien.

Als Erreger spricht man kleinste runde Körperchen an, die sich gramfärben und häufig kettenförmig zusammenliegen. Sie wurden gefunden in Gehirnteilen von Poliomyelitisleichen, und sollen auch unter anaëroben Bedingungen in Aszites gezüchtet worden sein (Flexner und Noguchi[1]). Das Virus passiert gewisse Filterkerzen. Durch Verimpfung von Kulturen des Mikroorganismus läßt sich die Poliomyelitis bei Kaninchen, besonders gut aber bei Affen hervorrufen. Eintrittspforten für das Virus sind offenbar die oberen Luftwege oder der Magendarmkanal. Das Virus kann sich wochenlang in der Nasen- und Rachenschleimhaut halten, geht auch ins Blut und die Lymphdrüsen über, nicht aber in die Zerebrospinalflüssigkeit. Einmaliges Überstehen der Poliomyelitis verleiht Menschen, ebenso im Experiment den Affen Immunität; das Serum solcher Fälle neutralisiert das Virus, ein brauchbares Immunserum jedoch ist noch nicht gewonnen worden.

Die Bekämpfung wird erreicht durch ärztliche Anzeigepflicht, Isolierung der Kranken, Desinfektion der Dejekte und Wäsche, häufige Gurgelungen mit Desinfizientien als Prophylaktikum für die Umgebung.

Scharlach und Masern.

Scharlach und Masern. Noch vor einigen Jahren den ultravisiblen, filtrierbaren Virusarten zugeschrieben, haben die Befunde der letzten Zeit diese Ansicht wesentlich erschüttert. Die Forschungsergebnisse von G. und H. Dick in Amerika führten zu der Anschauung, daß der Erreger des Scharlachs ein besonderer Streptokokkus sei, der Streptococcus Scarlatinae. Dieser weist wohl große Ähnlichkeit auf mit dem gewöhnlichen Streptokokkus, auch besteht eine weitgehende Rezeptorengemeinschaft zwischen ihnen, ganz klar sind die Verhältnisse aber nicht. Es ist also die Frage der Spezifität der Scharlachstreptokokken noch umstritten, wenn auch manche Autoren die Ätiologie des Scharlachs als definitiv gelöst ansehen. Sehr viel Wahrscheinlichkeit hat für sich, daß das Scharlachfieber, das

[1] Berl. kl. W. 1913, Nr. 37.

Exanthem, die Zirkulationsstörungen des akuten Stadiums und wohl auch die Nephritis, auf die Wirkung des Streptokokkus zurückgeführt werden können. Ob der Streptococcus Scarlatinae tatsächlich ein spezifisches Hautgift produziert, welches das Scharlachexanthem verursacht, und ob die Empfänglichkeit für Scharlach lediglich auf der Empfindlichkeit gegen dieses Hautgift beruht, ist noch nicht entschieden. Möglicherweise ist der Scharlach in manchen seiner Krankheitserscheinungen eine allergische Reaktion auf Streptokokken.

Auf diesen Anschauungen fußt auch der „Dick-Test", eine kutane Probe, wobei eine geringe Menge von Scharlachimmunserum bei Scharlachanfälligen eine örtliche Rötung gibt.

Durch Immunisierung von Tieren mit den bei Scharlach gefundenen Streptokokken wurde ein antitoxisches Serum hergestellt, welches von ausgezeichneter Wirkung bei akuten schweren Fällen und eitrigen Komplikationen ist. Das Serum bringt in einem großen Teil der Erkrankungen den ganzen Krankheitsprozeß zum Stillstand und verringert die Zahl der Komplikationen.

Eine Prophylaxe des Scharlachs wurde vorgeschlagen durch bakteriologische Untersuchung der Scharlachrekonvaleszenten auf hämolytische (Scharlach)-Streptokokken. Denn auf den Tonsillen eines großen Prozentsatzes zur Entlassung kommender Scharlachrekonvaleszenten lassen sich hämolytische Streptokokken nachweisen, nicht aber in den Schuppen gebadeter, wenn auch noch schuppender Scharlachrekonvaleszenten.

Ebenso lassen sie sich an den Wänden, Betten und in der Luft von Scharlachkrankenräumen feststellen.

Die „Auslöschmethode" besteht in der intrakutanen Einspritzung abgestufter Serummengen in ein blühendes Scharlachexanthem, worauf dieses zum Verschwinden gebracht wird.

Auch bei Masern sind Erreger beschrieben worden (kleine Körperchen nach Einsaat von Masernblut in Tarozzi-Noguchi Nährboden wachsend), deren Bedeutung für Masern aber in keiner Weise erbracht wurde.

Andererseits sind auch hier Streptokokken in ätiologische Beziehung gebracht worden zu den Masern, ohne daß sichere Ergebnisse erzielt wurden.

Nach Degkwitz wird durch Schutzimpfung mit Masern-Rekonvaleszentenserum günstiger Erfolg erzielt, weniger gut lauten die Resultate mit Masernschutzserum vom Tier gewonnen (Injektion von 3 ccm Serum subkutan prophylaktisch gegeben).

J. Bürgers, Königsberger Scharlach-Kongreß 1928.

U. Friedemann, D. m. W. 54. Jahrg., Nr. 30, 1928.

U. Friedemann und Deicher, D. m. W., Nr. 46, 47, 1925. — H. Deicher, Z. f. H. u. I. 108, 1928.

Selma Meyer, Zu den Untersuchungen über die Ätiologie des Scharlachs und der Masern nach Di Cristina und Caronia, D. m. W., 54. Jahrg., Nr. 30, 1928.

Donges, Über Streptokokkenbefunde und Streptokokkenzüchtung aus dem Blute von Masernkranken. C. f. Bakt., 91. Bd., 1924.

Trachom, Körnerkrankheit.

Auch „ägyptische Augenkrankheit" benannt, da die Truppen Napoleons I. sie aus Ägypten — wo sie seit Jahrtausenden bekannt war — nach Europa brachten, wo sie sich seitdem in allen Ländern eingenistet hat. In Ost- und Westpreußen sind einige endemische Herde, in Süddeutschland ist sie unbekannt. Die stets chronisch verlaufende, äußerst kontagiöse Augenkrankheit, stellt sich dar als eine entzündliche Schwellung der Follikel der Bindehaut, welche als Körner diese schließlich durchsetzen und zu einer narbigen Umwandlung des erkrankten Gewebes führt.

v. Prowazek und Halberstädter entdeckten 1907 in nach Giemsa gefärbten Präparaten von Konjunktivalsekret trachomkranker Menschen und künstlich infizierten Affen, neben dem Kern der Epithelzellen dunkelblau sich färbende Einschlüsse. Diese „Trachomkörperchen" sitzen bei ihrem Wachstum kappenförmig dem Kern auf, später entwickeln sich in ihnen kleinere, sich rot färbende Körperchen. Die sich blau färbende Komponente des Trachomkörperchens wurde als das Reaktionsprodukt der befallenen Zelle aufgefaßt, welches mantelartig die als Erreger gedeuteten kleineren roten Einschlüsse umgibt. (Siehe Aphanozoen.) Mit diesen protozoenartigen Gebilden läßt sich bei Affen Trachom erzeugen, die Kultur ist noch nicht geglückt, ebenso die Frage, ob das Virus filtrierbar ist, noch nicht geklärt.

Die ätiologische Bedeutung der „Trachomkörperchen" ist noch strittig. Man findet sie meist nur bei frischen, trachomerkrankten Augen, bei länger bestehendem Leiden fehlen sie. Außerdem aber wurden sie gelegentlich auch in normalen Bindehäuten gefunden, ferner sind sie ein sehr häufiger Befund bei den Blennorrhöen der Neugeborenen (mit und ohne Gonokokkenbefund). Die Blennorrhöen mit obigen Zelleinschlüssen, bei Fehlen irgendwelcher bakterieller Erreger, wurden in der Folge als „Einschlußblennorrhöen" abgegrenzt (B. Heymann[1]). Aber auch im Genitalsekret nicht gonorrhöischer Frauen wurden dieselben Einschlüsse gefunden, ferner bei sicher nicht trachomatösen Augenentzündungen auf Samoa (v. Prowazek und A. Leber), ebenso bei der Schweinepest.

Neuerdings hat man ähnliche Gebilde auch bei der sogenannten „Badekonjunktivitis" festgestellt; ein follikulärer Bindehautkatarrh, der offenbar durch Wasser der Schwimmbäder übertragen wird.

Die Kontagiosität der Schwimmbadkonjunktivitis ist im Grunde keine große, wenn man die hohe Besucherzahl der Hallenschwimmbäder berücksichtigt. Familieninfektion scheint überhaupt nicht vorzukommen. Meist kommt wohl überhaupt das Badewasser als Überträger nicht in Betracht, vieles spricht vielmehr für eine Kontaktübertragung von Person zu Person oder durch gemeinsam benutzte Wäsche.

Gleichzeitige Beobachtungen über die sogenannte „Schwimmbadkonjunktivitis" sind in sehr vielen Städten gemacht worden, des Inlandes sowohl wie auch im Aus-

[1] D. m. W. 1909, Nr. 39. — Berl. kl. W. 1910, Nr. 15.

lande. Sie kommt übrigens auch in offenen Bädern, Flußläufen und Seebädern zur Beobachtung, und offenbar auch ohne das Medium des Wassers, und wird dann durch direkten Kontakt vermittelt.

Während die einen die Gebilde der Einschlußblennorrhöen für identisch mit den Trachomeinschlüssen ansehen (Wolfrum[1]), treten andere ein für eine Abtrennung der Einschlüsse des echten Trachoms von den nicht trachomatösen Einschlußaffektionen.

Die Bekämpfungsmaßregeln und Verhütung bestehen in der Ermittlung der Kranken und ihrer Isolierung („Trakomkrankenhaus" in Ostpreußen), regelmäßigen Untersuchung der für Trachom leicht empfänglichen Schulkinder. Die ärztliche Anzeigepflicht besteht.

Amöbendysenterie.

Diese Form der Ruhr kommt in den Tropen vor, weniger in subtropischen und gemäßigten Klimaten. Rob. Koch fand sie in Ägypten, ebenso Kartulis, mit die erste ausführliche Beschreibung lieferten Kruse und Pasquale.[2] Nicht nur durch den Krankheitserreger, auch durch den pathologischen Prozeß unterscheidet sich diese Ruhr von der bazillären Form. Diese letztere ist ein Prozeß, der sich wesentlich auf der Mukosa abspielt. Bei der Amöbenruhr wird von vornherein die Submukosa ergriffen durch die spezifischen Eigenschaften des Protozoons. Der Name dieser Amöbe „histolytica" (Schaudinn) oder tetragena, charakterisiert den zellzerstörenden Prozeß, der sich vornehmlich im Dickdarm abspielt. Diese Amöbe ist ein Gewebsschmarotzer, der gerne gefährliche Leberabszesse hervorruft.

Die Amöbe, von ovaler oder birnenförmiger Gestalt in der Ruhe, ist größer als die im gesunden Darme aller Menschen nicht selten nachzuweisende harmlose Amoeba coli, ferner auch lebhafter beweglich. Oft ist sie vollgepfropft mit roten Blutkörperchen und Nahrungspartikeln, was man bei der Amoeba coli nicht antrifft, die sich mehr von Bakterien nährt. Wichtig ist, daß das Protoplasma auch in der Ruhe in Ekto- und Endoplasma geschieden ist, während bei der Amoeba coli diese Trennung nur in der Bewegung nachzuweisen ist. Die Zysten unterscheiden sich bei der pathogenen Amoeba histolytica der Tropenruhr durch ihre vier Kerne (daher „tetragena"), während die Zysten der saprophytischen Amoeba coli in der Achtzahl, und meist größer sind.

Die Kultur vieler saprophytischer Amöben gelingt auf Nährböden, die zusammengesetzt sind aus Strohabkochungen mit oder ohne 10mal verdünnter Peptonfleischbrühe, oder auch auf stark mit Wasser verdünnter Gelatine. Eine Reinzüchtung der Amöben ist aber unmöglich, sie gedeihen

[1] Klin. Monatsbl. f. Augenheik. 1910.
[2] Zeitschr. f. Hyg. u. Inf.-Kr. 1893.

nur, wenn gleichzeitig Bakterien mit ihnen auf demselben Nährboden gezüchtet werden. Die Kultur der Dysenterieamöben ist jedoch fraglich. Meist gedeihen auf den von ihnen angelegten Kulturen andere Amöbenrassen, wie z. B. mit Vorliebe die Amoeba limax, die in allen pflanzlichen Produkten viel vorkommt und viel kleiner ist als die im Darme vorkommende Amöbe.

Eine künstliche Infektion von Tieren durch den Schlund gelingt mit Dysenterieamöbenmaterial so gut wie niemals. Die Infektion per rectum gelingt, und zwar bei Hunden, am besten aber bei jungen Katzen.

Die Infektion des Menschen erfolgt durch Genuß von mit Zysten der Ruhramöbe verunreinigtem Wasser und Nahrungsmitteln.

Spirochätosen.

Syphilis, Lues

Syphilis, Lues. Die Bedeutung, welche dieser Geschlechtskrankheit von jeher beigemessen wurde, geht schon aus den Hunderten von Bezeichnungen hervor, welche synonym alle die Syphilis zum Gegenstande haben; die häufigst wiederkehrenden Namen sind „Franzosenkrankheit, welsche oder spanische Krankheit“. Nachweislich war vor dem Jahre 1493 in Europa diese Seuche völlig unbekannt; wahrscheinlich wurde sie durch Matrosen des Kolumbus aus Amerika in Spanien eingeschleppt. Als im Jahre 1494 Karl VIII. von Frankreich zu seinem Feldzuge gegen Italien auch spanische Söldner anwarb, gewann die Syphilis zunächst in seinem Heere, sodann auch in allen Ländern des Abendlandes epidemische Verbreitung von anfangs höchst bösartigem Charakter; erst nach einer ungefähr ein halbes Jahrhundert währenden Durchseuchungsfrist nahm sie die heutige mildere Form an.

Das Krankheitsbild der Syphilis beginnt meist nach 4 Wochen mit einer schmerzlosen Verhärtung an der Stelle der Infektion, der sogenannte „Primäraffekt“ oder Initialsklerose, die sich manchmal in ein Geschwür mit derben, speckigen Rändern umwandelt, welches abheilt. Der Erreger pflanzt sich auf dem Lymphwege weiter und bringt dadurch zunächst die regionären, dann auch die entfernteren Lymphdrüsen zu harter, aber schmerzloser Anschwellung (Bubonen).

Diese Vergrößerung der Lymphdrüsen wird gefolgt vom sekundären Stadium: dieses tut sich kund durch ein blaßrötliches Exanthem in der Haut und auf den Schleimhäuten, später durch große Papeln, die sogenannten breiten Kondylome; Knochenhautentzündungen, solche des Rachens und der Mandeln, katarrhalische Schwellungen der Stimmbänder. Nach längerer Zeit erfolgt die Lokalisierung der Erreger in den Organen, die sogenannte tertiäre Syphilis, welche sich in jedem Teil des Körpers einnisten kann. Sie macht entzündliche Neubildungen von Bohnen- bis Walnußgröße mit manchmal gummiartiger Absonderung (Gummigeschwülste, Gumma), welche erweichen und zerfallen und unter Narbenbildung heilen. Je nach der

Lokalisation der Gummata oder der ihnen gleichbedeutenden Veränderungen an den Blutgefäßen (Endarteritis syphilitica) und ihrer Ausdehnung, gestalten sich die Folgeerscheinungen der Syphilis. Auch Tabes und Paralyse haben luetische Ätiologie; es gelang auch bei diesen „metaluetischen" Krankheiten der Nachweis der Erreger (Noguchi[1]) in den Ganglienzellen.

Die von Fritz Schaudinn 1905 entdeckte Syphilisspirochäte ist ein äußerst zartes, schwach lichtbrechendes Gebilde, welches daher von ihm auch Spirochaeta pallida oder auch Treponema pallidum genannt wurde. Im ungefärbten Zustande imponiert sie als schraubenförmiges Gebilde mit steilen, korkzieherartigen Windungen und zugespitzten Enden; trotz der Windungen zeigt die Spirochäte einen schlanken Verlauf, die Schraubenform ist in Ruhe und Bewegung gleichbleibend. Bei einer Länge von 4—14 μ ist sie eine der kürzesten der bekannten Spirochäten, auch ihr Dickendurchmesser ist äußerst gering; die Zahl der Windungen schwankt von 6—24 durchschnittlich, charakteristisch ist die Steilheit derselben, sie beträgt 1—1·5 μ bei einer durchschnittlichen Windungslänge von 1—1·2 μ. Die verschiedensten Exemplare finden sich im gleichen Präparat. Die Beweglichkeit, meist sehr ausgeprägt, setzt sich aus rotierenden Bewegungen um die Längsachse, aus Beugungen und einem Vor- und Rückwärtsgleiten zusammen. Färbt man den Erreger, so modifiziert sich sein Äußeres. Die Windungen werden größer und flachen sich ab, der Körper ist nicht mehr schlank gestreckt, zeigt vielmehr abnorme Windungen und Krümmungen. Vielfach liegen die Erreger in Knäueln zusammen, die manchmal auch Typen zeigen, die schleifenförmig gewunden oder kugelförmig aufgetrieben erscheinen. Außerdem erscheinen bei Färbungen an den Enden der Spirochäten nicht selten sogenannte Geißelfäden, lang ausgezogene Fortsätze, die aber wohl keine Lokomotionsorgane darstellen, ebensowenig wie eine undulierende Membran als Bewegungsapparat festgestellt ist. Nachdem F. Schaudinn und E. Hoffmann die Spirochaeta pallida in Primäraffekten, Leistendrüsen und Milzsaft zuerst nachgewiesen, wurden mit Erfolg Spirochätenbefunde erhoben in allen Gewebsarten Syphilitischer, in der Zerebrospinalflüssigkeit wie auch im strömenden Blute. Im Munde siedeln sich die Syphilisspirochäten gelegentlich an. Ihre Prädilektionsstellen sind Lippen, Zunge und Gaumenbögen, von den Primäraffekten an diesen Stellen aus ist die Übertragungsmöglichkeit reichlich gegeben. Wie diese Forscher schon betonten, bedarf es zu ihrer Darstellung besonderer Färbemethoden, entweder des Burrischen Tuscheverfahrens oder der zu bevorzugenden Giemsafärbung, während für Schnittmaterial die Silberimprägnierungsmethoden (Levaditi oder Zettnow) gut anwendbar sind. Als Untersuchungsmaterial für Spirochätenfahndung eignet sich Punktionssaft von Drüsen oder „Reizserum" von Primäraffekten.

[1] M. m. W. 1913.

Zur Beobachtung im lebenden Zustande eignet sich ganz vorzüglich das Dunkelfeldverfahren.

Differentialdiagnostisch kommt hauptsächlich die Spirochaeta refringens (Schaudinn und Hoffmann) in Betracht, welche sich in luetischen Papeln häufig vorfindet und sich gegenüber der Pallida auszeichnet durch starke Lichtbrechung, derbere Gestalt, sowie weitere und flachere Windungen, leichtere Färbbarkeit mit den gewöhnlichen Farbstoffen.

Kleine Exemplare der Spirochaeta dentium haben Ähnlichkeit mit der Pallida, doch auch hier gelingt unschwer die Abgrenzung.

Die Züchtung der Pallida gelingt in halberstarrtem Pferdeserum anaërob, am leichtesten aus klein zerquetschten Stückchen von Primäraffekten vom Menschen, schwerer vom infizierten Kaninchen. Die gleichzeitige Anwesenheit andersartiger Bakterien (Mischbakterien) begünstigt durch Unterstützung der anaëroben Bedingungen das erste Wachstum (Schereschewsky[1], Mühlens[2]).

Die Syphilis läßt sich leicht auf Affen übertragen, mit syphilitischem Material sowohl, wie auch, wenn auch schwerer, mit Reinkulturen der Pallida. Augenbrauen und Geschlechtsteile nach vorhergehender Skarifikation sind die besten Orte zur Impfung. Beim Kaninchen glückte die syphilitische Infektion durch Verimpfung in die vordere Augenkammer oder Einreiben des Materials in die geritzte Hornhaut; besonders leicht aber gelingt es, bei Übertragung von spirochätenhaltigen menschlichen Gewebsstückchen in den Hoden oder die Hodenhaut dieser Tiere, die primäre Hodensyphilis hervorzurufen. Bei ganz jungen Kaninchen gelingt es auch syphilitische Allgemeininfektion zu erzielen nach intravenöser Einspritzung spirochätenhaltiger Kaninchenhodenextrakte. Von Wichtigkeit, auch in diagnostischer Beziehung, ist, daß die experimentelle Kaninchenhodensyphilis sich auch erzielen läßt nach Injektion von Blut, Blutserum oder Sperma syphilitischer Menschen, sowohl im primären wie auch im sekundären Stadium entnommen, während das Blut des tertiären Stadiums negative Resultate ergibt (Uhlenhuth und Mulzer[3]).

Wassermannsche Reaktion

In ein entscheidendes Stadium wurde die Diagnose der Syphilis gerückt durch die Wassermannsche Reaktion. Wassermann, Neisser und Bruck fanden, daß in dem Körper eines Syphilitischen sehr lange Zeit spezifische Stoffe kreisen. Zur leichteren Erkennung dieser Körper stellten sie in den Dienst der Serodiagnostik die Methode der Komplementbindung von Bordet und Gengou. Wenngleich die theoretischen Voraussetzungen nicht zutrafen, daß wir es bei der Wassermannschen Reaktion mit einer streng spezifischen Antikörperreaktion zu tun haben, bei der ein spezifischer Immunkörper mit dem Antigen zusammen Komplement binden, hat sich doch die

[1] D. m. W. 1909.
[2] Klin. Jahrb., Bd. 23, 1910.
[3] Arb. Kais. Ges.-Amt, Bd. 30, 34.

Wassermannsche Reaktion als höchst wichtige Reaktion für die Diagnostik der Syphilis erwiesen. Daß hier nicht eine spezifische Antigen-Antikörperreaktion vorliegt, erwies sich schon als man entdeckte, daß nicht nur Extrakte aus syphilitischen Organen mit starkem Spirochätengehalt als Antigene funktionierten, sondern auch alkoholische Auszüge aus normalen Organen (z. B. Meerschweinchen). Es lassen sich also aus allen möglichen Geweben Stoffe durchaus unspezifischer Art ausziehen, welche die Rolle des Extrakt Antigen übernehmen. Auf der Suche nach diesen Stoffen, welche die Reaktion mit den anderen Komponenten geben, fand man, daß sogar chemische Körper ebenfalls mit Luikerserum eine Komplementbindung eingehen können, so z. B. Mastixlösungen, Lezithin, gallensaure Salze. Man frug sich also, ob nicht auch die Serumkomponente des Patientenserums ganz anderer Natur sei als der angenommene Immunkörper von Ambozeptortyp, der für spezifische Komplementbindungen unerläßlich ist; besonders als man feststellte, daß ein Ambozeptorverbrauch im Patientenserum überhaupt nicht stattfindet. Diese Mutmaßung, daß auch die Serumkomponente des syphilitischen Serums bis zu einem gewissen Grade unspezifisch ist, wurde zur Gewißheit bei der Entdeckung, daß auch bestimmt nicht luetische Krankheiten, wie Fleckfieber, Lepra, Malaria, Masern, Scharlach, ferner nicht selten auch schwere Konsumptivkrankheiten im kachektischen Stadium, wie z. B. bei malignen Geschwülsten, eine positive Wassermannsche Reaktion geben.

Für die Deutung des Zustandekommens einer Wassermannschen Reaktion bedienen wir uns heute chemisch-physikalischer Betrachtungsweise, in dem Sinne, daß eine kolloidale Fällungsreaktion vorliegt. Gewisse kolloidale, lipoidartige Stoffe des Extraktes geben mit physikalisch-chemisch veränderten — im Sinne einer größeren Labilität und Ausflockarbeit — Globulinen des Patientenserums eine Fällung, wobei Komplement gebunden wird. Der Wert der Wassermannschen Reaktion wird durch die Befunde einer positiven Reaktion bei manchen nichtluetischen Erkrankungen nicht beeinträchtigt, gelingt doch die Abgrenzung der in Frage kommenden Affektionen gegen die Lues ohne Schwierigkeit; auch der Umstand, daß in etwa 1‰ von Seren gesunder Menschen einmal eine positive Wassermannsche Reaktion auftreten kann, ist praktisch ohne Bedeutung.

Im Primärstadium der Syphilis ist eine positive Wassermannsche Reaktion niemals vor der vierten Woche nach der Infektion zu erwarten. Nach dieser Zeit reagieren immer mehr Seren, bis schließlich im unbehandelten Sekundärstadium 100% der Seren Syphilitiker eine positive Reaktion geben, und ähnlich häufige Resultate erzielt man im Tertiärstadium. Gewisse Fälle, die im tertiären Stadium anfangs negativ reagieren, können nach Einleitung der Therapie in eine positive Wassermannsche Reaktion umschlagen. Dieser Umschlag ist vielleicht so zu deuten, daß Herde, welche vorher durch endarteritische Veränderungen abgekapselt waren, nach Einleitung der Therapie, vornehmlich mit Salvarsan, nunmehr die Spirochäten in den Kreislauf übergehen lassen. Insofern ist dies Positivwerden einer vorher negativen Reaktion im Verlaufe therapeutischer Maßnahmen ein Symptom für den Erfolg derselben; die therapeutisch hervorgerufene Reaktion wird mitsamt den Symptomen nach einigen Wochen zum Schwinden gebracht.

Außer dem Blutserum geben übrigens auch andere Körperflüssigkeiten die Wassermannsche Reaktion, so regelmäßig die Zerebrospinalflüssigkeit der Tabiker und Paralytiker, bei denen die positive Wassermannsche Reaktion absolut beweisend für eine luetische Infektion des Zentralnervensystems ist. Positiven Ausfall zeigen auch Exsudate und Transsudate der Körperhöhlen, ferner die Flüssigkeit der vorderen Augenkammer Syphilitischer.

Eine Immunität angeborener Art gibt es nicht, ebenso entsteht keine erworbene Immunität nach der Allgemeindurchseuchung des Organismus; nach geheilter Syphilis kommt es zu echten Reinfektionen. Die Möglichkeit der Superinfektion, d. h. des Haftens neuer Syphiliserreger in einem noch syphilitischen Körper wird als gegeben erachtet im ersten Stadium, sehr unwahrscheinlich ist sie im dritten Stadium, so gut wie niemals kommt eine Superinfektion vor in der Sekundärperiode.

Die früher als Dogma geltenden sog. Collessche Gesetz und dasjenige von Profeta, welche besagen einmal, daß Frauen, die syphilitische Kinder geboren haben, gesund bleiben können und immun gegen Syphilis sind; sodann, daß gesunde Kinder luetischer Eltern immun sind, haben sich bei fortschreitender Forschung herausgestellt, als die bei bestehender, aber latenter Syphilis zu beobachtende „Anergie", d. h. ein scheinbarer Immunitätszustand, solange der Organismus noch krank ist. Diese sog. Gesetze beruhten also auf irrtümlicher und dem damaligen Stande der Wissenschaft entsprechenden Beobachtung.

Irgendeine Form der künstlichen Immunisierung, sei es aktiv oder passiv, hat sich bis heute nicht gefunden. Hingegen besitzen wir in den Arsenikalien wirksame Waffen. Das erste Produkt dieser Art, das Atoxyl, ergab nach den Untersuchungen von Uhlenhuth deutlichen kurativen Effekt bei experimenteller Kaninchen- und Affensyphilis; für menschliche Zwecke mußte es aufgegeben werden wegen seiner toxischen neurotropen Eigenschaften, besonders auf den N. opticus. Paul Ehrlich gelang es 1909 nach vielen Versuchen das Arsenpräparat Salvarsan als Spezifikum gegen Syphilis zu entdecken, später folgten das Neosalvarsan und das besonders von Kolle[1] studierte Silbersalvarsan. Bei stark parasitotroper Eigenschaft ist dessen neurotrope, d. h. vergiftende Affinität zu den Nerven, wesentlich herabgesetzt.

Eine wichtige Erweiterung und unentbehrliche Ergänzung erfuhr die Wassermannsche Reaktion durch die Einführung der sogenannten Ausflockungsreaktionen. Sie beruhen auf der Sichtbarmachung der Reaktion

Ausflockungsreaktionen

[1] D. m. W. 1919, Nr. 18, 1920.

beim Zusammentritt von Extraktbestandteilen mit den labilen Serumglobulinen des Patientenserums.

Es gibt eine ganze Reihe solcher Trübungs-, Ausflockungs- und Ballungsreaktionen, von denen einige unter Methodik nachzulesen sind.

Über Technik der Wassermannschen und Ausflockungsreaktionen siehe Methodik.

Febris recurrens, Rückfallfieber.

Im 18. und 19. Jahrhundert war diese Spirochätenerkrankung in Europa weit verbreitet, in Deutschland bis 1880, in endemischer Verbreitung heutzutage aber nur noch in Rußland (1895/96 St. Petersburger Epidemie), und im ehemaligen Bosnien-Herzegowina anzutreffen. Ungünstige hygienische Verhältnisse begünstigen ihre Verbreitung, die arme Bevölkerung, unter dieser wieder mehr die Männer, wird hauptsächlich befallen; ein Umstand, der sich durch die Übertragungsweise der Seuche durch die Menschenlaus erklärt. Die Rekurrens in Asien, Afrika und Amerika wird durch Abarten derselben Spirochäte übertragen, auch zeigen diese Arten wenig Unterschied im Krankheitsbild.

Dieses hebt an nach einer Inkubation von 5—7 Tagen mit heftigem Schüttelfrost und rapide bis zu 40^0 ansteigendem Fieber. Neben Überempfindlichkeit der Muskulatur, insbesondere der Waden, bestehen Erscheinungen von seiten des Respirations- und des Verdauungstraktus, mit Milzschwellung. Der erste Fieberanfall dauert in der Regel 5—7 Tage, und endet mit plötzlich kritischem Abfall. Nach einigen Tagen hebt eine neue Attacke („Rückfall“) an, die aber meist kürzer ist als die erste und in der Hälfte der Erkrankungsfälle das Rückfallfieber hiermit beendet. Nicht selten aber folgen noch verschiedene Anfälle dem ersten, die aber stets an Dauer und Intensität hinter dem vorhergehenden zurückbleiben. Die Mortalität ist gering, sie beträgt höchstens 5$^0/_0$, ist aber nach Einführung der Salvarsantherapie, die sich hier vorzüglich bewährt hat, auf ein Minimum gesunken.

Das europäische Rückfallfieber wird hervorgerufen durch die schon 1868 von Obermeier entdeckte und später genau beschriebene Spirochäte, die seinen Namen trägt. Sie ist lebhaft beweglich, schraubenförmig gewunden, etwa 20 μ lang und hat 3—12, meist sehr flache Windungen, die Enden sind ausgezogen zu Fäden. Auf der Höhe des Fiebers sind sie massenhaft im Blute vorhanden, sie liegen vielfach zu mehreren zusammen, und sind dann leicht im ungefärbten, hängenden Tropfen zu erkennen. Bei geringem Gehalt an Erregern empfiehlt es sich, wie bei anderen Infektionen des Blutes, z. B. der Malaria, die „dicke Tropfen“ Methode anzuwenden, bei der man einen Blutstropfen auf dem Objektträger lufttrocken werden läßt und ihn nachher mit destilliertem Wasser oder mit 0·5$^0/_0$ Essigsäure einige Minuten auslaugt, dann wieder trocknen läßt und sodann nach Giemsa färbt.

Die europäische Rekurrens ist auf Affen übertragbar, nach vorheriger Affenpassage auch auf Ratten und Mäuse, wodurch Virulenzsteigerung erzielt werden kann. Die Kultur des Erregers in Blut oder Serum gelingt kaum.

Weder bei Versuchstieren noch beim Menschen tritt nach Überstehen der Krankheit eine nennenswerte Immunität ein, vielmehr ist eine Reinfektion schon nach einigen Monaten (2—6) möglich.

Dort, wo die Febris recurrens noch heimisch, erfolgt ihre Bekämpfung durch Hebung der Hygiene der wenig kultivierten Volksschichten. Sie wird außerdem mehr und mehr eingedämmt durch das Salvarsan, von dem eine einmalige intravenöse Gabe einiger Dezigramm die Spirochäten für immer im Körper vertilgt, so die „Therapia magna sterilisans", die Ehrlich vorschwebte, bei dieser Krankheit realisierend.

Beim afrikanischen Rückfallfieber (Zeckenfieber) ist der Erreger die in Mittelafrika weitverbreitete Spirochaeta Duttoni, die viel spärlicher im Blute auftritt als die europäische Spirochäte. Übertragen wird sie durch eine blutsaugende Zecke, die Ornithodorus moubata, in welchen die Spirochäten sich lange halten und auch in die Eier der Zecken übergehen. Klinisch unterscheiden sich die einzelnen Arten der Rückfallfieber kaum voneinander; das Überstehen des europäischen Rückfallfiebers schützt aber nicht vor der afrikanischen Form, ebenso nicht im umgekehrten Falle. Die amerikanische Rekurrens (Erreger die Spirochaeta Novyi) deckt sich in ihren Erscheinungen mit der europäischen. Die indische Rekurrens (Spirochaeta Carteri) verläuft hingegen weit schwerer als die übrigen Arten.

Icterus infectiosus, Weilsche Krankheit.

Der Weltkrieg hat uns diese Krankheit in ihrer Ätiologie und Epidemiologie wesentlich näher gebracht. (In Asien, Japan, war eine ähnliche Krankheit mit fast identischem Erreger schon lange bekannt.)

In jeder Jahreszeit kann die Krankheit epidemisch auftreten.

In 50% der Fälle werden Arbeiter befallen, die mit Tieren oder deren Kadavern zu tun haben, hauptsächlich Abdecker, Fleischer, Gerber. Die Stechmücke (Haematopota pluvialis) und die Stallfliege (Stomotryx calcitrans), Blutegel, Kleiderläuse, besonders aber Ratten kommen als Überträger in Betracht. Ansteckend ist besonders der Urin derselben, wie übrigens auch der Urin von Rekonvaleszenten häufig spirochätenhaltig sein kann.

Vornehmlich in der warmen Jahreszeit tritt sie epidemisch auf. Beginnend mit Erbrechen, Durchfällen und Wadenschmerzen, stellen sich bald Schwellung der Leber mit dem besonders charakteristischen Ikterus und Neigung zu Haut- und Schleimhautblutungen ein. Nach dem lytisch abklingenden Fieber von durchschnittlich 10tägiger Dauer können neue, aber leichter verlaufende Schübe folgen; die Mortalität ist gering.

Die Ausscheidung der Erreger im Harn findet bis spät in die Rekonvaleszenz statt. Der Erreger, die Spirochaeta icterogenes, ist nur in den seltensten Fällen im Blutstropfen direkt nachzuweisen.

Überstehen der Krankheit verleiht Immunität, ebenso hat das Rekonvaleszentenserum schützende und heilende Wirkung. Der Erreger wird auch mit dem Urin der Kranken ausgeschieden, kann ferner die unverletzte Haut passieren. In gesunden Ratten kommt derselbe vor, in Amerika erwiesen sich 67% der Ratten infiziert, eine Übertragung durch diese Nager ist deshalb wahrscheinlich. Der Erreger, die Spirochaeta icterogenes oder icterohaemorrhagica ist zart, etwas feiner als die Spirochaeta pallida, unregelmäßig gewunden und zeigt an den Enden häufig Verdickungen und Umbiegungen. In flüssigem Kaninchenserum, aber auch in sehr stark mit Leitungswasser verdünntem Serum ist die Spirochaeta icterogenes kultivierbar, wie sie auch in Wasser bis zu 2 Wochen infektiös bleiben kann. Leicht gelingt die Übertragung dieser Spirochäte auf Meerschweinchen, bei intraperitonealer oder intrakardialer Injektion von etwa 2 ccm defibrinierten Blutes eines Patienten auf der Höhe des Fiebers. Die Tiere erkranken nach 5—6 Tagen unter allen Zeichen der Weilschen Krankheit. In Serum, am besten von Kaninchen, läßt sich unter Luftabschluß die Spirochäte des Icterus infectiosus leicht bei 37° züchten und weiter impfen.

Die Infektion ist auch per os, durch Skarifikation der Haut oder durch Einträufeln in den Konjunktivalsack möglich.

Gelbfieber.

Ursprünglich im tropischen Südamerika zu Hause, hat sich das Gelbfieber von Brasilien über ganz Amerika und einen Teil Afrikas ausgedehnt, früher ist es auch in Spanien, Portugal und Italien häufig aufgetreten. In andere Länder ist es gelegentlich durch den Schiffsverkehr in die Hafenorte eingeschleppt worden, blieb aber stets auf einzelne Fälle beschränkt. Die Krankheit beginnt nach einer Inkubation von 3—5 Tagen mit unsicheren Zeichen des Unwohlseins; meist erfolgt der erste Schüttelfrost jedoch nach vollkommenem Wohlbefinden. In den nächsten 2—3 Tagen werden 40° Fieber und mehr erreicht, die Herztätigkeit liegt von vornherein sehr darnieder. Nach weiteren 3 Tagen durchschnittlich fällt die Temperatur, und es zeigt sich das pathognostisch wichtige Zeichen des Ikterus, der meist gering und nur an den Skleren sichtbar. Bei letal endigenden Fällen stellen sich blutiges Erbrechen ein und Hämorrhagien in die Haut und Schleimhäute, merkwürdigerweise fehlt die Milzschwellung vollkommen. Postmortal tritt die eigentliche gelbe Verfärbung erst deutlich auf.

Die Ätiologie des Gelbfiebers ist, nach der anfänglichen Annahme, daß eine Spirochätose vorläge, heute noch nicht geklärt. 1918 glaubte Noguchi mit Sicherheit eine besondere Spirochätenart, die Spirochaeta icteroides, gefunden zu haben, welche als Erreger in Betracht käme. Es wurde dann verschiedentlich hiergegen Einspruch erhoben, und besonders W. H. Hoffmann wies 1920 nach, daß die Spirochäte von Noguchi nicht eine selbständige Art, vielmehr identisch war mit der Leptospira icterogenes, dem Erreger der Weilschen Krankheit. Desgleichen konnten Schüffner und seine Mitarbeiter zeigen, daß die bisher als Gelbfieberstämme angesprochenen Spirochäten durch die Sera von mit der Weilschen Krankheit Behafteten und auch durch künstliche Spirochaeta icterogenes-Sera ebenso hoch agglutiniert wurden wie die Spirochaeta icterogenes selber. Es war somit ein jahrealter Irrtum aufgeklärt. Heute scheint festzustehen, daß das Gelbfieber keine Spirochätose ist, wenn auch große Ähnlichkeit mit Spirochätosen, speziell mit der Weilschen Krankheit, vorliegt. Wahrscheinlich ist der Erreger unter den filtrierbaren Virusarten zu suchen. Dieser wird durch Stechmücken, besonders die Stegomya calopus, und zwar nur durch das befruchtete Weibchen übertragen, eine andere Übertragungsweise, wie von Mensch zu Mensch oder durch Gebrauchsgegenstände, gibt es nicht.

Die Stechmücken, welche sich in den menschlichen Behausungen halten, sind 12 Tage nach dem Blutsaugen 8 Wochen lang infektionsfähig für den Menschen.

Die Sterblichkeit schwankt zwischen 15 und 75%. Überstehen der Krankheit verleiht fast absolute Immunität.

Die Bekämpfung besteht in der Vertilgung der Stegomyen und Isolierung der Kranken in mückensicher abgeschlossenen Räumen, zur Verhinderung des Blutsaugens durch die Mücken.

Hyphomyzeten und Blastomyzeten.

Von der weitverbreiteten Familie der Schimmelpilze (Hyphomyzeten) kommen mehrere Vertreter in Betracht, welche unter Umständen für den Menschen als Krankheitserreger gefährlich werden können. Die Schimmelpilze setzen sich zusammen aus schlauchartigen Zellen, Hyphen genannt, welche sich durch echte Verzweigungen verbreitend ein dichtes Geflecht bilden, welches Myzel genannt wird. Die Hyphen sind mit farblosem Plasma erfüllt, welches Vakuolen, Fetttröpfchen sowie verschiedenfarbiges Pigment enthalten kann. Durch Saugwarzen oder Haustorien können sie die Zellwandungen des Wirts durchbohren und in demselben wuchern. Aus dem Myzelgeflecht der vegetativen Hyphen wachsen bestimmte Exemplare zu Trägern der Dauerformen aus; es sind dies die Fruchthyphen, welche die Sporen tragen, auf deren Bildungseigenart im wesentlichen die Klassifikation beruht.

Penicillium glaucum

Penicillium glaucum, der grüne Pinselschimmel, der bei weitem verbreitetste Fungus, wuchert in und auf allen möglichen Medien, selbst destilliertem Wasser, wie auch Arzneien, wächst aber nicht mehr bei Temperaturen über 37°. Die Fruchthyphen teilen sich in pinselartig angeordnete Äste, die Basidien, und Ästchen, die Sterigmen, von deren Enden sich die Sporenketten direkt abtrennen. In der Natur erst als schneeweißer, sodann als blaugrüner Schimmelrasen vorkommend, Hauptverwesungserreger (auch für Roquefort-Käsebereitung wichtig). Der grüne Pinselschimmel ist selbst nicht pathogen, wohl aber ist sein Extrakt für Versuchstiere giftig.

Penicillium brevicaule

Penicillium brevicaule, interessant wegen seiner Eigenschaft aus arsenikhaltigen Nährmedien flüchtiges Diäthylarsen (Knoblauchgeruch) abzuspalten, daher wichtig für den biologischen Arseniknachweis.

Aspergillus

Aspergillus, der Kolbenschimmel, weist keine Teilung der Fruchthyphen auf. Deren Enden sind vielmehr kolbig angeschwollen, worauf sich die Sterigmen inserieren, von welchen sich die gefärbten Sporen abschnüren. Je nach der Farbe derselben unterscheidet man den glaucus, flavus, niger. Aspergillus fumigatus, blaugrün, ist der häufigste, gelegentlich pathogene Kolbenschimmel.

Mucor mucedor

Mucor mucedo, Köpfchenschimmel, zeigt nicht septierte Fruchthyphen, mit einer endständigen, nadelkopfartigen Anschwellung, dem Sporangium, aus welchem durch Platzen der schwarzgefärbten Hülle die Sporen frei werden. Pathogene Mukorazeen sind Mucor rhizopodiformis (verbreitet); seltener, aber pathogener, sind Mucor corymbifer und Mucor septatus.

Achorion Schönleinii

Achorion Schönleinii, der Erreger des Erbgrinds, Favus, makroskopisch in Form von gelben Schüsselchen meist auf den behaarten Stellen des Körpers wachsend. Das schwefelgelbe Skutulum ist meist von einem Haar durchbohrt und stellt eine Reinkultur von Myzelien dar, die Randpartien zeigen glänzende Schläuche mit keulenförmiger Anschwellung. Im Zentrum massenhaft doppelt konturierte oder rechteckige Sporen. Der Favuspilz ist zwar sehr polymorph, beim Menschen kommt aber nur eine einzige Favusart vor; unter den Tieren ist er nicht selten bei Maus, Hund, Katze und auch Hühnern (Schimmel auf Kamm und Ohrlappen). Die sekundär befallenen Haare sehen glanzlos, wie bestäubt aus. Favus heilt mit Narbenbildung, der Verlust der Haare ist daher ein dauernder. Er ist leicht züchtbar bei 37° in feuchter Kammer (hohlgeschliffener Objektträger).

Microsporon furfur

Microsporon furfur. Die Mikrosporie ist eine sich meist auf die behaarte Kopfhaut von Kindern (in Schulen) ansiedelnde Mykose. Einzelne Varietäten können aber auch die übrige Körperhaut, und dann meist von Erwachsenen befallen. Erzeugt auf dem Kopfe kreisrunde, haarlose Flecke, die jedoch nicht glatt, sondern mit grauen Schüppchen und Haarstümpfen bedeckt sind. Sehr kontagiös und protrahierter Verlauf; erlischt in der Pubertät von selbst. In Betracht kommt der Mikrosporonpilz, welcher ein sternförmig angeordnetes Myzel aufweist, mit charakteristischen Anschwellungen und Septen. Zwei Varietäten, Mucor Andonini und Mucor Canis, weniger kontagiös als die erstere, mehr Familienepidemie. Beide Arten sind auch durch ihr charakteristisches Wachstum auf dem von Sabouraud angegebenen Nährboden zu differenzieren (Plaut[1]).

---

[1] Die Hyphenpilze, im Kolle-Wassermann, Handb., Bd. V, 2. Aufl.

Tricho-phytiepilz

Trichophytiepilz, Erreger des Herpes tonsurans (Ringwurm), meist auf Kopf- und Barthaar, jedoch auch auf der unbehaarten Haut, selten Nägeln. Charakteristisch ist die Ringform; im Gegensatz zur Mikrosporie sind die kahlen Stellen glatt und ohne Schuppen. Viele Varietäten: in Betracht kommen speziell die großsporigen Varietäten, Trichophyton acuminatum und crateriforme, genannt nach der Art ihres Oberflächenwachstums bei Zimmertemperatur auf Zuckernährboden (nach Sabouraud).

Eine „Saprophytie" der oberflächlichen Hornschicht der Haut, die Pityriasis versicolor wird durch den Microsporon furfur hervorgerufen. Hauptsächlich auf der feuchten Haut von Kranken, nicht kontagiös. Daß Schimmelpilze bei Vögeln Verschimmelungen, speziell der Atmungsorgane, hervorrufen, ist Geflügelzüchtern lange bekannt („Schnörke" des Federviehs). Beim Menschen betreffen sie hauptsächlich das innere und äußere Ohr, die Lungen, sehr selten sind Affektionen anderer Organe oder gar des ganzen Körpers. Mykosen der Lunge sind fast immer sekundär. Die Pilze, stets Aspergillus fumigatus, siedeln sich an Stellen mit primären Veränderungen an (pneumonische Prozesse). Häufig sind Otomykosen, auch hier wird Aspergillus fumigatus gefunden, jedoch auch Aspergillus niger. Endlich gehören zu den größten Seltenheiten Verschimmelungen des Nasenrachenraumes, Keratomykosen. Leicht lassen sich bei geeigneten Tieren mit pathogenen Schimmelpilzen experimentell Mykosen erzeugen, sowohl durch Injektion, wie auch Inhalation von Sporenmaterial (Lichtheim[1], Ribbert[2]). Bemerkenswert ist, daß Eiterungen oder Abszesse von den Schimmelpilzen nicht hervorgerufen werden.

Den Übergang zu den Sproßpilzen (Blastomyzeten) bildet der Soor.

Der Soorerreger wurde 1839/46 von Langenbeck und Berg bei einem Typhuskranken entdeckt. Während Langenbeck ihn für den Erreger des Typhus hielt, beschrieb Berg ihn richtig als den Erreger der „Schwämmchen"; er machte auch zuerst gelungene Übertragungsversuche.

Bei diphtherieverdächtigen Kindern findet sich ab und zu eine Varietät, welche Bierwürze-Gelatine nicht angreift, was die gewöhnliche Soorform jedoch stets tut, bis auf die seltene, kleinsporige Form.

Oïdium albicans

Oïdium albicans, der Soorpilz, bildet Fäden sowie Sproßverbände, steht somit im System in der Mitte zwischen den Schimmel- und den Sproßpilzen. Saprophytisch weit verbreitet ist ein Vertreter der Art, Oïdium lactis (Milchschimmel), auf saurer Milch wuchernd. Zwei Varietäten kommen vor: eine großsporige, Gelatine verflüssigende; und eine kleinsporige, nicht verflüssigende. Bei der Soorerkrankung trifft man meist die großsporige Varietät an.

---

[1] Über pathogene Schimmelpilze, Berl. klin. Woch. 1882.

[2] Über den Untergang der pathogenen Schimmelpilze im Organismus, 59. Vers. deutscher Naturforscher 1886.

Einige Fälle von echten menschlichen Saccharomykosen oder Blastomykosen sind beschrieben worden. Buschke[1] teilt die Blastomyzeten nach ihren klinischen Erscheinungen ein in drei Gruppen: Hautblastomykose, eine solche des Zentralnervensystems, und endlich der übrigen inneren Organe, besonders des Abdomens. Bei Hauterkrankungen scheinen jedoch nur allein mit Sicherheit Sproßpilze von ätiologischer Bedeutung zu sein, und zwar entwickeln sie sich in der Epidermis. Der Saccharomyces albicans bevorzugt die vom Plattenepithel bekleideten Schleimhäute, indem er zwischen den einzelnen Epithelzellen hindurchwächst, so daß die von ihm erzeugten Beläge der Unterlage mehr oder weniger fest anhaften. Die anfangs kleine Herde bildenden Oïdiumansiedlungen können große bis tief in den Schlund hinabreichende membranartige Überzüge bilden, die auch die Atemwege behindern können. In Ägypten ist jedoch eine Art häufig, welche sich im Korium entwickelt; es ist die Blastomykosis glutealis fistulosa (Kartulis). Mittelst dieser Hefen lassen sich bei Versuchstieren Tumoren erzeugen, welche jedoch im wesentlichen Reinkulturen der Hefen darstellen. Sanfelice[2] züchtete aus Fruchtsäften einen „Saccharomyces neoformans", mit welchem gleichfalls bei Muriden, Meerschweinchen und Kaninchen, Geschwülste erzeugt wurden, welche eine Zeitlang als maligne Sarkome und Karzinome angesprochen wurden. Diese „Tumoren" haben jedoch lediglich historisches Interesse, denn auch sie stellen nur Granulome dar, welche die Kultur in vivo der Sproßpilze umgibt.

Als Erreger von Blastomykosen kommen in Betracht der Saccharomyces Busse — ziemlich kleine, kugelige Hefezellen — und der Saccharomyces subcutaneus tumefaciens Curtis, mit mehr ovalen Zellen. Im Tierkörper bildet sich um die pathogenen Hefen bald eine Kapsel, welche konzentrische Schichtung aufweist. Züchten lassen sie sich am besten auf leicht saurem Bierwürzenährboden, ihr Temperaturoptimum liegt zwischen 20° und 30° C.

Unter dem Namen Sporotrichosen sind 1906 in Frankreich von de Beurman und Gougerot Mykosen beschrieben worden, welche durch Pilze des Genus Sporotrichon hervorgerufen werden. Die Stellung im System des in unzähligen Varietäten beschriebenen Pilzes steht noch nicht fest; es kommen Fäden- und Hefeformen vor. Das Krankheitsbild scheint Ähnlichkeit mit syphilitischen und tuberkulösen Affektionen zu haben.

Streptotricheen (Strahlenpilze), mitsamt den ihnen naheverwandten Tuberkel- und Diphtheriebazillen auch als „Mykobakterien" zusammengefaßt, haben für unsere Gegenden Bedeutung durch die Aktinomykose. Streptotricheen

Die Aktinomykose befällt hauptsächlich Schnitter und Landarbeiter, die Infektion erfolgt meist durch eine Verletzung der Mundschleimhaut.

[1] Die Sproßpilze in Kolle-Wassermann, Handbuch, Bd. V, 2. Aufl.

[2] Die pathogene Wirkung der Blastomyzeten, Z. f. Hyg. u. Inf.-Krkh., Bd. 21, 22, 26, 29.

Die Krankheit ist sehr chronisch, direkte Übertragung von Mensch oder Tier auf Mensch ist nicht sicher festgestellt. Charakteristisch für die Aktinomykose ist die Infiltration des Unterhautzellgewebes an der Stelle der Infektion, die Bildung von Hautgeschwülsten und von Fistelgängen, welche nach Einschmelzung gelben Eiter entleeren. Primäre Aktinomykose der Haut ist selten. Der Aktinomyzespilz kann sich durch die Blutbahn verbreiten und selbst in die Knochen der Extremitäten gelangen. Häufiger ist diejenige Form der Erkrankung, bei welcher von tieferliegenden Herden ein Durchbruch nach der Haut zu erfolgt.

Erwiesen ist, daß kariöse Zähne mit eröffneter Pulpa Eingangspforten für den Pilz darstellen können, denn wiederholt hat man den Pilz in kariösen Zähnen und in der toten, aber auch lebenden Pulpa nachgewiesen (Partsch[1], Kantorowicz[2]). Letzterer fand den Pilz noch lebend nach 2 Jahren in einem plombierten Zahn. Innerhalb der Aktinomykosedrusen und der teilweise verkalkten Körnchen findet man (im Kalilaugezupfpräparat) ein dichtes Fadengeflecht, welches in seinen Randpartien in kolbige Anschwellungen übergeht. Innerhalb des Myzels sporenartige runde Körperchen. Kulturen lassen sich nicht leicht erzielen, am besten noch auf Gelatine oder erstarrtem Blutserum bei 37°, wobei die Kolonien sich in typischer Weise in das Substrat „einfressen". Kolben bilden sich innerhalb der Kulturen nicht. Es gibt mehrere Arten von Aktinomyzespilzen; eine fakultativ anaërob wachsende Form, sowie eine obligat anaërobe Form, diese letztere wächst nur bei 35°–37°. Die fakultativ anaërobe wächst bei Zimmertemperatur und in späteren Generationen auch gut bei Sauerstoffzutritt.

Das Mycetoma

Das Mycetoma oder Madura-Fuß (nach der Insel Madura in Niederländisch Indien) ist eine in den Tropen und Subtropen häufige, unheilbare Erkrankung vornehmlich der Füße. Der Pilz dringt durch kleine Verletzungen der Haut ein, wobei sein Wachstum die Weichteile und Knochen zerstört und zu einer enormen Vergrößerung des Fußes führt. Der Pilz ist eine echte Spreptotrichee, die sogenannte Streptothrix Madurae, welche in wenigstens zwei Varietäten vorkommt, eine mit weißgelblichen und eine mit schwarzen Pilzkonglomeraten, beide züchtbar.[3]

---

[1] D. Zeitschr. f. Chir., 23. Bd., 1886.

[2] M. m. W., 60. Bd., 1913.

[3] Kanthak, Madura disease, Lancet 1892. — Bouffart, Archives de Parasitologie 1901.

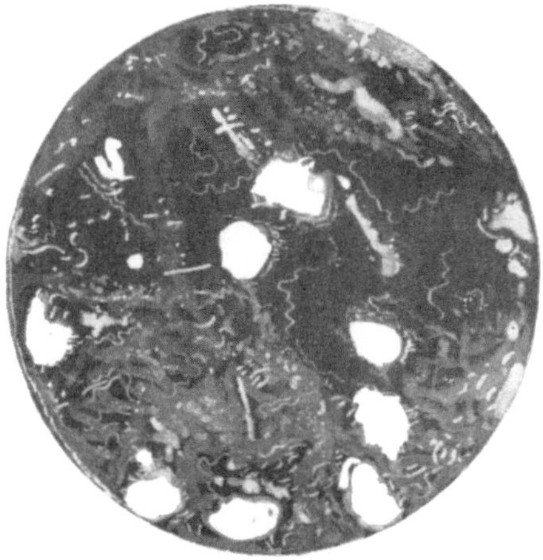

Tuschepräparat bei Pyorrhoischer Diathese
(Alveolarpyorrhoe).

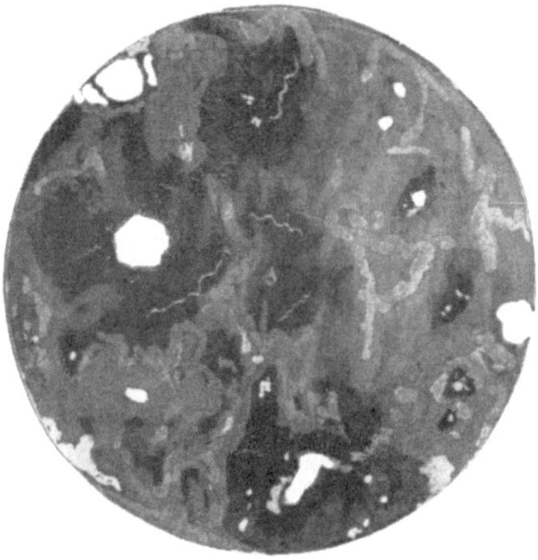

Tuschepräparat von Mundspirochäten
(zarte Spir. dentium, gröbere Spir. buccalis).

Walter de Gruyter & Co., Berlin.

Sechstes Kapitel.

Die Bakterien der Mundhöhle.

Bei der ständigen Verbindung unserer Mundhöhle mit der keimerfüllten Außenluft und der sich täglich wiederholenden Zufuhr von Keimen durch Speise und Trank, ist es nur natürlich, daß wir praktisch im Munde alle diejenigen Kleinlebewesen antreffen werden, welche uns umgeben. Als Filter für die Atmungsluft hält dieser Teil der oberen Luftwege zunächst dasjenige zurück, was mit dem aufgewirbelten Staube hineingelangt. Als Eingangstor für die Nahrungsmittel müssen die in ihnen enthaltenen oder auf ihnen haftenden Mikroorganismen gleichfalls das Gehege der Zähne passieren.

So nimmt es uns nicht Wunder, daß man schon an die hundert verschiedene Keime aus dem Munde gezüchtet hat, saprophytische meist, aber auch krankheitserregende, die sich rekrutieren aus dem großen Heere der mikroskopischen Kleinlebewelt. Der Keimgehalt des Mundes wird sowohl der Menge nach, wie auch was seine Zusammensetzung angeht, in weiten Grenzen schwanken müssen.

Zur Ansiedlung und Entwicklung der Bakterienflora sind die Bedingungen in der Mundhöhle an und für sich denkbar günstig. Die den meisten Kleinlebewesen unbedingt notwendige Sauerstoffzufuhr wird durch den Luftaustausch gewährleistet, aber selbst die unter Luftabschluß gedeihenden finden genügend anaërobe Bedingungen in Buchten des Zahnfleisches und Zahnhöhlen. Der wachstumswidrige Einfluß des Tageslichtes kann in der Mundhöhle nicht zur Geltung kommen, optimale Temperatur von 37° ist meist vorhanden, auch finden sich alle nötigen Nährstoffe. Schon der Speichel bietet neben seinem ganz überwiegenden Wassergehalt organische und anorganische Salze, sowie geringe Mengen von Eiweiß und Eiweißabkömmlingen; hinzu kommen, wohl als Folge häufiger kleiner Läsionen der Mundschleimhaut, Ausscheidungen von Serumstoffen aus derselben. Das wichtigste Nährmaterial beziehen die Mikroben aber aus den nach jeder Nahrungsaufnahme in Zahnfleischtaschen, Krypten des adenoiden Gewebes, Zahnlücken und kariösen Zähnen zurückbleibenden Speiseresten;

alles was zu ihrem Aufbau nötig, vornehmlich Kohlehydrate und Eiweiß, finden sie hier. Wenn trotzdem nach kurzem Aufenthalt in der Mundhöhle die Mehrzahl der Keime wieder aus derselben verschwindet, so liegt das einmal an der ständigen Umspülung mit Speichel. Zwar hat der Speichel keine oder keine nennenswerten bakteriziden Eigenschaften, aber rein mechanisch entfernt er die sich im Übermaße häufenden Mikroorganismen, die nun teils verschluckt, teils expektoriert werden.

Ein ständiger Regulator für die Mundflora ist auch die Gewebsvitalität der Mundschleimhaut selber, welche eine dauernde Ansiedelung von Keimen auf derselben nicht zuläßt.

Einen gewissen Bestand an Bakterien weist jedoch jede Mundhöhle auch bei peinlichster Mundhygiene auf; diese machen zum größten Teil den weißen Zahnbelag aus.

Eine scharfe Trennung vorzunehmen in saprophytische und pathogene Erreger der Mundhöhle ist nicht immer angängig, weil oft schon normalerweise die Keime vorgefunden werden, die sich dann bei Erkrankungszuständen des Mundes und der Zähne vermehren.

Leptothrix

Leptothrix. Die unter diesem Namen zusammengefaßten Mikroorganismen bilden einen ständig wiederkehrenden Befund der normalen Mundhöhle. Sie gehören zu den Spaltalgen und bilden vor allem auf ungepflegten Zähnen häufig einen dichten Rasen. Sie fallen dadurch auf, daß sie als lange Gebilde häufig das ganze Gesichtsfeld des Mikroskops durchziehen, die um ein vielfaches länger als breit vielfach gewunden, unbeweglich, ungegliederte (d. h. „echte") Fäden bilden. Neben diesen langen Fäden finden sich, ein dichtes Flechtwerk bildend, auch kleine rundliche und stäbchenförmige Körper, manchmal kurze streptobazillenartige Ketten bildend. Die Enden der einzelnen Fäden zeigen häufig Keulenform, manchmal sieht man auch Querscheidewände sich bilden, welche gonidienartige Gebilde abschnüren, die ihrerseits wieder zu Fäden auskeimen.

Man unterscheidet verschiedene Abarten, von denen die bekanntesten sind die Leptothrix placoides alba buccalis, die sich auf Jodzusatz am besten im hängenden Tropfen, violett, bei Gramfärbung schwarzviolett färbt. Ihr Wachstum ist in Fleischbrühe nur schwer zu erreichen, auf der Gelatineplatte bilden sich stecknadelkopfgroße runde Kolonien mit chagrinierter Oberfläche, die alten Kolonien sinken leicht ein, die Gelatine verflüssigend. Im Agarstich bilden sich längs des Stichkanals nach mehreren Tagen knorpelharte, weiße Kolonien in rosettenförmiger Anordnung.

Leptothrix buccalis zeigt in seiner Anordnung kaum Abweichung vom vorhergehenden Typ, wächst aber etwas leichter, die grauweißen Kolonien verflüssigen die Gelatine nach 4 Tagen, die Verflüssigung in Gelatinestich ist becherförmig. Bei Zimmertemperatur erfolgt kein Wachstum. Ebensowenig wie der vorhergehende bildet diese Leptothrixart Sporen. Die Kulturen der Leptothricheen haben einen eigentümlichen muffigen Geruch.

Zahnbeläge

Mykotische Zahnbeläge sind verschiedene beschrieben, es können rot und gelbgrünliche Pilzwucherungen gelegentlich auf den Zähnen vorkommen.

Nicht sehr selten ist eine Streptotrichosis dentium rubra, verursacht durch einen echten Streptothrixpilz, welcher Fäden mit echten Verzweigungen bildet, grampositiv und unbeweglich ist und große Neigung zeigt in diphtheroide, kokkenähnliche Gebilde zu zerfallen.[1]

Bacillus maximus buccalis

Bacillus maximus buccalis, in fast jeder Mundhöhle, insbesondere bei mangelhafter Zahnpflege, anzutreffen mit einer Länge von 2 bis 10 μ, gelegentlich noch mehr, und einer Breite von 1 bis 1·3 μ, zugleich das größte Mundbakterium. Meist ist dieses Stäbchen vergesellschaftet mit der Leptothrix, von dem es bisweilen schwer zu trennen ist, da es gleich diesem lange Fäden bilden kann, wenn es in atypischer Weise wächst. Es unterscheidet sich im mikroskopischen Bilde von diesem durch seine Beweglichkeit. Durch Geißelfärbung werden an den Seiten und an den Enden Geißeln sichtbar gemacht. Es ist grampositiv, nimmt bei der Jodfärbung blaue Farbe an, wobei manche Zellen den Farbenton schlecht annehmen und daher gescheckt aussehen. In zuckerhaltigen Nährböden (am besten Maltoseagar), wächst er nach einigen Generationen nicht schlecht.

Auf Gelatineplatten wachsen innerhalb 12 Stunden grauweißliche, glattrandige Kolonien mit dunkler Mitte. Im Gelatinestich verflüssigt er trichterförmig, wobei an der Oberfläche ein dünnes Häutchen, an der Spitze des Trichters Flocken sich bilden. Auf Agar wächst er in bräunlichen, granulierten, runden Kolonien, die sich gut abstechen lassen. Die Fleischbrühe wird getrübt mit Häutchenbildung und Bodensatz. Indol wird nicht gebildet.

Jodococcus vaginatus

Jodococcus vaginatus tritt in kurzen Ketten von 4—10 kokkobazillenartigen Gebilden auf, die von einer gemeinsamen Scheide umgeben sind. Innerhalb dieser liegen die Kokken manchmal scheibenförmig, die hülsenförmige Umhüllung zeigt sich manchmal gesprengt, der kokkenförmige Inhalt entweder im Verbande oder ausgefallen. Setzt man am Rande des Deckgläschens Jod zu, bekommt die Scheide blaßgelblichen, der kokkenförmige Inhalt aber tiefblauen Ton. Die übrigen Mikroorganismen des Zahnbelages geben dabei die Jodreaktion nicht. Die Scheidenbildung und die Farbreaktion gaben dem Kokkus den Doppelnamen. Sehr weitgehende Übereinstimmung mit ihm hat das Bacterium jogenum (Baumgartner), der sich auf Aszites, Serum oder Speichelagar aërob züchten läßt. Es bildet auf Agar zarte schleimig-feuchte, runde, weißliche Kolonien, die später konfluieren. In Agarstich wächst er perlschnurartig, die Gelatine wird nicht verflüssigt. In Fleischbrühe bildet sich ein lockerer, weißlicher Bodensatz. Im Innern des Bakterium bildet sich Jogen, welches sich nach obiger Methode blau färbt, in Granulis angeordnet.

Bacterium jogenum

[1] Bürger und Grütz, C. f. Bakt. 108, 1928.

Man kann auch färben mit Methylgrün in 1%iger Essigsäure, wodurch die sich teilenden Granula, die je an die beiden Pole des langen Bakteriums wandern, dargestellt werden. In der Entwicklung des Bakteriums kommen zwei Stadien vor, eine primäre Form von etwa 5—10 μ Länge mit Querleitung, und lange Formen von 25 μ Länge.

Spirillum sputigenum

Spirillum sputigenum heißt ein fast in jedem Mund, in ungepflegten Mundhöhlen aber massenhaft anzutreffendes gekrümmtes, vibrioartiges Stäbchen, welches von Miller 1883 beschrieben, aber anfänglich als Entwicklungsstadium einer Spirochäte angesprochen worden ist. Wegen seiner Ähnlichkeit mit dem Kochschen Vibrio cholerae ist er auch „Kommabazillus des Mundes" genannt worden. Er ist sehr pleomorph, kann außer komma- auch keulenförmig aufgetriebene und gewundene Form annehmen. Manchmal hängen Exemplare zusammen, so daß deutliche S-Formen resultieren. Er hat eine lebhafte, bohrerähnliche Beweglichkeit, welche durch Geißeln an den Polen vermittelt wird. Während Miller die Züchtung nicht gelang, konnte Goadby aërobes, aber auch anërobes Wachstum erzielen in Gelatine, die dabei etwas kegelförmig erweicht wird, während die Kolonien, speziell auf Gelatine, wie kleine grauweiße Knöpfe aussehen. Auf Agar bildet das Spirillum sputigenum bräunliche, glatte, knöpfchenförmige Scheibchen mit glattem Rande. Säure wird gebildet, Milch koaguliert, Bouillon gleichmäßig getrübt unter Häutchenbildung; es gibt die Cholerarotreaktion (Indol). Es ist pathogen für Mäuse, bei subkutaner Injektion von Speichel gesunder Menschen gelingt es manchmal ihn aus diesem Tiere zu züchten. Bei Gramfärbung ist er negativ.

Häufig wird die Symbiose des Spirillum sputigenum mit Fusobazillen beobachtet. In Reinkulturen wird weder Gas- noch Gestankbildung beobachtet. Mit diesem Spirillum sputigenum weitgehend identisch sind offenbar von Miller beschriebene Vibrionen, von denen er drei verschiedene Arten beschrieb.

Vibrio Miller

Die Anklänge an echte Vibrionen sind bei einigen noch deutlicher; einer Art kommt eine Sonderstellung zu, dem Vibrio Miller, dessen Züchtung Miller auch schon gelang auf koaguliertem Serum. Er hat am meisten Ähnlichkeit mit dem Vibrio Finkler Prior (der als Nebenbefund bei Cholera nostras isoliert wurde). Er verflüssigt die Gelatine im Gegensatz zu den vorhergehend geschilderten Vibrionen sehr rasch und vollkommen; die Cholerarotreaktion gibt er nicht. Häufig vergesellschaftet mit Spirillum sputigenum und den weiterhin zu besprechenden fusiformen Bazillen, kommen unter dem Zahnfleischrande bei mangelhafter Mundhygiene in gesundem Munde Spirochäten vor, von denen der verdiente Erforscher der Mundflora, Miller, schon eine Art beschrieb als „die Zahnspirochäte", Spirochaeta denticola oder Spirochaeta dentium. Sie ist die zarteste der im Munde vorkommenden zwei distinkten Spirochätenformen. Sie hat die ungefähre Länge der Syphilisspirochäte (Spirochaeta pallida lang bis 20 μ; Spirochaeta dentium lang 4—15 μ) und auch ihre Dicke, 0·25 μ.

Spirochaeta dentium

Daß die Spirochäte morphologisch auch von ihrem Milieu abhängt, so daß Größe und auch die Form der Primärwindungen durch äußere Bedingungen beeinflußt wird, ist wichtig. Kulturmaterial wird infolgedessen nicht zur Grundlage von morphologischen Untersuchungen gemacht werden dürfen.

Über die Windungsrichtung gehen die Meinungen auseinander, nach den einen sind die Spirochäten rechts, nach anderen links gewunden. Aber auch hier können, unter gewissen Kulturbedingungen, unregelmäßige Schraubenwindungen regelmäßige Windungsformen annehmen. Auch die Art der Windungen bleibt nicht immer gleichmäßig, wechselt vielmehr mit der Bewegung, und zwar können die Windungen sowohl enger und steiler, wie auch flacher werden.

Die Bewegung der Spirochäten ist sehr kompliziert und zeigt hauptsächlich aktive Flexionsbewegungen, dann Rotationen um die Längsachse, dann Vor- und Rückwärtsbewegungen.

Auch in der Zahl und Tiefe der Windungen sind die Spirochaeta pallida und die Spirochaeta dentium sich ähnlich: die Windungslänge beträgt, wie bei der Pallida, im Mittel $1 \cdot 2 \mu$; die Tiefe der Windungen ist jedoch bei der Pallida etwas größer, bei der sie mindestens $^2/_3 \mu$ beträgt, während die Windungstiefe der Spirochaeta dentium höchstens $^2/_3 \mu$, meist aber weniger beträgt. Die Enden sind oft zugespitzt, geißelartige Fortsätze können bei Geißelfärbung beobachtet werden. Die Bewegungen sind Rotationen um die Längsachse, es fehlen die für die Syphilisspirochäte so charakteristischen schnellenden und streckenden Bewegungen. Im lebenden Zustande betrachtet, erscheint sie ziemlich schwach lichtbrechend; nach Giemsa gefärbt ist sie rötlich, dabei nimmt sie die Farbe leichter an als die Spirochaeta pallida.

Eine genaue Kenntnis dieser Spirochäte verdanken wir ihrer Züchtung durch P. Mühlens.[1] Dieselbe gelingt in Pferdeserumagar (2 Agar : 1 Teil inaktiviertem Serum) in hoher Schicht. Die Spirochäte wächst streng anaërob nur in den unteren $^2/_3$ des Nährbodens als feine, weiße, hauchartige Kolonien, die nach 10 Tagen deutlich werden. Nach längerer Zeit trübt sich das ganze Kulturröhrchen unter Entwicklung des Geruches flüchtiger Fettsäuren. Gas wird nicht gebildet. In Kultur finden sich häufig extrem lange Exemplare und Knäuelformen.

Noguchi[2] bediente sich zur Reinzüchtung zweier Typen von Mundspirochäten des Kulturmediums, welches er bereits bei der Reinzüchtung der Syphilisspirochäte, der Spirochaeta pallida, mit Erfolg erprobt hatte, d. h. des erstarrten Pferdeserums (Schereschewsky) mit Gewebsstückchen, zur Absorption des Sauerstoffs zwecks Schaffung relativ anaërober Verhältnisse.

---

[1] Z. f. Hyg. u. Inf.-Kr., Bd. 57 u. 58, 1906/07.

[2] J. of exp. Medic., Vol. 15, 1912.

Manche Autoren[1] möchten von der feinen Spirochätenform, der Spirochaeta dentium, drei Abarten unterscheiden: 1. Die Spirochaeta dentium Koch (im engeren Sinne), die auch Spirochaeta orthodonta, wegen ihrer geraden und regelmäßigen Gestalt benannt werden könnte. 2. Die Spirochaeta skoliodonta, noch feiner als erstere, hat buckel- und wurmartige Bewegungen, die ihr den Namen geben sollen. 3. Die Spirochaeta trimerodonta, dreiteilig (trimeres) mit umgebogenen Enden und quirlartigen Drehungen. Diese letzte würde mit der ihr äußerst ähnlichen Spirochaeta icterohaemorrhagica der Weil schen Krankheit, die neue Spezies der Spirochaeta trimeres ausmachen.

Gewiß sind diese Spirochäten aber Übergänge der Spirochaeta dentium; überdies erscheint eine Einteilung der Mund- und Zahnspirochäten vom rein morphologischen Gesichtspunkt nicht ratsam.

Spirochaeta buccalis

Die Spirochaeta buccalis ist die größte der beiden Mundspirochäten, sie besitzt 3—10 flache, meist unregelmäßige Windungen, die Größe beträgt 20 μ, die Dicke 0·5—1 μ. Die Enden sind nicht so zugespitzt wie bei der Spirochaeta dentium, hingegen oft abgerundet. Die Gestaltsveränderungen haben etwas gewaltsames, sie bestehen aus Kontraktionen und Einrollungen des ganzen Körpers. Auch hier können bei Geißelfärbung geißelartige Fortsätze beobachtet werden. Die Färbung dieser Spirochäte ist leichter als bei der vorhergehenden; der Spirochätenleib nimmt die Farbe häufig ungleichmäßig auf. Ihre Kultur ist nicht gelungen.

Zwischen diesen beiden stehend in ihren Größenverhältnissen ist noch eine „Spirochaeta media" angenommen worden, eine Mittelform, der eine Sonderstellung kaum zukommt.

Diese schon normal im Munde vorkommenden Spirochäten vermehren sich ungemein unter gewissen pathologischen Zuständen, hauptsächlich in Symbiose mit anderen Keimen. Mit der Reinkultur der Spirochaeta dentium allein, oder im Verein mit Mischbakterien (fusiforme Bazillen und Kokken) gelang es Mühlens nicht, irgendwelche Pathogenität zu erzielen. Andererseits sind häufig Befunde erhoben worden, wo Spirochäten ausschließlich und massenhaft in Zahn- und Sublingualabszessen sich vorfanden, so daß man geneigt sein kann, in solchen Fällen anzunehmen, daß unter gewissen Bedingungen die Mundspirochäten pathogene Eigenschaften erlangen können. Damit würde auch übereinstimmen, daß man bei histologischer Untersuchung von Prozessen, die vom Kieferperiost ausgingen, die Spirochäten weit ins gesunde Gewebe vorgedrungen fand.

Wahrscheinlich ist, daß bei dem gleichzeitigen Vorkommen von Spirochäten und fusiformen Bazillen (siehe diese), diese sich gegenseitig symbiontisch den Boden vorbereiten, auf dem ihre Entwicklungsbedingungen besonders günstig sind, derart, daß sie die Ausbreitung der pathologischen

[1] E. Hoffmann, D. m. W., 46. J., Nr. 10. 1920.

Prozesse fördern. Auf in seiner Widerstandskraft sehr herabgesetztem Gewebe hören unter gewissen Voraussetzungen diese Keime auf, harmlose Schmarotzer zu sein.

Auch P. Kranz und H. Schlossberger[1] fanden, daß eine Vorbereitung durch zerfallendes Gewebe vielfach auch durch Mitansiedlung begleitender Bakterien, bzw. ihre Vorarbeit, meist erst die Bedingungen schafft für die schrankenlose Vermehrung und Pathogenität der Mundspirochäten.

In diesem Sinne kann auch als fakultativ pathogen gelten der Spießbazillus, auch Bacterium hastile, Bacillus fusiformis genannt. Es ist ihm eine gewisse Vielgestaltigkeit eigen, so daß schon viele Bakterien beschrieben wurden als Sondertypen, die mit ihm identisch sind. Betrachtet man den Formenkreis der Spießbazillen, so kann man nach der Färbung deutlich zwei Arten unterscheiden: einen gröberen Spießbazillus, der sich nach Giemsa rötlich-violett färbt mit vakuolenartigen Lücken, und zweitens einen zarteren Spießbazillus, der sich schwach blau nach Giemsa darstellen läßt und verschiedene Chromatinkörnchen aufweist in seinem Innern. **Bacillus fusiformis.**

Die Vakuolen stellen sich bei genauer Untersuchung und Spezialfärbung als Kerne heraus (Hölling[2]).

Der Bacillus fusiformis ist ein Stäbchen von etwa 8—12 μ, also länger als der Diphtheriebazillus, er zeigt zugespitzte Enden, ist etwas gekrümmt und in der Mitte verdickt, so daß er spindelförmig erscheint. Meist liegen die Bazillen einzeln, manchmal aber auch, Segmente von Rosetten bildend, vereint, oder, wenn zwei Exemplare aneinander hängen, in Bogenform. Er ist meist unbeweglich, eine geringe echte Beweglichkeit scheint aber manchen Individuen zuzukommen, dementsprechend zeigen sie auch in Reinkultur manchmal Geißeln. Er verhält sich gramnegativ, färbt sich ferner besonders gut mit verdünntem Karbolfuchsin (1:10). Die Kultur des Bacillus fusiformis gelingt (Mühlens) unter denselben Bedingungen, wie diejenige der Spirochaeta dentium, d. h. unter strengem Sauerstoffabschluß in Nährböden, welche tierisches Eiweiß unverändert enthalten. In Röhrchen mit 1 Teil Pferdeserum und 2 Teilen Agar erscheinen im unteren Teil der Stichbeimpfung nach etwa 2 Tagen feine, gelbweiße Kolonien mit dunklerem Zentrum, von dem Ausläufer ausstrahlen. Der Nährboden wird nicht verflüssigt, starker Geruch nach flüchtigen Fettsäuren; in absoluten Reinkulturen tritt jedoch keine Gestankbildung auf. Gasbildung tritt nicht auf. In Serumbouillon flockiger Niederschlag, der zu Boden sinkt. Für Versuchstiere ist er nicht pathogen.

Fusiforme Bazillen sind in der Außenwelt meist saprophytisch weit verbreitet, in Süßwassertümpeln fanden sie sich, ebenso im Mäuseblind-

[1] Über die Züchtung der Mundspirochäten. D. Mon. f. Zahnh., 39. J., 1921.

[2] Arch. f. Protist., Bd. 19, 1910.

darm und in Termiten. Auch bei der Balanitis erosiva des Menschen wurden sie gefunden. Manche Affektionen der Mundhöhle bekommen durch das massenhafte Vorhandensein des spindelförmigen Bazillus ihr typisches Bild. Überall dort, wo Gewebe zerfällt und die örtliche Gewebsresistenz vermindert ist, können sie sich reichlich vermehren. Spießbazillen werden dann massenhaft gefunden.[1] Das ist der Fall bei ulzerösen Prozessen in der Mundhöhle, so der Stomatitis ulcerosa, und der Lokalisation dieses ulzerösen Prozesses auf den Tonsillen, bei der Plaut-Vincentschen Angina.

Mikrokokkus der Sputum-Septikämie

Als Mikrokokkus der Sputum-Septikämie wird bezeichnet ein Lanzettkokkus in einer Abart, die sich mit einer schleimigen Hülle umgibt, daher Streptococcus lanceolatus mucosus. Es ist ein meist in abgeschwächter Form im Munde vorkommender Verwandter des Pneumokokkus, der durch seinen Aufenthalt in der Mundhöhle neben der Gestalt auch sein Wachstum meist ändert. Prüft man den Speichel ganz gesunder Menschen auf seine Wirkung bei Mäusen, wird man bei Injektion in die Unterhaut stets eine Anzahl von Tieren an diesem zugespitzten Diplokokkus, der oft Ketten bildet, septisch zugrunde gehen sehen.

Bacillus crassus sputigenus

Bacillus crassus sputigenus ist ein Stäbchen, welches sich selten im Munde vorfindet. Es ist ein kurzer, wurstförmiger und oft gebogener Bazillus, bei Gramfärbung ist er positiv. Er umgibt sich bei der Kultur auf den verschiedensten Nährböden mit einer schleimigen Hülle, die Kolonie wächst aus anfänglich Stecknadelkopfgröße zu grauweißen, schleimigen Tropfen heran.

Chromogene Bakterien

Chromogene Bakterien erscheinen natürlich auch in der normalen Mundhöhle zahlreich, sind sie doch in unserem Trinkwasser beispielsweise in zwei Dutzend Arten gefunden. Rosa Hefe ist häufig, seltener der ein goldgelbes Pigment bildende Staphylococcus pyogens aureus. An der Pigmentierung des kariösen Zahngewebes sind beteiligt zwei farbstoffbildende Paketkokken, und zwar die häufig aus dem Speichel zu isolierende Sarcina aurantiaca und die spärlicher auftretende Sarcina lutea, die gelblich verfärben. Andere Farbstoffbildner kommen schon deshalb kaum in Betracht, weil die meisten Pigmentbakterien den Farbstoff bei der Temperatur der Mundhöhle nicht mehr bilden, vielfach wohl auch unter den alten Zahnbelägen nicht der nötige Sauerstoffzutritt erfolgen kann, der zur Umwandlung der chromogenen Substanz des Bakteriums in den Farbstoff notwendig ist.

Die Protozoen der Mundhöhle.

An Protozoen finden sich in fast jeder Mundhöhle, besonders auch der ungepflegten, und in kariösen Zähnen die Entamoeba buccalis, eine kleine, sehr lebhaft bewegliche Amöbe mit breitlappigen Pseudopodien.

---

[1] Bernheim u. Pospischill, Jahrb. f. Kinderh., Bd. 45, 1898.

Die Ausstülpung dieser Wurzelfüße (zum Zwecke der Lokomotion und um Nahrungspartikeln einzufangen) erfolgt plötzlich, bruchsackartig. Eine Unterscheidung von anderen Amöben ist dadurch gegeben, daß auch im Ruhezustande das stark lichtbrechende homogene Ektoplasma von dem gekörnten Endoplasma deutlich abgesetzt ist. Sie hat zahlreiche Nahrungsvakuolen und einen kleinen, runden, bläschenförmigen Kern; die Nahrung besteht aus Mundbakterien und Resten weißer Blutkörperchen. Diese nach dem Protistenforscher Prowazek benannte Entamöbe bewohnt die Mundhöhle als Saprophyt, dringt auch nicht in das Gewebe ein.

Dies vermag jedoch eine in Ägypten und Nordamerika gefundene Amöbe, die Entamoeba maxillaris Kartulis, die an Abszessen des Unterkiefers mit Osteomyelitis beteiligt sein kann. Sie ist etwas größer als die harmlose Buccalis, Endo- und Ektoplasma sind in Ruhe nicht geschieden, die Pseudopodien sind spitzer.

Nicht selten ist ferner aufzufinden in der Mundhöhle, speziell auch in kariösen Zähnen, eine Flagellate, die zwar für gewöhnlich den Dünndarm des Menschen bewohnt, die Trichomonas intestinalis, ein etwa 5—15 μ langer birnförmiger Flagellat, dem drei Vordergeißeln und eine Randgeißel lebhafte Beweglichkeit verleihen.

Plaut-Vincentsche Angina.

Das klinische Bild der Plautschen Angina (Strümpell beschrieb sie schon 1883 unter dem treffenden Namen „Angina necrotica“, 1896 faßte Vincent das Krankheitsbild zusammen) kann zu Verwechslungen mit echter Diphtherie führen, zumal wenn es erst zur Bildung von diphtherieähnlichen Belägen kommt, die später ulzerös zerfallen. Die Plautsche Angina bleibt im allgemeinen beschränkt auf eine Tonsille und verläuft gutartig, wenn auch langwierig; selten generalisiert sich der Prozeß auf die oberen Luftwege und führt zur tödlichen Sepsis durch die begleitenden Eitererreger. Meist wird übelriechender Eiter entleert. Das typische Bild der Plautschen Angina gestattet leicht ihre Abtrennung von der Diphtherie. Wenngleich diese Angina, ebenso wie die Stomatitis ulcerosa, den Anspruch auf eine selbständige Infektionskrankheit erheben darf, kommen doch Übertragungen von Mensch zu Mensch selten vor. Fehlende Mundhygiene, kariöse Zähne, vor allem aber Lues begünstigen das Entstehen der Plautschen Angina. In Zeiten ungenügender und unzweckmäßiger Ernährung häufen sich auch die fusospirillären Erkrankungen. Häufig sieht man diese sich entwickeln bei der zweiten Dentition, oder beim Durchbruch des Weisheitszahnes, indem die Zirkulationsstörungen und ödematöse Durchtränkung der Entzündung, den in fast jeder Mundhöhle schon normal vorhandenen Erregern die Bedingungen für das Aggressivwerden schaffen.

Eine besondere ätiologische Bedeutung kommt der Entamoeba buccalis offenbar nicht zu, sie siedelt sich dort an, wo bereits eine Herabsetzung der Widerstandskraft der Gewebe eingetreten ist.

Der pathologisch-histologische Befund spricht auch für die ätiologische Bedeutung der in Frage kommenden Erreger, da in der Grenzschicht zum Gesunden, tief in das Gewebe eingedrungen, fast nur Spießbazillen gefunden werden, an dessen Zerstörung sie sich offenbar aktiv beteiligen. Neben ihnen finden sich wohl als Schrittmacher die Spirochäten. Die Diagnose läßt sich aus einem nach Gram gefärbten Objektträgerausstrich stellen oder durch Tuschepräparat.

Es kommen die fusiformen Bazillen also fast stets in Symbiose mit Spirochäten vor. J. Comandon[1] fand bei Stomatitis ulcerosa, Stomatitis mercurialis, Angina necrotica, Balanitis und ähnlichen Prozessen, acht verschiedene Spirochätentypen mit fusiformen Bazillen vergesellschaftet. Wenn diese verschiedenen Spirochäten sich auch auf einige wenige Grundtypen reduzieren lassen, so ist die Bezeichnung „fusospirilläre Symbiose" doch gut bezeichnend gewählt.

Beobachtungen von E. Fraenkel[2] sprechen dafür, daß Spirillen mit fusiformen Bazillen zusammen gelegentlich ins Gewebe vordringen können, um dort ihr Zerstörungswerk zu verrichten. Daß die fusiformen Bazillen tatsächlich pathogene Bedeutung besitzen, scheint auch ein Fall zu beweisen, bei dem es gelang, 2 Tage vor dem Tode eines an schwerer Plaut-Vincentscher Angina erkrankten Mannes, aus dem Blute fusiforme Bazillen zu züchten.

Ungemein häufig wird das Wachstum der fusiformen Bazillen durch Streptokokken begünstigt, welche ersteren durch Sauerstoffzehrung den Boden bereiten. Nur Mischkulturen von fusospirillärer Symbiose mit Kokken können experimentell einen Prozeß hervorrufen, der der Plaut-Vincentschen Angina gleichkommt.[3]

In einigen Anginaformen, die hauptsächlich durch oberflächlichen diphtheroiden Belag ausgezeichnet sind, kann man auch gelegentlich fusiforme Bazillen allein antreffen.

Die Spirochäten, die mitkonkurrieren, unterscheiden sich von den oben geschilderten Mundspirochäten in einigen Punkten, wenngleich auch die Spirochaeta dentium die fusiformen Bazillen bei der Plautschen Angina vergesellschaften kann. Die Spirochäte, welche bei dieser Krankheit meist gefunden wird, ist bis zu 20 μ lang, hat bis zu vier flache Windungen, an den Enden ist sie zugespitzt. Die Bewegungen sind zappelnd, bei geringer Ortsveränderung, ihre Färbung gelingt auch nach Giemsa, wobei sie sich bläulicher färbt als die Spirochaeta dentium. Ihre isolierte Kultur ist allerdings noch nicht gelungen, wohl aber eine Mischkultur von ihnen mit den Spießbazillen. Ob sie als selbständige Spirochätenart von der häufigen Mundspirochäte, Spirochaeta dentium, abzutrennen ist, erscheint noch zweifelhaft. Tierversuche mit Mischkulturen und mit Membranstückchen

---

[1] Arch. de Parasitologie, T. 13, 1909.

[2] Z. f. Hyg. u. Inf., 97. Bd., 1923: Über Plaut-Vincetsche Angina.

[3] M. Knorr, C. f. Bakt., 87. Bd., 1922.

von Plautscher Angina fielen negativ aus. Dort, wo angeblich eine pathologische Veränderung erzielt wurde, lag das an den gleichzeitig bei dieser ulzerösen Angina vorhandenen Begleitbakterien, wie Staphylokokken und Streptokokken, deren Anwesenheit für die Entwicklung des Prozesses jedenfalls von Bedeutung.

Caries dentium.

Caries dentium. Es ist das Verdienst W. D. Millers, zur Ergründung der Zahnkaries die Arbeitsmethoden seines Lehrers R. Koch angewandt, und das bakteriologische Denken auch auf das Gebiet der Zahnheilkunde gelenkt zu haben. In seinen hierfür grundlegenden Untersuchungen wies Miller[1] nach, nachdem er durch exakte Forschung die chemischen und mikroskopischen Veränderungen des kariösen Zahnbeins studiert, daß „die Zahnkaries ein chemisch-parasitäter Vorgang ist, bestehend aus zwei deutlich ausgeprägten Stadien: der Entkalkung bzw. Erweichung des Gewebes und der Auflösung des erweichten Rückstandes. Beim Schmelz fällt jedoch das zweite Stadium fort, die Entkalkung des Schmelzes bedeutet die vollkommene Vernichtung desselben".

Nach der rein parasitären Theorie ist die Einwanderung der Bakterien in den unveränderten Schmelz das primäre, und die zur Entkalkung des Schmelzes benötigte Säure wird erst sekundär durch die Lebensprozesse der Mikroorganismen gebildet (Fleischmann[2]). Aber die Möglichkeit, daß im Munde aus kohlehydrathaltigen Nahrungsresten Säuren gebildet werden können, und daß in Retentionsstellen gebildete Säuren durch ihre entkalkende Wirkung das Eindringen von Bakterien ermöglichen, an denen dies sonst infolge vollständiger Verkalkung unmöglich wäre, möchte auch Fleischmann nicht in Abrede stellen. O. Römer[3] meint, daß bei der Caries acutissima die außerhalb des Zahnes an den Retentionsstellen gebildeten Säuren sicherlich die wichtigste Rolle spielen. In der Tat sind beide Möglichkeiten gegeben, jedenfalls ist die Entkalkung des Schmelzes doch wohl das primäre.

Guten Einblick in eine beginnende Zahnkaries geben Schnitte durch entkalkte Zähne, wie O. Römer zuerst zeigte, und Zahnschliffe (William, Greve[4], Walter, Schlirf[5]). Die Karies setzt gewöhnlich in Form einer keilförmigen Entkalkungszone des Schmelzes ein, der die Aufhellung und verwaschene Zeichnung der Schmelzstruktur voranzugehen pflegt. Das Schmelzoberhäutchen ist eine äußerst dünne, organisch aufgebaute semi-

---

[1] Die Mikroorganismen der Mundhöhle, Leipzig, Thieme, II. Aufl. 1892.
[2] Zur Pathogenese der Zahnkaries, Zeitschr. f. Stomatologie 1921, S. 153.
[3] Die Pathologie der Zähne, Lubarsch Handb. IV, Teil 2, S. 197.
[4] Ch. Greve, Stud. üb. Beginn d. Schmelzkaries, Sitzungsber. Erlangen 56, 1924.
[5] Schlirf, Bakt. Unters. üb. d. Zahnkaries, Centralbl. f. Bakt., 99. Bd., 1926.

permeable Membran, die, solange sie intakt ist, das Eindringen der Kariesbakterien meist verhüten wird.

Bei nach Gram gefärbten Schliffen beginnender Schmelzkaries kann deutlich beobachtet werden, wie nach Säurediffusion die Entkalkung einsetzt. An der Grenze zwischen Entkalkungs- und Zerfallszone der organischen Gerüstsubstanz siedeln sich die Bakterien zuerst an.

Daß der Zahnschmelz nicht als toter Körper aufgefaßt werden darf, vielmehr in ihm ein, wenn auch beschränkter Stoffwechsel, stattfindet, glaubt Radoševic[1] an osmotischen Untersuchungen erwiesen zu haben. Die Frage, welcher Bestandteil des Schmelzes zuerst angegriffen wird, ist dahin zu beantworten, daß nicht die interprismatische Substanz zuerst zersetzt wird und daß die Bakterien nicht nur auf dieser Bahn weiter vordringen.[2]

In Schnitten, in denen die Schmelzprismen quer getroffen sind, sieht man an derartigen Stellen entweder nur die organischen Bestandteile des Schmelzes von Kokken erfüllt, oder man findet auch die Prismen teilweise oder ganz von denselben durchwuchert.[3]

Als Ausgangsmaterial für die Säurebildung dienen die in jeder Mundhöhle zurückbleibenden Reste der Speisen, sofern sie stärke- und zuckerhaltig sind. (Daß in kariösen Zähnen tatsächlich saure Reaktion herrscht, ist schon durch Lackmuspapier nachzuweisen; wenn man nach Entfernung von Speiseresten und Spülung der Mundhöhle die kariösen tieferen Schichten untersucht, wird sich fast stets eine Rötung des Testpapiers ergeben.) Daß der stärkehaltigen Nahrung, besonders dem Brote, hierbei die Hauptrolle zufällt, ergibt sich schon aus dem leichteren mechanischen Haften dieser Speiseteile, während sonstige Kohlehydrate im allgemeinen wohl rascher durch den Speichel fortgespült werden. Infolge der Leichtlöslichkeit und dem starken Diffusionsvermögen kommt den reinen Zuckerarten allerdings wohl mehr Bedeutung zu in den Tiefen der Dentinkanälchen, um dort als matrix für die Säurebildung zu dienen.

Insofern Stärke in Frage kommt, wird sie überwiegend durch das Ptyalin des Speichels erst in Traubenzucker umgewandelt. Die Polysaccharide (Dextrin und Stärke) werden leicht zersetzt. Traubenzucker (Dextrose) ist direkt gärungsfähig, ebenso Fruchtzucker (Levulose); von den Disacchariden wird allein der Milchzucker (Lactose) regelmäßig vergoren, mit Maltose (Malzzucker) und Saccharose (Rohrzucker) scheint das seltener der Fall zu sein. Auch der Alkohol Mannit läßt sich gar nicht selten zu Milchsäure vergären.[4] Ob auch stickstoffhaltige Substanzen als vergärungsfähiges Material bei der Zahnkaries in Frage kommt, ob insonderheit aus der Gerüst-

[1] Radoševic, Mon. f. Zahnh. 1922.
[2] Ch. Boedecker, Viertelj. f. Zahnh. 44, 1928.
[3] Baumgartner, Wien. kl. W., Nr. 5, 1913.
[4] Kruse, Mikrobiologie, Kap. VI.

substanz des Zahnes selbst Milchsäure gebildet wird, muß erst noch näher erforscht werden. Nennenswerte Mengen scheinen jedoch nicht abgespalten zu werden.

Welche Säuren werden nun gebildet und welche sind für den kariösen Prozeß in erster Linie verantwortlich zu machen? Durch die Gärung von Kohlehydraten wird in der Mundhöhle vorwiegend Milchsäure gebildet. Experimentell kann man zeigen, daß Milchsäure selbst in stark verdünnten Lösungen das Zahngewebe schnell angreift und entkalkt. Die gebildete Milchsäure ist vorwiegend solche, die das polarisierte Licht nach rechts dreht, also „Rechtsmilchsäure", dieselbe, die auch bei der natürlichen sauren Gärung der Milch entsteht. Nach links drehende Milchsäure und optisch inaktive Milchsäure kommen bei den Verhältnissen, wie sie im Munde gegeben sind, wenig in Betracht.[1]

Bei fortschreitendem Prozeß entstehen auch flüchtige Fettsäuren, unter diesen überwiegend Buttersäure, in zweiter Linie Essigsäure; sie treten aber jedenfalls zurück hinter die Milchsäure. Daß aber aus der ganz oder teilweise entkalkten Gerüstsubstanz des Zahnes bei eintretenden Fäulnisprozessen nicht unbeträchtliche Mengen solcher Fettsäuren gebildet werden, geht aus Versuchen hervor, die man anstellen kann mit Substanzen, die der Gerüstsubstanz des Zahnes nahe stehen, z. B. dem Glykoproteid, Glykosamin, Kollagen und Eiweißkörpern. Wenn man diese Substanzen mit in Frage kommenden Bakterien genügend lange bei 37^0 in Berührung läßt, erhält man beachtliche Mengen der Säuren, die nun für die Vollendung des kariösen Prozesses nicht ohne Belang sein werden.

Die zweite Phase des zahnzerstörenden Prozesses wird auf diese Weise beschleunigt, die Phase, in der die Bakterien in das nunmehr entkalkte Zahngewebe vordringen und hier die proteolytische Wirkung entfalten, durch ihre bakteriellen Fermente. Diese lösen die organische Grundsubstanz des Zahnes auf durch Peptonisierung oder Verdauung des Eiweißes.

Fast alle Keime besitzen nun obige Fähigkeit, aus gärungsfähigen Substanzen Milchsäure zu bilden, und zwar scheint der erreichte Säuregrad nicht sowohl von der Wachstumskraft der Bakterien, noch von der Widerstandskraft gegen ihre eigene gebildete Säure abzuhängen, sondern möchte wohl auf einer hiervon unabhängigen Äußerung ihrer Lebensenergie bzw. ihres Enzyms, der Laktase, beruhen. Dieses hydrolytische Enzym fehlt allerdings manchen Bakterien. Am kräftigsten ist das Milchsäuregärungsvermögen ausgeprägt bei den Bakterien der sogenannten spontanen Milchsäuregärung, den Abarten des Bacillus aërogenes und den dem Pneumoniekokkus verwandten Spielarten des Streptococcus lacticus Kruse.

---

[1] Kruse, Mikrobiologie, Kap. VI und Hölling, Inaug.-Diss. Bonn. — Umfangreiche Aziditätsuntersuchungen wurden auch ausgeführt von K. Niedergesäß (Arch. f. Hyg., 84. Bd., 1915).

Bacillus necrodentalis nannte Goadby[1] 1899 ein in der Tiefe kariöser Prozesse vorkommendes unbewegliches, grampositives Stäbchen. Dieser Bazillus vergesellschaftet meist den Streptococcus brevis. Goadby nannte verschiedene Formen von Stäbchen, die man häufig in kariösen Zähnen in Reinkultur finden kann, zusammenfassend wegen ihres starken Entkalkungsvermögens „Kariesstäbchen".

Kantorowicz[2] beschrieb drei Varietäten, von denen eine offenbar identisch ist mit der Stäbchenvarietät (Seitz[3]) des Streptococcus lacticus. Diese Stäbchenvarietät läßt sich auch künstlich erzielen durch viermalige Kulturpassage in 1%iger Milchsäure-Traubenzuckerbouillon. Auf gewöhnlichen Nährboden zurückgebracht, Traubenzuckerplatte oder Bouillon, zeigen sie nach einigen Überimpfungen allmählich wieder ihre normale zugespitzte Gestalt. Ähnliche Gestaltsvariationen werden sich auch innerhalb des kariösen Zahngewebes selbst abspielen, wo diese ständige Säurewirkung stattfindet, vorwiegend durch Milchsäure, dann aber auch durch Essigsäure und Buttersäure. Der von englischer Seite[4] beschriebene Streptococcus mutans deckt sich mit unserem Bakterium. Die beiden anderen Varietäten stimmen überein mit dem Bacillus acidophilus, der im Säuglingsstuhl und der Milch angetroffen wird, und mit dem Bacillus vaginalis der Vagina. Da die genannten Stäbchen andererseits mit dem Bacillus bulgaricus weitgehende kulturelle Ähnlichkeit haben, sind sie von Heim[5] auch als Azidobakterien zusammengefaßt worden.

Das säurebildende Stäbchen, welches in der normalen Mundhöhle selten, im kariösen Dentin hingegen fast regelmäßig angetroffen wird, und welches auch als Bacillus necrodentalis angesprochen wird, läßt sich unter sterilen Bedingungen unschwer mit dem Bohrer aus dem Zahnstaub gewinnen. In mit Essigsäure angesäuerter Traubenzuckerbouillon wächst er leicht, das Nährmedium diffus trübend, auf ebenso angesäuertem Traubenzuckeragar-Nährboden in kleinen, flachen, mattglänzenden Scheibchen. Auf der Gelatineplatte bildet er kleine Ausläufer, die Gelatine wird nicht verflüssigt. Gas wird nicht gebildet. Die Milchsäurebildung aus den verschiedenen Zuckerarten, Milch-, Malz- und Rohrzucker, ist auffallend stark, Milch wird infolgedessen zur Gerinnung gebracht. Das Wachstum erfolgt am besten anaërob.

Seine biologischen Merkmale stimmen also überein mit dem Bacillus acidophilus.

---

[1] Goadby, Kenneth, Microorganism in dental caries (The dental Cosmos, Vol. 42, 1900).

[2] Kantorowicz, Bakteriol. Studien über die Karies, D. Zahnheilk. in Vorträgen.

[3] A. Seitz, Die Differenzierung der Streptokokken der Mundhöhle, C. f. Bakt. 89. Bd., 1922.

[4] K. Clarke (Br. J. of exp. Pathol. 1924).

[5] L. Heim, Milchsäure- und andere Streptokokken. (Z. f. Hyg., Bd. 101, 1923).

Hierhin gehört auch offenbar ein grampositives Stäbchen, welches in den tiefen Schichten kariöser Zähne gefunden wurde, neben Streptokokken, welches auch fadenförmig auftreten kann und stark säurebildend ist. Da es offenbar identisch ist mit den bereits oben beschriebenen säurebildenden Stäbchen, besteht keine Ursache es neu zu benennen, etwa „Plocamobacterium acidophilum necrodentale", wie M. Amsler[1] vorschlägt.

Pneumokokken in der Mundhöhle. Das Vorkommen von echten Pneumokokken, d. h. von Lanzettkokken, welche sich im Mäuse- oder Kaninchenversuch als pathogen erweisen, ist relativ selten in der gesunden Mund- und Rachenhöhle, etwa in 4% der Speichelproben finden sie sich. Untersucht man einen Mundabstrich, so wird man die Plattenepithelien häufig mit Lanzettkokken besetzt finden, die nicht selten längere Ketten bilden und aus verlängerten Doppelkokken bestehen können. Offenbar bestehen auch im Munde alle Übergänge nebeneinander, von zugespitzten Lanzettkokken mit pathogenem Vermögen zu den apathogenen Milchsäure-Streptokokken. Die reine morphologische Gestalt, wie sie im Mäuseversuch zutage tritt, geht in der Mundhöhle vielfach verloren. Der Tierversuch ist zur Feststellung der Natur des zugespitzten Diplokokkus unerläßlich. Die Frage des Vorkommens von „echten" Pneumokokken in der Mundhöhle wird dadurch kompliziert, daß offenbar aus dem Munde isolierte, vergrünende Lanzettkokken im Tierkörper eine Wandlung in echte, d. h. pathogene Pneumokokken durchmachen können. Wie gezeigt werden konnte[2], werden avirulente Streptococcus viridans-Stämme, d. h. auf der Blutplatte grün wachsende Streptokokken, durch geeignete Mäusepassagen in virulente „Mäuse-Pneumokokken" überführt.

In 1%iger Milchzuckerbouillon sollen nach 24stündiger Bebrütung die pathogenen Pneumokokken außerdem nur eine relativ sehr geringe Säuerung, die apathogenen Pneumokokken hingegen eine ganz beträchtliche Säuerung dieses Nährbodens hervorrufen (L. Heim[3]).

Die Annahme, daß aus der Mundhöhle von Rauchern häufiger pathogene Pneumokokken isoliert werden können, als aus derjenigen von Nichtrauchern, ist irrig.

Der Bacillus aërogenes (s. diesen) kommt schon für gewöhnlich bei der spontanen Milchgerinnung vor. Die im Munde und den oberen Luftwegen vorkommenden Varietäten zeichnen sich allerdings meist durch geringere Gärkraft aus, für die reine Milchsäuregärung ist er daher nur von nebensächlicher Bedeutung.

Anders ist es mit den von Kruse (l. c.) zu einer Gruppe zusammengefaßten Milchsäurekokken, denen alle in hervorragendem Maße die Fähigkeit der Milchsäurebildung eigen ist. Alle diese Milchsäurekokken können Ketten bilden: zu ihnen kann man rechnen den — wenn in der Lunge die Veränderungen der Lungenentzündung setzend — „Pneumokokkus" genannten Lanzettkokkus; den gleichfalls mit pathogenem Vermögen, aber ohne Lanzettform ausgestatteten Streptococcus

[1] Schweiz. Mon. f. Zahnh. 37, 1924.
[2] Kuczynski und Wolff (Berl. kl. Woch. 1921, Nr. 29).
[3] Bitter und Buchholz, Gundel, C. f. B., Bd. 95, 1925.

pyogenes; endlich den in der Milch und im Munde vorkommenden Streptococcus lacticus im engeren Sinne. Außerdem haben sie ein oikologisches Charakteristikum, d. h. eine Standortsvorliebe für die Schleimhäute. Eine scharfe Trennung dieser drei Hauptarten von Milchsäurekokken ist vorläufig nicht möglich; sie zeigen Übergänge.

Sie sind ziemlich pleomorph. Bindeglieder bestehen sowohl zu dem einfachen, runden Streptococcus pyogenes, wie auch zu dem Diplococcus pneumoniae.

Streptococcus lacticus

Der Streptococcus lacticus Kruse (früher häufig anzutreffende Synonyma: Bacterium acidilactis, Streptococcus acidilactici, Bacterium Güntheri) ist ein grampositiver, unbeweglicher Kokkus, der kurze, aber auch längere Glieder, von etwa 12 Individuen bilden kann, und sehr widerstandsfähig, speziell auch gegen Austrocknung ist. W. Hilgers[1] machte darauf aufmerksam, daß die Eigenschaft des Streptococcus lacticus, gegenüber Austrocknung erheblich resistenter zu sein als der Streptococcus pyogenes, eine Trennung beider gestattet. Zähne, die nicht unmittelbar nach der Extraktion, sondern erst nach Wochen untersucht werden, zeigen überwiegend Lacticusformen, während frisch extrahierte Zähne bei Untersuchung in flüssigen Nährböden meist die Form des Streptococcus pyogenes aufweisen. Auch Erhitzung verträgt er häufig gut, so daß er, der ständig auch in der Milch vorkommt, auch das Pasteurisieren derselben (Erhitzung auf 70° 10 Minuten lang und Abkühlung auf unter 20°) überdauert. Er wächst langsam in kleinen Pünktchen, üppiger gedeiht er, wenn man Traubenzucker dem Nährboden zufügt. Die Milch bringt er schon nach kurzem Wachstum zur Gerinnung; außer in der Milch kommt er auch in gärenden Vegetabilien vor (sauren Rübenschnitzeln, Sauerkraut, sauren Gurken).

Ständig findet man ihn in kariösen Zähnen, und zwar in an Reinkultur erinnernder Häufung; in Schnitten und Schliffen von Karies sieht man ferner manchmal die Dentinkanälchen vollgestopft mit ihm, wozu sein Wachstum nur nach der Längsachse ihn besonders befähigt.

Neben diesem Streptococcus lacticus kommen nun auch noch andere Streptokokken vor, die Übergänge bilden zu dem Streptococcus pyogenes. Man hat versucht hier Unterformen[2] aufzustellen und zu trennen zwischen oberflächlich und in den Tiefen der kariösen Prozesse vorkommenden Bakterien. Aber auch hier wird man Übergänge in der Bakterienflora finden, wobei allerdings den kettenbildenden Bakterien das Hineinwachsen in die Dentinkanälchen und die Tiefe des Prozesses erleichtert wird.

Die gesamte, gelegentlich im Munde anzutreffende Flora kann nun natürlich auch in kariösen Zähnen sich wiederfinden, besonders häufig sind das Leptothrixfäden, Staphylokokken, meist die weiße Varietät „albus", sehr häufig Hefepilze und Sarcinen (Paketkokken) und der Hauptfäulniserreger Bacillus proteus.

---

[1] W. Hilgers, Die Streptokokken der Zahnkaries, D. Monats. f. Zahnheilk., 39. Jahrg., 1921.

[2] Kantorowicz, Bakteriol. Stud. über die Karies, D. Zahnh. in Vorträgen.

Daß wir es bei der Caries dentium in der Tat mit einem Prozeß auf bakterieller Grundlage zu tun haben, ergibt sich auch aus den gelungenen Versuchen, den Prozeß künstlich nachzuahmen im Reagenzglase.

Diese Versuche der künstlichen Zahnkaries gehen zurück auf Miller, der intakte Zähne in ein Gemisch von Brot und Speichel legte und schon nach einigen Wochen Karies an ihnen nachwies, die in keiner Weise von der natürlichen zu unterscheiden war. Ferner haben die interessanten Versuche Walkhoffs[1] gezeigt, daß man experimentell den Einfluß, den die Mehlsorten auf den kariösen Prozeß ausüben, feststellen kann. Stark ausgemahlenes Mehl mit seinem größeren Gehalt an Kleie, wodurch auch der Anteil an Kleber und Stärke erhöht ist, bildet in Verbindung mit Speichel und seiner Bakterienflora viel mehr Säure und rascher Karies als die feinen Mehlsorten.

Es konnte gezeigt werden[2], daß die Annahme einer Begünstigung des Prozesses durch reichlichen Marmeladen- und Konfitürengenuß sich jedoch nicht bestätigt. Die präformierten Säuren und auch die Spuren von Fruchtsäuren der Marmeladen scheinen ziemlich belanglos zu sein in dieser Hinsicht. Auch der Nachweis konnte erbracht werden, daß Reinkulturen von Bakterien der Mundflora, hauptsächlich des Streptococcus lacticus, imstande sind, kariöse Prozesse zu setzen, die sich auch in Schliffen mikroskopisch nicht von natürlicher Zahnkaries trennen ließen. Bei diesen Reinkulturen in Traubenzuckerfleischbrühe trat an den eingelegten intakten Zähnen der kariöse Prozeß bedeutend früher auf; bis zur vollausgebildeten Karies vergingen etwa 62 Tage.

Pyorrhöische Diathese

Die Pyorrhöische Diathese, welche überleitet von der Gingivitis und Stomatitis zu ihrem Endstadium, der Alveolarpyorrhöe, hat ihre spezifischen Erreger noch nicht gefunden. Das ist auch nicht zu verwundern, wenn wir berücksichtigen, daß diese drei Erkrankungen bakteriologisch Abstufungen einer fast identischen Flora darbieten, die gelegentlich auch im gesunden Munde vorkommt. Nur durch den Fortschritt des Prozesses und die Ermöglichung anaëroben Wachstums in der Tiefe der Zahnfleischtaschen ist ein gelegentliches Überwiegen der einen oder anderen Spirochätenoder Bakterienart gegeben.

In Tuschepräparaten sowohl wie im Dunkelfeld sieht man alle Formen der oben beschriebenen Spirochäten, und in offenbarer Symbiose mit ihnen die Spießbazillen (siehe diese). Protozoen finden sich selten. Von Bakterien trifft man an Lanzettkokken, Streptokokken und Staphylokokken. Ab und zu konnte ein anaërob wachsendes, unbewegliches, grampositives, von $6 \cdot 5-7 \mu$ langes Stäbchen mit abgerundeten Enden isoliert werden, Gelatine nicht verflüssigend; ebenso ein sehr feines, gramnegatives, unbewegliches

[1] M. m. W. 31, H. 64.

[2] A. Seitz, M. m. W., Nr. 12, 1921.

Stäbchen, erst anaërob, in vierter Generation auch aërob wachsend, Gelatine verflüssigend.

Die Flora bei der Alveolarpyorrhöe ist äußerst reichhaltig, viele Autoren fanden Staphylokokken, Micrococcus catarrhalis, Streptococcus longus, Pneumokokken.[1]

Wurzelkanal und Granulom-Bakterien

Wurzelkanal- und Granulombakterien. In den meisten Fällen von Gangrän des Wurzelkanals findet sich der Streptococcus lacticus und der Bacillus acidophilus. Seltner findet sich der Streptococcus pyogenes, wobei dahingestellt bleiben muß, ob nicht auch hier kurze atypische Ketten des Streptococcus lacticus im Spiele sind. Der Staphylokokkus kommt nur in relativ seltenen Fällen vor. In periodontischen Prozessen akuter und chronischer Art, im Eiter apikaler Abszesse und in Granulomen findet sich sehr häufig die Spielart des Streptokokkus, welche als Streptococcus viridans bekannt ist.

Pesch untersuchte 120 Granulome, in 119 fanden sich Bakterien aus der Gruppe der Strepto- und Pneumokokken, und Streptococcus lacticus, darunter 12mal hämolytische Streptokokken.

Es waren also so gut wie sämtliche 120 Granulome bakteriell infiziert, und in über 99% waren Streptokokken oder Pneumokokken nachweisbar. Es fand sich auch hier bestätigt in Übereinstimmung mit klinischen und histologischen Befunden, daß die im allgemeinen avirulenten, grün wachsenden Streptokokken, in die virulente hämolytische Form übergehen können, und damit zum Ausgangspunkt einer Erkrankung werden können.

Nach eingehenden Untersuchungen der neuesten Zeit sind es aber überwiegend anaërobe Bakterien, welche bei den gangränösen Prozessen in Betracht kommen. Man findet sie in fast 75% der infizierten Pulpen regelmäßig. Drei Arten erscheinen hier hauptsächlich, ein Mikrokokkus, ein sporenloses Stäbchen und ein sporenbildendes Stäbchen. Von den anaërob lebenden Mikrokokken des Wurzelkanals sind genauer beschrieben die Micrococcen foetidus, I und II Ozaki, Grigoroff, aërogenes (alle drei grampositiv), parvulus, minimus, remiformis, gazogenes, wozu neuerdings noch von Fischer und Schick[2] ein Mikrokokkus isoliert wurde, welcher fakultativ grampositiv, Gelatine nicht verflüssigt, aber wie die vorhergehenden reichlich Gas bildet.

Das asporogene Stäbchen (Fischer und Schick) ist ziemlich identisch mit dem Bacillus emphysematosus, dem Erreger des Gasbrandes, wie dieser ist es grampositiv, unbeweglich, verflüssigt aber im Gegensatz zum Gasbrandbazillus die Gelatine regelmäßig. Im Tierversuch verhält er sich wie

[1] Kranz und Falck, Alveolarpyorrhöe, ihre Ätiologie, Pathologie und Therapie. Verlag H. Meusser. — Siehe auch W. Hern, Proceedings of the R. Soc. of Med. London, Vol. III, 1909. — A. Hille, Zur Kenntnis der Alveolarpyorrhöe (Monats. f. Zahnh. 1921).

[2] Anaërobe Bakterien des Wurzelkanals, D. Mon. f. Zahnheilk., H. 7, 1929.

der Fraenkelsche Bazillus, er tötet das Meerschwein nach subkutaner Injektion binnen 3 Tagen, das Gewebe ödematösschaumig auftreibend.

Das sporogene Stäbchen ist der Bacillus putrificus (Bienstock), siehe dieses.

Durch apikale Infektion erfolgt gewiß in vielen Fällen die Infektion der Wurzelkanäle. Daß aber von hier aus auch eine septische Allgemeininfektion des Körpers erfolgen kann, wie überhaupt die Mundhöhle Eingangspforte und Ausgangspunkt für eine Überschwemmung des Blutes mit Erregern sein kann, ist eine Erkenntnis, auf die zuerst der englische Internist William Hunter im Jahre 1910 aufmerksam gemacht hat. Jeder Zahnarzt weiß, daß gelegentlich von einem jahrelang ruhenden Wurzelspitzenherd plötzlich ein akuter Prozeß, und im Anschluß daran eine Sepsis ausgehen kann.

Die Lehre von der Oralsepsis hat seit diesem Zeitpunkt eine ganze Literatur hervorgerufen.[1] Rosenow zeigte u. a., daß Streptokokken aus primären Herden von Wurzelgranulomen oder aus tiefen Krypten der Tonsillen anaërob gewonnen, besonders virulent waren, während Impfungen mit Streptokokken von einer gewöhnlichen Gingivitis bspw. meist resultatlos blieben. Wenn wir auch Beispiele für eine erhöhte Affinität mancher Bakterien für bestimmte Gewebe haben, und auch eine bevorzugte Lokalisation von Keimen auf gewissen Geweben bekannt ist, so ist doch die speziell in Amerika durch E. C. Rosenow entwickelte Lehre von der „elektiven Lokalisation" zu weitgehend. Nach dieser Lehre sollten aus dentalen, tonsillären oder arthritischen Infektionsherden gezüchtete Mikroorganismen, wenn sie Versuchstieren intravenös injiziert wurden, bei diesen Metastasen just auch in demjenigen Organ hervorrufen, das bei dem menschlichen Spender des betreffenden Mikroorganismus erkrankt, und aus dem letzterer gezüchtet worden war. So sollten Nierensteine erzeugt werden beim Hunde durch Infektion seiner Zähne mittels Streptokokken, die aus Steine enthaltenden Nieren entstammten. Oralsepsis

Streptokokken, die von einem an Arthritis leidenden Kranken aus den Gelenken stammten, sollten bei Versuchstieren meist wieder Arthritiden und entzündliche Veränderungen in der Muskulatur hervorrufen. Streptokokken aus dentalen Herden eines Kranken mit Iritis, erzeugten auch bei den Kaninchen, intravenös injiziert, eine Iritis.

Manche Autoren haben denn auch aus ihren Untersuchungen keinen Anhaltspunkt für eine organotrope Tendenz der im Tierversuch verwendeten isolierten Bakterienstämme schöpfen können.[2] Die Möglichkeit des Eindringens von Zahnstreptokokken in die Blutbahn und die inneren Organe und eine daraus resultierende Sepsis ist jedenfalls so gut wie nie gegeben,

[1] G. Rosenow, Über die Lehre von der oralen Sepsis, Viertelj. f. Zahnh. 1924, 40. J. — H. Boennecken, Oralsepsis und Wurzelbehandlung, ibid. 1927, 43 J.

[2] Proell und Stickl (C. f. Bakt. 108, 1928).

wenn auch die Infektionen in und an den Zähnen (Pulpitis, Granulome, apikale und paradentale Eiterungen) wohl als lokale Eingangspforten für septische Krankheitserreger zu werten sind. Wenn speziell die chronischen Infektionen der toten Pulpa der Wurzelspitzen und die Granulome als Sepsisausgangspunkte bewertet werden sollen, so ist auch hier zu berücksichtigen, daß wir es mit abgeschlossenen pathologischen Prozessen zu tun haben, sodann aber auch, daß die in den Saftstrom eindringenden Keime zu gering an Zahl sind.[1]

Die Diagnose des Bestehens einer Oralsepsis wird außer durch Feststellung des Keimgehaltes des Blutes, auch noch durch das Blutbild selbst gestellt. Ein septischer Herd ruft fast stets eine Lymphozytose und eine sekundäre Anämie hervor. Später einsetzende Leukopenie, d. h. Sinken der Zahl der Leukozyten unter die Norm, würde Indikation sein für die sofortige Entfernung eines septischen Herdes aus dem Munde.

Immerhin mag in der Lehre Rosenow's, besonders von der elektiven Lokalisation der Streptokokken, wohl auch manche richtige Beobachtung stecken (Stein[2], Adloff und Precht).

Pulpagangrän

Pulpagangrän. Im Vordergrunde steht bei ihr die Infektion der Wurzelkanäle mit den verschiedensten Mikroorganismen, Aërobier und Anaërobier.

Die Spielarten des Streptokokkus, als Streptococcus lacticus, sind ein nahezu konstanter Befund. Staphylokokken finden sich viel seltener. Mayrhofer[3] jedoch meint, daß man sie in einem Drittel der Wurzelkanäle, d. h. etwa in 34% der Fälle antrifft (siehe Wurzelkanal-Bakterien).

---

[1] Schottmüller, M. m. W. 74, 1927.

[2] Stein, C. f. Bakt. 104, 1927. — Adloff und Precht, D. m. W. 1927.

[3] B. Mayrhofer, Lehrb. d. Zahnkrankh. G. Fischers Verlag.

Siebentes Kapitel.

Grundlinien der Desinfektion.

Wenn wir unter „Infektion" die Ansteckung des Körpers mit Krankheitskeimen bezeichnen, so verstehen wir unter „Desinfektion" die Unschädlichmachung der lebenden Krankheitserreger, deren Abtötung. Statt „desinfizieren" können wir auch sagen „entseuchen", denn auch die praktische Ausführung der Maßnahmen, welche schließlich zur Abtötung der Infektionserreger führen sollen, fällt unter den Begriff der Desinfektion.

Unter „Sterilisierung" versteht man die Befreiung eines Objektes von allen Mikroorganismen, auch der nichtpathogenen. Statt „sterilisieren" können wir auch sagen „keimfrei" oder „aseptisch" machen.

Die Desinfektionsmittel teilen wir ein in physikalische und chemische Mittel.

Die physikalischen Desinfektionsmittel

Den physikalischen Desinfektionsmitteln zuzurechnen ist zunächst das Licht, und zwar das diffuse Tageslicht sowohl wie das direkte Sonnenlicht. Ersteres schon beschleunigt entschieden das Zugrundegehen der verstreuten ansteckenden Keime, gegenüber dem Absterben in der Dunkelheit. Mehr aber vermag das direkte Sonnenlicht, besonders wenn es unmittelbar auf keimhaltige Substanzen einwirken kann, wie z. B. im Freien. Die Resistenz der Bakterien ist natürlich sehr verschieden groß, wenn sie dem Sonnenlicht ausgesetzt sind. Staphylokokken werden spätestens nach 20 Stunden abgetötet in Reinkultur, manche Sproß- und Schimmelpilze gar nicht. Die Wirksamkeit des direkten Sonnenlichts innerhalb der Häuser wird jedoch sehr beeinträchtigt wegen der Absorption der wirksamen kurzwelligen Strahlen, den unsichtbaren Ultravioletten, durch Luft und Glas. Außerdem ist die keimtötende Wirkung des Sonnenlichts stark abhängig von der Lage des Ortes, Zeit des Jahres und Tages, endlich der Witterung, die alle die Intensität des Sonnenscheins stark beeinflussen, so daß diese Desinfektionsart nicht nur in ihrer Anwendung sehr beschränkt, sondern auch zu unzuverlässig ist.

Weitaus am wichtigsten ist die Wärme. Das einfachste Mittel ist, wir ziehen den Gegenstand, falls er es aushält (Messer werden stumpf!), mehrmals langsam durch die Flamme, oder wir kochen die Sachen 5 Minuten lang aus, z. B. kleine Glassachen, Speigläser usw., wobei wir Sorge tragen werden, daß die Gegenstände auch wirklich untertauchen. Bei 60° sind die meisten pathogenen Bakterien, d. h. ihre Wuchsform, in einer Stunde, bei 70° in wenigen Minuten vernichtet. Bei 100° C sind alle sporenfreien Bakterien in $1^1/_2$ Stunden, Sporenbildner jedoch bei 160° in 1 Stunde abgetötet.

Lediglich schädigend für die meisten Keime sind allerdings auch schon erheblich niedrigere Temperaturen, sobald sie nur genügend lange einwirken; z. B. Wärmegrade von 40—50° einige Stunden lang. (Unter den saprophytischen Bakterien kommen sogenannte „thermophile" Bakterien vor, welche gut bei 50—70° gedeihen; sie finden sich bei manchen trockenen Gärprozessen und in heißen Quellen.) Für sehr hohe Temperaturgrade und lange Desinfektionsdauer eignen sich natürlich nur Glassachen und Metallgegenstände, so daß hier Bedürfnisse des Laboratoriums und ärztlicher Praxis vorwiegend in Frage kommen. Man bedient sich des Trockensterilisators, eines Schrankes aus Blech, in dem die Luft durch Gasflammen 1 Stunde auf 160° gehalten wird. Bett- und Leibwäsche, Eß- und Trinkgeschirre, Glassachen, lassen sich gut auskochen, am besten mit einem Zusatz von 2% Soda zum Auflösen des Fettes; Dinge von geringem Wert wird man verbrennen.

Trockene heiße Luft anzuwenden sind wir gezwungen bei Objekten, welche durch Wasserdampf angegriffen werden, z. B. Bücher, Leder, Pelze, da diese Dinge leicht schrumpfen und verderben. Wir desinfizieren sie in einem Behälter oder Raum, in dem die Luft auf 78°—80° gehalten wird, während 48 Stunden. Absolute Trockenheit soll übrigens dabei nicht herrschen, vielmehr hat sich herausgestellt, daß ein geringer Feuchtigkeitsgehalt von 30% (Verdunstung aus Wasserschalen) vorteilhaft ist. Läuse und ihre Eier (Nisse) werden bei 60° in 20 Minuten, bei 80° in 15 Minuten abgetötet durch trockene Hitze. (Da Leder, Pelze, kostbare Kleider, eine Sonderstellung einnehmen, wollen wir an dieser Stelle einfügen, daß man sie mit Erfolg zur Not auch desinfizieren kann durch Abwaschen, Abwischen oder Bürsten der Haarseite mit 1‰ Sublimatlösung oder 1% Formaldehydlösung, oder 3% Karbolsäurelösung — allerdings werden hierbei nicht abgetötet Milzbrandsporen —, sodann aufhängen zum Trocknen, am besten in der Sonne.)

Stets zu berücksichtigen ist die langsame Eindringungszeit der trockenen Hitze in z. B. pulverförmige Produkte, wie Talkum, Streupulver; um sie von eventuellen pathogenen Sporen, wie die des Wundstarrkrampferregers, zu befreien, muß mehrstündige Erhitzung auf 200° C einwirken. Im Innern von Broten wird beim Backen etwas über 100° erzielt. Erwähnt sei, daß auch durch doppelseitiges Bügeln eine desinfizierende Wirkung erzielt wird, allerdings nur bei Leinwand, nicht bei Tuchen.

Weit wirksamer als trockene ist nun feuchte Luft. Als das praktischste Desinfektionsverfahren hat sich dasjenige mit gesättigtem Wasserdampf erwiesen, wie es uns Rob. Koch und seine Mitarbeiter gelehrt haben (1881). Der Unterschied zwischen trockener und feuchter Luftdesinfektion wird bedingt durch die Kondensation, welche beim Wasserdampf eintritt. Die Erwärmung im Innern der zu desinfizierenden Objekte ist im wesentlichen nämlich hervorgerufen nicht durch die Übertragung der Wärme vom Dampf auf die Objekte durch Leitung, sondern durch die bei der Kondensation des Wasserdampfes freiwerdende Wärme. Koch führte den nach ihm benannten Dampftopf ein, bei dem Wasserdampf, der ohne Druck eine Temperatur von 100° C hat, in einem durch Filzbekleidung gegen Abkühlung geschützten hohen Gefäße zur Entwicklung gebracht wird. Dieser Apparat gab dann die Anregung zum Bau von größeren Dampfdesinfektionsräumen, welche zur Aufnahme von Kleidungsstücken, Betten, Matratzen usw. bestimmt sind und in denen eine Temperatur von 105° C entwickelt wird, entsprechend einem kleinen Überdruck von 0·2 Atmosphären. Diese Desinfektionsapparate und Kammern müssen so gebaut sein, daß der entwickelte Dampf die Luft aus dem Raum vollständig verdrängen kann. Am besten ist es deswegen, den leichten Wasserdampf von oben her einzuleiten und für den Abzug der schweren kühlen Luft an tiefster Stelle Sorge zu tragen. Dann soll der Raum so beschaffen sein, daß sich der Dampf in ihm gleichmäßig verteilt und keine toten Winkel entstehen, vielmehr sich in allen seinen Teilen eine gleichmäßige Temperatur von mindestens 100° C befindet. Ferner darf sich kein Kondenswasser bilden, was man durch Vorwärmen der kühl eingebrachten Objekte, bei zunächst offenem Apparat, unter Ventilation erzielen kann. Ebenso erweist sich eine Nachtrocknung manchmal als notwendig.

Wichtig ist, daß wir uns vergewissern, welche Temperatur nun der Dampf besitzt und bewahrt im Desinfektionsraum. Der entwickelte Wasserdampf nimmt bei bestimmter Temperatur einen bestimmten Raum ein. Ist dieser Raum nun mit der ihm, der Temperatur nach, zukommenden Menge Wasserdampf erfüllt, so nennt man den Raum und den Wasserdampf selbst gesättigt oder „feucht". Wird dieser Wasserdampf nun nochmals erhitzt, z. B. durch Überleiten über glühende Flächen oder Durchleiten durch erhitzte Rohre, so verliert er an Wassergehalt: man nennt ihn „ungesättigt" oder „trocken" oder auch „überhitzt". Gesättigter, strömender, d. h. „ungespannter" Wasserdampf von 100° C besitzt gute desinfizierende Eigenschaften, nicht aber „ungesättigter" Wasserdampf.

An Stelle des freiströmenden, ungespannten Dampfes von 100° C wird vielfach der gespannte, gesättigte Dampf angewandt. Diese unter Druck oder Spannung arbeitenden und mit Sicherheitsvorrichtungen versehenen Apparate nennt man Autoklaven. Der Vorteil des gespannten Dampfes besteht darin, daß die Desinfektionszeit abgekürzt werden kann, weil infolge der erzielten höheren Temperaturen die Wirkung des gespannten Dampfes eine energischere ist, als diejenige des strömenden Dampfes. Jeder Dampfdesinfektionsapparat der mit Druck arbeitet, soll mit Thermometer und Manometer versehen sein, damit kontrolliert werden kann, ob Dampfdruck und Dampftemperatur auch immer die bestimmten Gegenseitigkeitswerte aufweisen. Eine Atmosphäre Druck entspricht 121·5° C, 2 Atmosphären 135° C usw. Bei der Berechnung der Desinfektionsdauer müssen wir bedenken, daß der Dampf nicht sofort überall hindringt, wir vielmehr eine Füllungszeit, eine Durchdringungszeit und eine Abtötungszeit haben. Nicht zuletzt wird die Dauer der Desinfektion abhängen von der Art der eingebrachten Sachen, ob sie locker aufgespeichert, oder fest zusammengeballt sind. Voraussetzung für eine wirksame Desinfektion ist, daß die Objekte für den Dampf durchgängig sind; der Dampf kann nur dort eindringen, wo offenstehende Poren (d. h. Lufträume) vorhanden sind. Poröse Körper sind alle Gewebe, falls sie z. B. locker geschichtet sind. Parasiten und alle Erreger mitsamt ihren Sporen (von den pathogenen auch die Milzbrand- und Wundstarrkrampfsporen) werden von dem 100° heißen Dampf in wenigen Minuten abgetötet; in größeren Apparaten, in denen die Objekte haufenweise eingebracht werden können, läßt man den Wasserdampf 30—60 Minuten lang einwirken.

Zur Kontrolle der Desinfektionsapparate verwendet man zunächst Maximalthermometer, welche, in verschiedenen Teilen und Höhen des Apparates eingefügt, von außen abgelesen werden können. Demselben Zweck dienen Signal- oder Klingelthermometer, deren Kontakt auf 100° oder höhere Temperatur eingestellt werden kann, oder sogenannte Temperaturkontrollröhrchen. Diese sind kleine Glasröhrchen, in die eine kleine Menge chemisch reiner Substanz eingeschmolzen ist, welche bei bestimmter Temperatur schmilzt. An der Deformation der vorher gleichmäßigen Säule des Chemikaliums kann man den Effekt ablesen. Gewählt wird meist Phenanthren, ein Kohlenwasserstoff, das bei 98° schmilzt, oder Brenzkatechin, ein zweiwertiges Phenol, das bei 104° schmilzt, oder ebenso Resorzin, das seinen Schmelzpunkt bei 110° hat. Als biologische Kontrolle verwendet man an Seidenfäden oder Papierstückchen angetrocknete Milzbrandsporen, die in die Objekte eingelegt und nach dem Ablauf der Desinfektion auf ihre Auskeimkraft in Nährböden geprüft werden.

Man kann nun zu Desinfektionszwecken auch Temperaturen unter 100° C anwenden, jedoch nur unter gewissen Voraussetzungen. Dies nennt man Pasteurisieren. Bereits Louis Pasteur hatte (1868) erkannt, daß schon ein mäßiges Erhitzen von Flüssigkeiten auf die in ihnen enthaltenen Bakterien bakterizide Wirkung ausübt. So hat er festgestellt, daß man durch kurzes Erhitzen des Weines auf 55° C die schädlichen Nachgärungen auszuschalten vermag. Das Verfahren wurde dann auch auf Bier, Milch und andere Nahrungsmittel ausgedehnt, die eine Hitze von 100° C nicht vertragen.

Der Erhitzung auf 55—75° C ließ man bei Milch dann eine rasche Abkühlung unter 20° C folgen (Soxhlet). Wurden durch die relativ niedrigen

Temperaturen die vielfach schädlichen Hitzegrade bei 100° vermieden, wodurch z. B. in der Milch das Eiweiß gerinnt, sie unangenehmen Geschmack erhält, und bei protrahierter Erhitzung außerdem Zusatzstoffe vernichtet werden, erzielte man durch die sofort folgende Abkühlung, daß nicht die Temperatur erreicht wurde, welche für die Auskeimung saprophytischer Dauerformen günstig ist, z. B. der Heubazillensporen oder widerstandsfähiger Wuchsformen, z. B. mancher Rassen des Streptococcus lacticus. Man verband also Abtötung und Entwicklungshemmung. Bei Milch in Flaschen genügt eine Temperatur von 70° C während 10 Minuten, um auch Tuberkelbazillen, Typhus, Paratyphus B- und Ruhrbazillen mit Sicherheit abzutöten, und auch dies Verfahren nennt man dann Pasteurisieren. Will man auch diejenigen Bakteriensporen vernichten, welche den Pasteurisierungsprozeß überstanden haben, schlägt man das Verfahren der fraktionierten Sterilisation ein, d. h. man erhitzt an drei aufeinanderfolgenden Tagen 1 Stunde lang auf 50—70° C, wodurch auch die in der Zwischenzeit ausgekeimten Sporen nunmehr in ihrer weniger widerstandsfähigen Wuchsform vernichtet werden.

Die chemischen Desinfektionsmittel

Die chemischen Desinfektionsmittel sind von R. Koch in die Desinfektionspraxis eingeführt worden. Von den gediegenen Metallen weiß man schon lange, daß sie keimtötend wirken können. Bringt man z. B. Stückchen von Metallen auf mit Bakterien beimpften Nährboden, so bildet sich um das Metall eine Zone, welche bakterienfrei ist, und auch nach der Entfernung des Metalls steril bleibt, was uns zeigt, daß Metallteilchen in das Nährsubstrat diffundiert sind. Von den Metallen[1] hat nun das Kupfer die stärkste keimtötende Wirkung, es folgen Messing, Silber, Gold. Platin, Blei, Gußeisen. Stahl und Aluminium wirken schwächer, gar nicht Nickel, Zinn, Eisen und Zink. Die Verschleppung von Krankheitskeimen durch die Hände wird also zum mindesten eingedämmt, wenn diejenigen Teile, welche im täglichen Verkehr häufig mit der Hand in Berührung kommen (Türklinken) aus Kupfer oder Messing hergestellt werden. Auf Kupfer, Nickel, Silber und Gold aufgebrachte Keime gehen in einigen Minuten zugrunde; während man beispielsweise auf einem Quadratzentimeter Papiergeldes viele Dutzend Keime nachweisen kann und die Übertragung von Krankheiten leicht gegeben ist, muß diese Gefahr bei dem Metallgelde als sehr gering bezeichnet werden.

Den Metallen wohnt nun noch eine andere Eigenschaft inne, das ist diejenige, oligodynamische Wirkungen (Nägeli, v. Behring[2]) entfalten zu können, d. h. in Verdünnungen, welche chemisch nicht oder kaum mehr nachweisbar sind, doch noch keimtötend, zum mindesten aber stark

---

[1] Bitter, Über das Absterben von Bakterien auf den wichtigen Metallen, Z. f. Hyg., 69. Bd.

[2] Süpfle, M. m. W. 41, 1920. — Laubenheimer, Z. f. Hyg. u. Inf., 42. Bd., 1. H., 1921. — Behring, Infektion u. Desinf. 1894.

entwicklungshemmend auf die Wuchsformen der Bakterien zu wirken. Wird ein kleines Stückchen der wirksamen Metalle (z. B. Kupfer, Messing) für einige Zeit in das zur Aufschwemmung der Bakterien dienende reine Wasser gelegt, so werden an dieses von dem Metall winzigste Mengen abgegeben. Auch Silber und Quecksilber wirken oligodynamisch; beispielsweise können Gefäße, die kurz mit Sublimat in starker Verdünnung ausgespült worden sind, dem später darin aufbewahrten reinen Wasser bakterizide Eigenschaften mitteilen. Zink und Eisen, Blei und Nickel, ebenso Gold wirken gar nicht. v. Behring hat schon darauf aufmerksam gemacht, daß die in der Zahnheilkunde verwendeten Goldpräparate auf gewisse Keime elektiv bakterizid wirken, z. B. Milzbrandbazillen stark, Diphtheriebazillen jedoch gar nicht beeinflussen. Offenbar beruht diese Wirkung des Goldes auf Verunreinigungen desselben mit anderen Metallen; die Lösung des Metalles kommt wohl zustande unter dem Einfluß der durch die Bakterien gebildeten Stoffwechselprodukte.

Die desinfizierende Kraft der Metallsalze geht keineswegs, wie man früher annahm, der Konzentration des in der Lösung vorhandenen Metalls parallel. Die Wirkung des Metallsalzes hängt davon ab, in welchem Medium es gelöst ist; am kräftigsten wirken die Desinfektionsmittel in wässerigen Lösungen, und zwar in solchen, in denen organische Stoffe, vor allem Eiweiß, fehlen. Die Eiweißkörper besitzen zu den Metallsalzen große Affinität und gehen feste Verbindungen mit ihnen ein, die viel rascher erfolgen, als mit dem Eiweiß der in dem Medium abzutötenden Bakterien. Wollen wir daher eiweißhaltige Flüssigkeiten samt den in ihnen enthaltenen Bakterien desinfizieren, müssen wir die Desinfizientien in konzentrierterer Form anwenden, als wenn wir es mit einem einfach wässerigen Vehikel zu tun haben.

Behring fand, daß Sublimat Milzbrandbazillen in wässeriger Lösung in einer Verdünnung von 1 : 500000 abtötet, dieselben Bakterien in einer Eiweißlösung enthalten, z. B. in Blutserum, jedoch erst in einer Konzentration von 1 : 1500, unter sonst gleichen Bedingungen.

Außerdem hängt die Desinfektionskraft der Metallsalze (ebenso der anorganischen Säuren und Alkalien) von der Zeit ihrer Einwirkung und von der Konzentration der in der Lösung vorhandenen elektrolytisch dissoziierten Metallionen ab.

Dort hingegen, wo das Molekül des Desinfiziens nicht dissoziabel ist, z. B. bei den organischen Säuren, wirkt das Desinfiziens durch seine Löslichkeit in den Lipoiden, vermöge welcher sie leicht die fettartigen Lipoidsubstanzen des Bakterienprotoplasmas durchdringen und so das Bakterium selbst töten.

Alkohol Der Alkohol wirkt bakterizid durch Wasserentziehung und als Plasmagift für die Zelle. Der absolute Alkohol wirkt wasserentziehend und trocknend und daher in gewissem Sinne auch keimtötend; er wirkt dann ähnlich wie austrocknende Luft. Wenn man den Alkohol aber verdünnt, bekommt er bedeutend stärkere desinfizierende Eigenschaften, denn, wie bei allen gelösten chemischen Mitteln, wirken hier Diffusionsvorgänge mit. Durch den wasserverdünnten Alkohol quellen die Zellen auf und erleichtern dem Alkohol das Eindringen in dieselben. In jedem Grade der Verdünnung ist die Wasseralkoholmischung ein beträchtliches Desinfektionsmittel für die Wuchsformen, nicht aber für die Dauerformen. Keime in wässerigen Flüssigkeiten suspendiert, werden durch 50—80% Alkohol schon in 1 Minute getötet; an Gebrauchsgegenständen angetrocknetes tuberkelbazillenhaltiges Sputum wird durch 60% Alkohol in $^1/_2$ Stunde unschädlich gemacht. Am besten wirkt der 70%ige Alkohol; in Betracht kommen der Methyl-Äthyl- und Propylalkohol, aber auch der denaturierte Spiritus gibt gute Resultate. Praktisch kommt der Alkohol fast nur in Anwendung bei der Händedesinfektion der chirurgischen Praxis. Seitdem man weiß, daß eine wirkliche Keimfreiheit der Haut der Hand, Nagel und Nagelfalz nicht zu erreichen ist, ist man von der früher allgemein geübten Methode der sorgfältigen Händevorreinigung mit Seife, Bürste, heißem Wasser und Sublimat abgekommen.[1] Man hat gefunden, daß man noch bessere Resultate bekommt bei Behandlung der Hände mit konzentriertem Alkohol (90—100%), während etwa 5 Minuten, ohne vorheriges Waschen mit Wasser und Seife. Die Keime werden bei dieser Methode nicht erst aus ihren kutanen Schlupfwinkeln mobilisiert, sondern auf die Haut koaguliert, so daß sie mehrere Stunden auch in Wasser nicht abzulösen sind. War die so mit Alkohol behandelte Hand feucht (Spuren von Wasser genügen), so tritt noch die desinfizierende Wirkung hinzu. Für die „Tageshand", d. h. die nicht durch septische Produkte verunreinigte Hand genügt diese „Keimfixierung", die für Operationsgebiete dann noch erhöht werden kann durch Hinzufügung von Jod zum Alkohol. Die Jodtinktur ist dem jodfreien Alkohol überlegen; 25% Alkohol auf feuchte Bakterien aufgebracht, ist beispielsweise unwirksam; wenn man auch nur 2·5% Jod hinzufügt, wirkt er in 1 Minute bakterizid.[2] Auch wässerige Lösungen von Jod, z. B. in Gestalt der Lugolschen Lösung, 1 Teil Jod, 3 Jodkali, 300 Wasser, sind, wenn auch in geringerem Grade, wirksam.

Gemische von Alkohol mit Seifen, als Seifenspiritus (mit 43% Alkohol und etwa 10·2% Kaliseife), werden nur dann genügend keimtötend wirken, wenn man den Alkoholanteil erhöht. Dies ist erreicht im Festalkol, Chiralkol, feste Seifen und Seifenpasten für die Händedesinfektion mit 84% bzw. 86% Alkohol.[3]

Seifen allein sind in der Desinfektion unzuverlässig; haben sie jedoch einen starken Anteil Alkali, erhöht sich ihre Desinfektionskraft wesentlich.[4] Die so schon lange bekannte „grüne" oder „Schmierseife", angewandt in **Seifen**

[1] Fürbringer, Untersuch. über Desinf. d. Hände u. Nagelschmutzes, Wiesbaden, Bergmann, 1888.

[2] Grossich, C. f. Chirurg. 1908 u. Berl. klin. W. 1909.

[3] H. Selter, D. m. W. 1910.

[4] H. Reichenbach, Die desinfiz. Bestandteile der Seifen, Z. f. Hyg., Bd. 59, 1908.

einer Auflösung von 3 Gewichtsteilen Schmierseife in 100 Gewichtsteilen siedend heißen Wassers, tötet die Wuchsformen der Bakterien, auf Wäschestücken beispielsweise, auch in kaltem Zustande in 24 Stunden bei richtigem Untertauchen der zu desinfizierenden Wäsche.

Sodalösung

Sodalösung (Na_2CO_3) und auch andere kohlensaure Alkalien in 1%ige Lösung töten bei 100° Keime ohne Sporen in 5 Minuten. Diese Lösung ist sehr gut geeignet zur Sterilisation von ärztlichen Instrumenten aus Metall, welche darin, ohne zu rosten, längere Zeit verweilen können. Lediglich erwärmte Sodalösungen sind nicht zu verwenden (Schimmelbusch).

Chlorkalk

Chlorkalk muß, wenn er überhaupt zu gebrauchen sein soll, frisch hergestellt sein, da er sich leicht an der Sonne und an der Luft zersetzt. Er besteht aus Kalziumchlorid und unterchlorigsaurem Kalk, aus der unterchlorige Säure entsteht, aus der wiederum freies Chlor in Freiheit gesetzt wird. Frischer Chlorkalk muß 35% wirksames Chlor enthalten; ein starker Geruch nach Chlor ist nicht zu verwerten als Gradmesser seiner Desinfektionskraft, da er auch dann manchmal nur wenige Prozent wirksames Chlor enthält. Als gutes Desinfektionsmittel kann er nicht bezeichnet werden. Falls man frischen Chlorkalk in Händen hat, kann man 0·2 g hiervon auf 1 Liter Wasser bei 1 Minute Einwirkungsdauer zur Trinkwassersterilisation verwenden. „Antichlor", d. h. schwefligsaures Kalzium, neutralisiert hinterher den Chlorgeschmack.

Kalkmilch

Anders die Kalkmilch: Frisch gebrannter Kalk, CaO (gewonnen aus geglühtem Kalkstein oder Marmor $CaCO_3$), wird zu dem Zwecke mit etwas mehr als die halbe Gewichtsmenge Wasser versetzt, wobei sich unter Wärmeentwicklung die Umwandlung des Ätzkalkes in Kalziumoxydhydrat $Ca(OH)_2$ vollzieht, ein weißes Pulver. Zur Bereitung der Milch wird ein Teil dieses Pulvers mit vier Teilen Wasser gemischt. Die Kalkmilch eignet sich sehr gut zur Desinfektion von Stuhlgefäßen und Aborten, zu gleichen Teilen den Dejekten zugesetzt, bei einer Einwirkungsdauer von mindestens 2 Stunden.

Karbolsäure

Karbolsäure = Phenol, aus dem Steinkohlenteer durch Destillation gewonnen. In kristallinisch-reinem Zustande sind es farblose Nadeln; 90 Teile kristallinische Karbolsäure + 10 Teile Wasser machen die flüssige Karbolsäure (Acid. carbol. liquefact.) aus. 5%ige Lösungen derselben töten die nicht sporenbildenden Bakterien in wenigen Minuten; Milzbrandsporen werden jedoch erst nach mehreren Tagen vernichtet.

Liquor Cresoli saponatus

Liquor Cresoli saponatus (das Destillat der Karbolsäure ist Kresol) und das ihm verwandte Präparat Lysol, werden hergestellt durch Schmelzen im Wasserbade eines Teiles Kaliseife mit einem Teil rohes Kresol. Für Hände wird es in 1%iger Lösung angewandt; für Sputum muß man es in 10%iger Lösung einige Stunden einwirken lassen. Die Wirkung ist im allgemeinen der Karbolsäure ohne Seifenzusatz überlegen, wenn auch sehr ungleichmäßig.

Chlorkresole

Chlorkresole (Phobrol, Sagrotan) leisten mehr als die Kresole, vor allem sind sie geeignet zur Vernichtung der Tuberkelbazillen im Sputum.

Benzoësäure wirkt nur schwach konservierend für Nahrungsmittel; besser ist für diese Zwecke das Derivat der Benzoësäure, ein Produkt aus Phenol und Kohlensäure, die Oxybenzoësäure oder Salicylsäure in 0·75‰ Lösung.

Wasserstoffsuperoxyd, H_2O_2, wie alle Stoffe, die leicht Sauerstoff abgeben, wirkt oxydierend auf organisches Material. Der Firma Merck (Darmstadt) glückte die Reindarstellung in Form des „Perhydrol“, eine 30%-Lösung chemisch reinen H_2O_2. Eine 3%-Lösung dieses Perhydrols eignet sich zur Desinfektion der Rachenhöhle, z. B. zum Spülen für Keimträger der Diphtherie oder epidemischen Genickstarre. Zum Mundspülen wird empfohlen ein Teil dieser 3%-Lösung mit 2 Teilen Wasser verdünnt. An Desinfektionskraft kommt der H_2O_2 der Karbolsäure gleich; sporenhaltige Keime sind schwer beeinflußbar. Wasserstoffsuperoxyd

Kaliumpermanganat (übermangansaures Kali), eine andere Per-Verbindung, d. h. eine reichlich mit Sauerstoff gebundene Substanz, hat ausgezeichnete desinfizierende und desodorierende Eigenschaft. In 4%-Lösung tötet es selbst Milzbrandsporen in 15 Minuten ab. Von den Salzen der Schwermetalle eignet sich als hochwertiges, praktisches Desinfektionsmittel das Sublimat oder Quecksilberchlorid, $HgCl_2$, eine farblose Flüssigkeit, bekannter in der Pastillenform nach Angerer (1887). Diese enthalten gleiche Gewichtsteile Sublimat und Kochsalz und etwas Farbstoff. Sie haben den Vorzug, daß die Halogenverbindungen des Quecksilbers mit denjenigen anderer Metalle leicht lösliche Doppelverbindungen eingehen, sie sich nicht leicht am Licht zersetzen und die Lösungen auch mit Leitungswasser vorgenommen werden können. Gebräuchlich ist die 1‰-Lösung zur Händedesinfektion; bei 5 Minuten reibender Benetzung der Hände werden die Bakterienwuchsformen abgetötet. (Bei Gebrauch: erst Sublimat, dann Seife, auch empfiehlt es sich, die Sublimatlösung an der Hand antrocknen zu lassen!) Sporen gehen jedoch erst in einigen Stunden zugrunde. Ausgeschlossen von der Sublimatdesinfektion sind Metallgegenstände, da das Quecksilber mit dem Metall Verbindungen eingeht. Auch Stuhl, Blut, Eiter und Auswurf eignen sich nicht, da das Eiweiß zur Gerinnung gebracht und eine undurchlässige Schicht bildet, die eine Tiefenwirkung des Desinfiziens nicht gestattet. Kaliumpermanganat Sublimat

Farbstoffe. Manche Farbstoffe bestzen stark desinfizierende Eigenschaften. Von den Akridinfarbstoffen ist es speziell das Trypaflavin, welches noch in Verdünnung von 1 : 100 und 1 : 1000 antitoxische (entgiftende) und bakterizide (keimtötende) Wirkung zeigt. Für Tiefenantisepsis bei Wunddesinfektion geeignet. Farbstoffe

Die Sterilisation zahnärztlicher Instrumente wird tunlich vorgenommen, besonders wenn es sich um komplizierte Teile handelt von Bohrmaschinen-Hand- oder -Winkelstücke, die in innige Berührung mit dem Munde kommen, in siedendem Öl (Jaffa-Sesamöl) oder Paraffinum liquidum bei einer Temperatur von 120—150°. Diese Medien haben außerdem den großen Vorzug, weder Vernickelungen noch Stahl, noch die Schneiden Die Sterilisation zahnärztlicher Instrumente der Instrumente anzugreifen. Die Sterilisierung ist bei 150° eine Stunde lang auszudehnen, falls man sicher auch eventuell anhaftende, sehr resistente Sporen töten will; die Desinfektionskraft kann noch erhöht werden durch Zusatz von 2% Thymol zum Paraffinum liquidum. Bei diesen Temperaturen stören aber die Dünste des Desinfektionsmittels.

Besser ist daher das — auch wenn erhitzt — geruchlose Glyzerin (rein und wasserfrei) zu verwenden, und zwar in Verbindung mit dem Sagrotan. Beide Mittel greifen gleichfalls die Instrumente nicht an. Dies Chlor-Kresolseifenpräparat, welches von den Phenolen mit die höchste Desinfektionskraft besitzt, geruchlos, ungiftig und außerdem für Haut und Schleimhaut reizlos ist, wurde von Schottelius und der Firma Schülke & Mayr in Hamburg in die Desinfektionspraxis eingeführt. Schon bei einer Einwirkungszeit von 10 Minuten wurde durch eine Mischung Glyzerin plus 10% Sagrotan bei 95° C eine absolute Keimfreiheit aller Bohrhandstücke und Instrumente erzielt.[1]

Formaldehyd

Von den gasförmigen Desinfektionsmitteln eignet sich das Formaldehyd in Form seiner 40%igen wässerigen Lösung, Formalin genannt. Es kommt in Anwendung in Dampfform und wird in besonderen Apparaten gleichzeitig mit Wasserdampf zerstäubt zur Raumdesinfektion, wobei es allerdings keine nennenswerte Tiefenwirkung entfaltet. Angenehm ist, daß in keiner Weise Möbel, Stoffe, Plüsch usw. angegriffen werden. Bei dem üblichen sogenannten Breslauer Apparat werden 5 g Formaldehyd auf 1 cbm Luftraum bei gleichzeitiger Entwicklung von Wasserdampf bis zur vollständigen Sättigung des zu desinfizierenden Raumes verdampft (auf 100 cbm Raum 3 Liter Wasser). Der Erfolg der Desinfektion hängt ab von der möglichst genauen Abdichtung des Raumes, einer Ausbreitung der zu entseuchenden Gegenstände und der Dauer des Desinfektion (mindestens 7 Stunden). Nach erfolgter Desinfektion werden die stechenden Formaldehyddämpfe durch Ammoniakdämpfe beseitigt, derart, daß durch einen besonderen Ammoniakentwickler außerhalb des Raumes Ammoniak entwickelt wird, das dann vermittelst eines Rohres durch das Schlüsselloch geleitet wird. Ammoniak geht mit Formaldehyd die geruchlose Verbindung Hexamethylentetramin ein.

Autan

Autan ist eine Mischung von festem Formalin in Kristallform mit Bariumsuperoxyd, aus dem sich durch einfaches Übergießen mit Wasser Formaldehyd entwickelt. Das Verfahren ist zwar bequem, aber unsicher und kostspielig.

Permanganat

Ein anderes apparatloses Verfahren ist das Permanganat-Verfahren, bei dem Kaliumpermanganat mit etwas Soda zu Formalin und Wasser gefügt werden; es hat den Vorzug, billiger als das Autanverfahren zu sein.

[1] C. Dirska, C. f. Bakt., 87. Bd., 3. H., 1921.

Achtes Kapitel.

Methodik.

Nährbodenbereitung und wichtige Züchtungsmethoden: Fleischbrühe (Nährbouillon) bildet die Grundlage der meisten bakteriologischen Nährböden. Zu ihrer Herstellung werden 500·0 von Fett befreiten, zerkleinerten Ochsen- oder Pferdefleisches mit 1 Liter Wasser 24 Stunden lang kalt mazeriert. Rascher ist das Verfahren, das Fleisch 1 Stunde lang zu kochen, doch wird die so gewonnene Brühe nicht so klar wie die erstere. Das Fleischwasser wird nun durch ein Faltenfilter filtriert und stellt sich dar als eine rötlich gefärbte, durch Fleischmilchsäure schwach sauer reagierende Flüssigkeit. Bei der heißen Bereitung wird ein gut Teil des Eiweißes ausgefällt, es wird daher ein bei der nachfolgenden Sterilisierung nicht ausfallender Eiweißstoff hinzugesetzt; hierzu nimmt man meist Pepton 1% (am besten Pepton Witte-Rostock) und fügt 0·5% NaCl hinzu. Die Flüssigkeit wird dann neutralisiert oder schwach alkalisch gemacht mit Hilfe einer gesättigten Natriumkarbonat (Soda)-Lösung, bis zu einem Punkte, bei dem rotes Lackmuspapier schwach gebläut, Phenolphthalein aber nicht gerötet wird. Genauer als die Feststellung der Tritrationsazidität, ist die Kontrolle der Alkalität des Nährbodens durch Prüfung der Konzentration der Wasserstoffionen, die Wasserstoffzahl (p_H). Es hat sich herausgestellt, daß die Einstellung der Nährböden auf eine bestimmte Wasserstoffzahl von größter Bedeutung für das Wachstum und die Lebensfunktionen der Bakterien ist. Statt der komplizierten Methode der Wasserstoffkonzentrationsketten bedient man sich jetzt der Indikatorenmethode (Sörensen, Michaelis[1]), von der am handlichsten die einfarbigen Indikatoren arbeiten, von denen es eine ganze Anzahl gibt. Zur Messung von Nährböden kommt man jedoch mit dem m-Nitrophenol-Indikator aus. Man stellt sich eine Reihe von Indikatorverdünnungen her, die bei geeigneter Aufbewahrung sehr lange haltbar sind. Mit Hilfe eines Kom- Nährbodenbereitung

[1] L. Michaelis, Die Wasserstoffionenkonzentration, Berlin 1914, und Z. f. Immun., 32. Bd., 1921.

parators wird diejenige der Indikatorverdünnungen bestimmt, welche Farbgleichheit mit der zu prüfenden Flüssigkeit gibt. Die Prüfung ist in einer Minute beendet.

Das p_H-Optimum für das Wachstum ist verschieden bei den Bakterien, Streptokokken, Typhus, Kolibazillen und andere wachsen gut bei p_H 7·0, Pneumokokken hingegen haben ihr Optimum bei 7·9.

Die p_H-Konzentration im Speichel zeigt relativ starke Schwankungen. Die Spanne reicht von 5·25 bis 8·5. Die Norm ist die Spanne von 6·5 bis 7·4.

Nun wird im Dampftopf etwa $1^1/_2$ Stunde bei 100° sterilisiert. Es wird nun nochmals filtriert, auf Reaktion geprüft und in sterile Gefäße (Erlenmeyersche Kölbchen oder Reagiergläser) abgefüllt und wieder im Dampftopf sterilisiert. Für manche Bakterien eignen sich zur Herstellung der Brühe aus Ausgangsmaterial noch besser menschliche Plazenten; hierauf wachsen beispielsweise gut Meningokokken.

In der Pasteurschen Ära der Bakteriologie war man auf flüssige Nährböden angewiesen. Ein großer Mißstand war aber, daß, falls man durch eine weitgehende Verdünnungstechnik auch annähernde Kulturen nur einer isolierten Bakterienart gewonnen hatte, diese sogenannten „Reinkulturen“ doch nicht lange vor Verunreinigungen geschützt waren. Bei jeder Öffnung des Gefäßes konnten Luftkeime in dasselbe gelangen, sich in der Flüssigkeit ansiedeln, die ganze Kultur durchsetzen und die Reinzucht des darin gezogenen Keimes verunreinigen. Aber auch die isolierte Beobachtung einer Bakteriensiedelung (Kolonie) war in diesen flüssigen Nährsubstraten sehr erschwert. Dies wurde erst besser, als R. Koch planmäßig die festen Nährböden einführte. R. Koch wählte zuerst die Gelatine, ein Eiweißpräparat von saurer Reaktion, welches bei etwa 25° schmilzt und unter 22° wieder erstarrt. Man fügt sie zu 10% der Nährbouillon zu, mit ihren anderen Zusätzen. Nachdem die Gelatine unter Erhitzen gelöst ist, wird die Flüssigkeit nochmals neutralisiert, sodann Erhitzen im Dampftopf und Filtration, wie bei der Fleischbrühe.

Gelatine

Beim Erhitzen ist zu beachten, daß durch längeres Kochen die Erstarrungsfähigkeit der Gelatine aufgehoben werden kann; je höher die Temperatur ist und je länger sterilisiert wird, um so tiefer sinkt der Schmelzpunkt der Gelatine. Obgleich die Gelatine ein einmaliges Erhitzen auf 110° für 15 Minuten verträgt, ist es doch vorsichtiger, wegen der leichten Beeinflußbarkeit des Schmelzpunktes, den Gelatinenährboden diskontinuierlich, d. h. fraktioniert zu sterilisieren.

Eine Gelatine von höherem Schmelzpunkt erhält man dadurch, daß man den Sterilisierungsprozeß nach Möglichkeit abkürzt und die Gelatinmenge vermehrt.

Nähragar

Nähragar wird ähnlich hergestellt, nur daß man der Nährbrühe 1·5—2% fein geschnittenen Agar zufügt, den man vorher in der Brühe weichen läßt. Agar-Agar ist eine Gallerte von Seetang des Indischen Ozeans, ein Kohlehydrat von neutraler Reaktion. Er schmilzt bei 90°, und erstarrt unter 40°. Da der Nährboden anfangs sehr trübe ist, filtriert man hier nicht durch Filtrierpapier, sondern durch Wattelagen, mit denen man den Filtriertrichter auslegt. Ferner scheidet der Agar beim Erstarren Kondenswasser aus; man tut daher gut, die in Glasschalen („Petri“-Schalen) gegossenen Nährböden erst etwas trocknen zu lassen, ehe man sie beimpft.

Ersatz für Fleischbrühe hat sich in der Jetztzeit stark eingebürgert. Liebigs Fleischextrakt wird statt Fleisch als Ausgangsmaterial gewählt, ferner Hefenährböden. Hefeagar, der für die meisten Keime sehr brauchbar, wird so hergestellt, daß man 30·0 Nährhefe, 5·0 NaCl, 15·0 Agar mit 1 Liter Leitungswasser im Autoklaven bei $^1/_2$ Atmosphäre Überdruck bis zur völligen Lösung des Agars kocht. Neutralisieren der schwach sauren Flüssigkeit mit $\frac{1}{n}$ NaOH bis zum Lackmusneutralpunkt, alkalisieren mit $\frac{1}{n}$-Sodalösung bis zur schwachen Rötung des Phenolphthaleins, schließlich Zusatz von 1·6 ccm $\frac{1}{n}$-Salzsäure.

Zusätze zu Nährböden: Manche Keime geben sich mit dem ihnen angebotenen einfachen Nährsubstrat, wie oben beschrieben, nicht zufrieden, verlangen vielmehr eine Erhöhung der Nährfähigkeit durch gewisse Zusätze. Diese sind, je nach der Bakterienart, die es zu züchten gilt, verschieden.

Blutzusatz ist für die sogenannten hämoglobinophilen Bakterien von Wichtigkeit, z. B. die Influenzabazillen; aber auch hämolytische Streptokokken, Pneumokokken, Gonokokken wachsen vorzüglich auf dem Blutagar. **Blutzusatz**

Man kann die Oberfläche des erstarrten Agars mit Blut bestreichen, entnommen z. B. aus der Flügelvene einer Taube, oder man setzt Blut dem flüssigen Nährboden kurz vor dem Ausgießen zu. Hierzu nimmt man Menschenblut, Rinderblut oder das meist am leichtesten zu gewinnende Kaninchenblut. Das unter aseptischen Kautelen entnommene Blut wird zur Defibrinierung mit sterilen Glasperlen etwa 5 Minuten geschüttelt und nun der Bouillon oder dem Agar zugesetzt in einer Menge von 5—7·5%. Vor der Beimpfung müssen die Blutnährböden auf Sterilität für 12 Stunden bei 37° geprüft werden. Blutserum für Nährböden eignet sich für Diphtheriebazillen in Gestalt des Löfflerschen Serumnährbodens. **Blutserum** Das Auffangen des Blutes zur Bereitung der Serumnährböden geschieht aseptisch in sterile Gefäße; das Blut kommt zur Ausscheidung an einen kühlen Ort und wird dann mit sterilem Stab von den Wandungen des Gefäßes, an denen es adhäriert, gelöst. Von 100·0 Blut kann man etwa 15·0 Blutserum gewinnen. Dieses wird sodann mit steriler Pipette abgehoben und weiter verarbeitet. Für den Löfflerschen Diphtherienährboden nimmt man vorteilhaft Hammelserum oder Pferdeserum, dem man Traubenzuckerbouillon zugesetzt hat, die so hergestellt wird, daß man der Nährfleischbrühe 1% Traubenzucker hinzufügt. 3 Teile Blutserum werden mit 1 Teil dieser Traubenzuckerbouillon gemischt und dann bei 95° zur Erstarrung gebracht. Prüfen auf Sterilität vor Beimpfung wie bei dem Blutnährboden.

Typhusbazillen

Typhusbazillen werden gezüchtet nach dem Prinzip, sie von den begleitenden Bakterien, meist Kolibazillen und anderen Darmbakterien, zu trennen durch die Sichtbarmachung der Säurebildung des Bacillus coli. Dazu dient der

Lackmusnutroseagar

Lackmusnutroseagar nach v. Drigalski und Conradi. Der Agar hierzu wird hergestellt, indem man 1·5 kg fein zerschnittenes fettfreies Pferdefleisch mit 2 Liter Wasser 24 Stunden kalt digerieren läßt. Das Fleischwasser wird 1 Stunde gekocht, dann abfiltriert. Hierauf Zusatz von 20·0 Pepton (Witte), 20·0 Nutrose, 10·0 NaCl, 1 Stunde kochen, wieder filtrieren. Zusatz von 60·0 Agar, 3 Stunden im Dampftopf kochen, schwach alkalisieren, filtrieren. Die Milchzucker-Lackmuslösung wird gewonnen indem man 300·0 Lackmuslösung (Kahlbaum) 10 Minuten lang kocht, 30·0 Milchzucker zufügt und nochmals 15 Minuten kocht. Die heiße Milchzucker-Lackmuslösung wird zu der heißen Agarmasse zugesetzt und die Mischung alkalisiert, bis sich der Schaum leicht blau färbt. Zu dem schwach alkalischen Nährboden werden 6 ccm einer sterilen, warmen 10%igen Sodalösung, und 20 ccm einer frischen Lösung von 0·1 g reinem Kristallviolett (Höchst) in 100·0 sterilen destillierten Wassers gefügt. Die Lösungen der Zutaten müssen selber vor dem Mischen je 1/4 Stunde im Dampftopf keimfrei gemacht worden sein. Auf diesem Nährboden bilden die Kolibazillen rote Kolonien, nicht durchsichtig, 2—6 mm groß; die Typhusbazillen 1—3 mm große, blaue, tautropfenähnliche, glasigdurchsichtige Kolonien, ebenso die Paratyphusbazillen, Dysenteriebazillen. Der Bacillus faecalis alcaligenes wächst intensiv blau als Alkalibildner. Der Kristallviolettzusatz hemmt die Entwicklung anderer verunreinigender Bakterien.

Fuchsinagar

Für die Typhusdiagnose bewährt hat sich ferner der Fuchsinagar nach Endo: 1 Liter 3%iger Agar, neutralisiert und mit 10%iger Sodalösung alkalisiert, wird versetzt mit 10 g chemisch reinem Milchzucker und mit 5 ccm gesättigter, alkoholischer, filtrierter Fuchsinlösung, darauf mit 25 ccm frisch bereiteter 10%iger Natriumsulfitlösung. Der heiß rosa gefärbte, kalt, farblose Nährboden, muß im Dunkeln aufbewahrt werden. Das Fuchsin wird durch den Zusatz des Natriumsulfits farblos gemacht und das fuchsinschwefelsaure Natrium durch Säure wieder gerötet. Die Kolibakterien wachsen auf diesem Nährboden leuchtend rot, vermöge ihrer Säurebildung, die Typhus-, Paratyphus- und Dysenteriebazillen farblos. Dieser Nährboden ist weit billiger als der Drigalski-Conradische. Neben diesen beiden, der elektiven Züchtung dienenden Nährböden, wird in den

Malachitgrünagar

meisten Laboratorien eine Vorkultur mit Malachitgrünagar für den Typhusbazillus angewandt; nach Löffler, modifiziert von Lentz und

Tietz. Auf 1 Liter 3%igen neutralen Nähragar kommen 5 ccm $\frac{1}{n}$-Natronlauge, 100 ccm 10%ige Nutroselösung und 1·9 ccm 0·2%ige wässerige Lösung von Malachitgrün hemmt das Wachstum von Kolibazillen, begünstigt jedoch die Entwicklung von Typhus und Paratyphus. Nach 24 Stunden Bebrütung im Brutschrank, Abschwemmen der Kolonien mit steriler 0·95%iger (physiologischer) NaCl-Lösung. Die Schalen läßt man etwa 10 Minuten schräg stehen, wodurch die beweglicheren Typhusbazillen mehr an die Oberfläche gelangen, die Kolibazillen zu Boden sinken.

Außer Stuhl kann auch der Urin auf den vorstehend beschriebenen Nährböden auf Typhusbazillen untersucht werden. Zur Isolierung der Typhusbazillen aus dem Blut empfiehlt sich sterile Rindergalle (Typhusgalleröhrchen nach Kayser), zu welchem Zwecke man 2·5 ccm Patientenblut mit 5 ccm bei 110° sterilisierter Rindergalle bei 37° bebrütet, mit nachfolgender Aussaat auf Drigalski oder Endo-Nährboden.

Eine Differenzierung von Typhus- und Kolibakterien wird ferner angestrebt durch die Lackmusmolke nach Petruschky (Kahlbaum-Berlin), eine Milch, aus der das Kasein durch verdünnte Salzsäure ausgefällt ist, mit Zusatz von Lackmus. Der Typhusbazillus als sehr schwacher Säureproduzent färbt die Molke nur schwachrot und läßt sie klar. Koli als starker Säureproduzent färbt die Molke stark rot und trübt sie. Paratyphus B verhält sich ähnlich, zeigt aber von der zweiten Woche ab alkalische Reaktion und bläut daher.

Neutralrotagar, Agar mit 0·3% Traubenzucker, dem eine kalt gesättigte wässerige Lösung von Neutralrot zugesetzt ist, im Verhältnis von 1:100. Typhusbazillen lassen die Farbe des Agars unverändert und bilden kein Gas; Bac. coli verfärben den Agar zu einem gelblichgrün fluoreszierenden Farbstoff und vergären den Traubenzucker unter Gasbildung.

Indolreaktion (siehe auch S. 26). Nach Salkowski fügt man zu einer mehrtätigen Kultur in zuckerfreier Peptonbouillon (besser noch 10%ige Peptonlösung) 1 ccm salpetrigsaures Kalium (0·02%) und einige Tropfen verdünnte Schwefelsäure. Bei positiver Probe wird die Flüssigkeit rot; die Farbe kann mit Chloroform oder Amylalkohol ausgeschüttelt werden. Indolreaktion

Wesentlich schärfer ist die Indolreaktion nach Ehrlich, bei der gebraucht wird:

I. Paradimethylamidobenzaldehyd β 4·0
Alkohol (96%) . . . . 380·0
Salzsäure konzentr. . . . . . . 80·0;

II. Kaliumpersulfat in gesättigter wässeriger Lösung (als Oxydationsmittel).

Zu etwa 10 ccm der ein- und mehrtägigen, möglichst zuckerfreien Bouillonkultur werden je 5 ccm von Reagens I und II gefügt. Nach längstens

5 Minuten, Rotfärbung bei vorhandenem Indol. Dies kann noch in Verdünnungen von 1:1000000 nachgewiesen werden.

Cholera-vibrionen

Choleravibrionen wachsen gut auf stark alkalischen Nährböden, ferner auf dem Dieudonnéschen Blutalkaliagar. Dieser wird so hergestellt, daß defibriniertes Rinderblut mit gleichen Teilen $\frac{1}{n}$-Kalilauge vermischt wird und im Dampftopf $^1/_2$ Stunde sterilisiert wird. Hiervon werden 30 Teile zu 70 Teilen gewöhnlichen neutralen Agars gefügt und $^1/_2$ Stunde im Dampftopf sterilisiert. Die in Platten ausgegossene Nährlösung darf erst nach 24 Stunden in Gebrauch genommen werden, da sich aus der Blutlösung Ammoniak entwickelt, das den Choleravibrio schädigt.

Tuberkel-bazillen

Tuberkelbazillen lassen sich anreichern nach dem Uhlenhuthschen Antiforminverfahren. Zur Reinzüchtung der Tuberkelbazillen werden etwa 30 ccm Sputum mit 15 ccm Antiformin gemischt und die ganze Flüssigkeit auf 100 ccm aufgefüllt. Nach 2—5 Stunden werden die nichtgelösten Partikeln durch Zentrifugieren abgeschieden und die klare Flüssigkeit abpipettiert oder vom Bodensatz abgegossen. Der Bodensatz wird mit 10 ccm steriler 0·85$^0/_0$iger NaCl-Lösung gemischt und zentrifugiert; darauf wird vom Bodensatz abgehoben und dasselbe nochmals wiederholt. Von dem resultierenden Bodensatz werden etwa 5 Ösen auf Glyzerinagar verbreitet und bei 37^0 bebrütet.

Glyzerinagar, d. h. Agar mit einer Zutat von 4$^0/_0$ Glyzerin ist ein guter Nährboden für Tuberkelbazillen.

Antiforminanreicherung der Tuberkelbazillen nach Uhlenhuth. (Antiformin ist eine Mischung von Alkalihypochlorit und Alkalihydrat.) Sputum wird mit der doppelten Menge Antiformin gemischt, gut umgeschüttelt bis zur Homogenisierung und etwa $^1/_2$ Stunde stehen gelassen. Die Mischung wird dann mit der gleichen Menge Spiritus versetzt, geschüttelt und zentrifugiert. Der Bodensatz wird auf Deckgläschen dick ausgestrichen und gefärbt auf Tuberkelbazillen. Statt dessen kann man auch mit Ligroin ausschütteln. Diese Ligroinmethode basiert auf der Erfahrung, daß die Tuberkelbazillen wegen ihrer wachsartigen Hülle eine stärkere Adhäsion zu dem fettlösenden Kohlenwasserstoff Ligroin haben, als zu dem wässerigen Medium; steigt das spezifisch leichtere Ligroin nach oben, reißt es die Tuberkelbazillen mit, die sich dann angereichert an der Grenze von Kohlenwasserstoff und Wasser finden. Bei dieser Ligroinausschüttelung wird so verfahren, daß zu 5 ccm Sputum 20 ccm einer 20$^0/_0$igen Lösung von Antiformin hinzugefügt und mehrere Stunden bis zur völligen Homogenisierung stehen gelassen werden. Darauf Zusatz von 25 ccm Leitungswasser und so viel Ligroin, daß mehrere Millimeter Ligroin über der Flüssigkeit steht; kräftig schütteln. Läßt man die Emulsion stehen, scheidet sich der Kohlenwasserstoff in etwa $^1/_2$ Stunde scharf ab.

Herstellung der Präparate

Herstellung der Präparate. Ungefärbte Präparate werden angefertigt, indem man auf den gereinigten, fettfreien (mit Xylol oder Alkohol abreiben, auch das Durchziehen durch die Flamme genügt oft) Objektträger ein wenig von dem flüssigen Untersuchungsmaterial aufbringt, ein Deckglas darauf legt und mit enger Blende betrachtet. Trocknes Material, z. B. Material der Zähne, trockner Gewebssaft, Bakterien von einer festen Kultur, werden erst in wenig 0·85%iger NaCl-Lösung verrieben. Beim Ausstreichen von Blut, Eiter oder Sputum verfährt man zweckmäßig auch so, daß man an das Ende eines Objektträgers etwas von dem auszustreichenden Material bringt und mit der Kante eines zweiten Objektträgers über den ersten, beschickten, in stumpfem Winkel hinwegfährt. Dadurch wird das Untersuchungsmaterial in gleichmäßig dünner Schicht auf dem Objektträger ausgebreitet.

Eine bessere Beobachtung erreicht man durch den sogenannten hängenden Tropfen. In die Mitte eines fettfreien Deckgläschens wird ein kleiner Tropfen der zu untersuchenden Flüssigkeit gebracht, sodann wird dem Deckgläschen ein Objektträger mit Hohlschliff angepreßt, dessen Rand mit Vaseline umzogen ist, so daß beide Gläser aneinander haften. Der Tropfen hängt bei der Beobachtung unter dem Mikroskop, vor Verdunstung geschützt, in der Höhlung des Objektträgers. Der hängende Tropfen soll nur Spuren von Material enthalten.

Vor der Färbung muß das Präparat lufttrocken, sodann fixiert werden. Nimmt das Trocknen an der Luft zuviel Zeit in Anspruch, so kann man auch in der heißen Luft trocknen, etwa in doppelter Handbreite über der Bunsenflamme. Würden die Präparate nunmehr sofort gefärbt, so würde durch die nachfolgenden Manipulationen mit Farbe und Wasser die Materialschicht abgespült werden. Diese muß also vor dem Färbeakt auf das Glas gefestigt werden. Man erreicht dies, indem man das beschickte Glas mit der Schichtseite nach oben dreimal im Pendelschlage durch die Flamme zieht. Soll eine schonendere Methode gebraucht werden, z. B. für Blutpräparate, so kann man die Präparate auch in Alkohol absol. oder in eine Mischung von Alkohol und Äther für etwa $^1/_2$ Stunde einlegen. Eine Auslaugung des Blutfarbstoffes aus Blutpräparaten (z. B. bei Malaria) erzielt man durch 1·5%ige Essigsäureeinwirkung vor der Färbung.

Nachdem der Farbstoff eingewirkt hat, wird er mit Wasser abgespült; sodann wird der Objektträger oder das Deckgläschen vom Wasser befreit, indem man es mit Fließpapier abtupft. Bringt man den Tropfen Immersionsöl auf den so bereiteten Objektträger, muß peinlichst Sorge getragen werden, daß das Präparat ganz trocken geworden ist (eventuell kurzes Durchziehen durch die heiße Luft oberhalb des Bunsenbrenners), da sonst Trübungen entstehen und das Bild verschleiert erscheint. Dasselbe ist zu beachten, ehe man ein Deckgläschen auf den Objektträger mit Kanadabalsam aufklebt. Können die Präparate staubfrei aufgehoben werden, wird sich das Deckgläschen als Bedeckung erübrigen; das nicht seltene Verblassen der methylenblaugefärbten Präparate erfolgt bei freiem Zutritt der Luft sogar weniger stark.

Klatschpräparate dienen der Beobachtung nicht des einzelnen Bakteriums, sondern einer ganzen Kolonie in ihrem Gefüge. Ein abgeflammtes Deckgläschen wird auf die zu untersuchende Bakterienkolonie, einer Petrischalen-Kultur, leicht angedrückt. Das vorsichtig abgehobene Deckgläschen wird darauf vorsichtig fixiert und gefärbt. Der Verband der Bakterien läßt sich so in toto darstellen.

Färbungsmethoden

Färbungsmethoden. Die Färbung ist ein chemischer Prozeß, bei dem eine Umsetzung von Molekeln des Farbstoffs mit entsprechenden Molekeln der zu färbenden Elemente stattfindet. Zur Färbung der Bakterien kommen fast nur die Anilinfarben zur Verwendung; es sind „basische" oder „saure" Farbstoffe, ihre Reaktion ist allerdings lediglich neutral oder amphoter. Die am meisten angewandten basischen Farbstoffe sind: Fuchsin, Methylenblau, Bismarckbraun (auch Vesuvin genannt), Methylviolett, Gentianaviolett. Kaum angewandt werden in der Bakteriologie die sauren Anilinfarben, es sei denn als Entfärbungsmittel oder um in Gewebsschnitten eine Kontrastfärbung der Gewebselemente gegenüber den Bakterien zu erzielen. Zu den sauren Anilinfarben rechnet man Eosin, Fluoreszin u. a. m.

Die einfache Färbung

Die einfache Färbung von Ausstrichpräparaten geschieht vermittelst Methylenblau und Fuchsin; mit Methylenblau gefärbte Präparate blassen gerne ab, die Färbung ist aber meist etwas deutlicher als bei Fuchsin. Gonokokken- und Eiterpräparate färben sich vorzüglich mit Methylenblau; mit verdünntem Fuchsin (1:10 Aqua dest.) lassen sich die Bakterien der Typhus coli-Gruppe und Vibrionen besser darstellen.

Methylenblau

Methylenblau in 1%iger Lösung oder in wasserverdünnter (1:10 Aqua dest.) alkoholischer Lösung ist für die meisten Bakterien geeignet, ebenso für Gewebsschnitte, in denen die Bakterien durch die schwache Methylenblaulösung nicht verdeckt werden. Färbedauer für beide Farben ungefähr 1 Minute, bei Schnitten länger, sie richtet sich nach der Dicke der Schnitte.

Es gibt nun unter den Bakterien leicht und schwer färbbare; andere verhalten sich resistent gegen die Farbe in einzelnen ihrer Teile; z. B. Kapsel, Geißel, Spore. In solchen Fällen werden die Objekte einer gewissen Vorbereitung bedürfen, indem man das Hilfsmoment der Erhitzung der Farbe oder die verlängerte Färbedauer anwendet. Genügt dies nicht, wird man den Färbeakt intensiver gestalten durch Zutat zu den Farben von Substanzen, die als Beize wirken, z. B. Alkali, Anilinöl, Karbolsäure; oder endlich, man kombiniert physikalische Mittel, Erwärmung der Farblösung und dadurch Erhöhung der Diffusionsmöglichkeit, mit chemischen, z. B. Zutat von Karbolsäure zur Farbe (Tuberkelbazillenfärbung).

Die Erhöhung der Färbekraft durch Alkali wurde von R. Koch entdeckt, der sie in Kombination mit langer Färbedauer (24 Stunden) zur Darstellung der Tuberkelbazillen zuerst anwandte.

Löfflersche Methylenblaulösung enthält gleichfalls Alkali; sie färbt infolgedessen viel intensiver und ist auch haltbarer. Zu 100 ccm Aqua dest. gibt man zwei Tropfen einer 10%igen Kalilauge, mischt gut, und setzt dann 30 ccm einer gesättigten alkoholischen Methylenblaulösung zu. Färbedauer 30 Sekunden. Eine verstärkte Färbung erzielt man auch mit dem Karbolfuchsin (Ziehl-Neelsensche Lösung): 100 ccm 5%iger Karbolsäure und 10 ccm gesättigte alkoholische Fuchsinlösung werden gemischt; haltbar. Färbedauer 30 Sekunden. Auch in 10fach verdünnter Lösung färbt diese Farbe noch gut.

Löfflersche Methylenblaulösung

Karbolfuchsin

Für Bakterienfärbungen des Zahnbelages und zum Studium der Morphologie, speziell der Spirochäten, eignet sich besonders das sog. Burrische Tuscheverfahren. Man bringt einen Tropfen einer verdünnten Tuschelösung (10% Lösung mit Aqua dest. der Pelikantusche Nr. 541 der Firma Grübler, Leipzig) an das Ende eines Objektträgers und impft in diesen Tropfen eine geringe Menge des zu untersuchenden Materials. Mit der Kante eines zweiten Objektträgers wird der Tropfen nunmehr in dünner Schicht auf dem Objektträger ausgestrichen.

Tuschepräparat

Anilinwasser-Gentianaviolett, dient auch einer intensiven Färbung durch die Zutat der Beize: 1 ccm Anilinöl werden mit 20 ccm Aqua dest. im Reagenzglase kräftig geschüttelt und filtriert durch ein angefeuchtetes Filter. In 10 ccm des Filtrats wird 0·1 g Gentianaviolett gelöst. Nach 24stündigem Stehen und nochmaliger Filtration ist die Farbe gebrauchsfertig.

Anilinwasser

Karbolgentianaviolett: 100 ccm 2·5%iges Karbolwasser + 10 ccm gesättigtes alkoholisches Gentianaviolett.

Karbolgentianaviolett

Gramsche Färbung. Bei ihr findet Verwendung die Jodjodkaliumlösung (Lugolsche Lösung), 1 g Jod und 2 g Jodkalium werden in 10 bis 20 ccm Aqua dest. gelöst und auf 300 ccm mit Aqua dest. aufgefüllt. Das Jod wirkt einmal als Beize; bei dieser Färbemethode geschieht das Beizen aber nicht vor, sondern nach der Färbung. Sodann geht das Jod mit gewissen Farbstoffen eine feste Verbindung ein, die zu gewissen Bakterienzellen große Affinität besitzt, die auch durch nachträgliche Behandlung mit Alkohol nicht dissoziiert werden kann. Solche Farbstoffe, die mit Jod eine feste Bindung eingehen, sind die Pararosaniline, d. h. Gentianaviolett, Methylviolett, Viktoriablau; die Rosaniline (Fuchsin, Methylenblau) gehen keine solche Verbindung ein. Diejenigen Bakterien, deren Protoplasma zu dem Komplex Jodpararosanilin besondere Affinität besitzen, nennt man grampositive oder gramfeste Bakterien. Die übrigen Bakterien, die bei der Alkoholbehandlung den Farbkomplex auswaschen lassen, sind die gramnegativen oder gramfreien Bakterien. Das verschiedene Verhalten jedoch der grampositiven und gramnegativen Bakterienzelle selbst, erklärt sich wohl aus der verschiedenen Durchlässigkeit der Membran. Die durchlässigen (gleichzeitig plasmolysierbaren) Bakterien sind gramnegativ, die nicht durchlässigen (gleichzeitig nicht plasmolysierbaren) grampositiv. Die

Gramsche Färbung

Anstellung der Gramfärbung geschieht nach einer genau einzuhaltenden Methode, deren Außerachtlassen zu Fehlschlüssen führt. Die lufttrockenen und fixierten Objektträgerausstriche werden 1 Minute mit der Gramfarbe gefärbt, wozu am besten Karbolgentianaviolett genommen wird. Die Farbe wird abgegossen, nicht abgespült und nicht getrocknet, und darauf mit Lugolscher Lösung behandelt. Nach dem einfachen Abgießen der Lugolschen Lösung wird Alkohol abs. auf das Präparat für 30 Sekunden gegeben, sodann abgegossen und mit Wasser abgespült.

Jetzt sind die nach Gram färbbaren Bakterien isoliert schwarzblau gefärbt, alle anderen Bakterien und die Gewebselemente farblos. Um auch diese entfärbten Elemente darzustellen und so die grampositiv gefärbten Bakterien kontrastreicher hervortreten zu lassen, wird eine Nachfärbung vorgenommen, entweder mit wässerig-alkoholischer Vesuvin (Bismarckbraun)-Lösung oder zumeist mit verdünnter Fuchsinlösung (1:10 Aqua dest.). Dauer der Nachfärbung höchstens 10 Sekunden, damit die gramgefärbten Teile nicht verdeckt werden.

Verzeichnis der Mikroorganismen, welche sich bei Gramfärbung verhalten:

Gramfest (positiv)

Streptococcus pyogenes
,, lanceolatus (Diplococcus pneumoniae)
,, lacticus
Staphylococcus pyogenes
Micrococcus tetragenus
Sarcina
Lange Milchsäurebazillen
Bacillus subtilis (Heubazillen)
,, mesentericus (Kartoffelbazillen)
,, anthracis (Milzbrandbazillen)
,, tetani (Wundstarrkrampfbazillen)
,, diphtheriae et pseudodiphtheriae)
Gasbrand (Bacillus emphysematosus und Rauschbrandbazillen)
Schimmel- oder Fadenpilze (z. B. Soorpilz, Oïdium albicans)
Leptothrix buccalis
Hefepilze
Bacillus maximus buccalis
,, fusiformis (Spießbazillen)
Säurefeste Bazillen (bei verlängerter Färbung)
Das Myzel des Aktinomyzes

Gramfrei (negativ)

Diplococcus gonorrhoeae
,, meningitidis
,, catarrhalis
Bacillus typhi et paratyphi
,, dysenteriae et pseudodysenteriae
,, Coli
,, aërogenes
,, influenzae
,, proteus
,, pyocyaneus
,, prodigiosus
,, fluorescens
,, pestis
Spirillen und Kommabazillus des Mundes
Mundspirochäten

Kapselfärbung läßt sich einmal bereits deutlich erzielen durch verlängerte Färbung mit warmer Löfflerscher Methylenblaulösung (z. B. beim Milzbrandbazillus im Tierkörper, Pneumokokken). Kapselfärbung

Eine besondere Methode bringt die Kapselfärbung nach Johne. Die Präparate werden mit 2%iger wässeriger Lösung von Methylviolett oder Gentianaviolett 1—2 Minuten warm gefärbt; Wasserspülung; Entfärbung 10 Sekunden in 1—2%iger Essigsäure und Wasserspülung. Sofort untersuchen mit Ölimmersion, aber kein Kanadabalsam, da dieses die Kapseln verschwinden läßt.

Diphtheriebazillenfärbung: Zur Darstellung der „Polkörner" kann man M. Neissers Doppelfärbung anwenden. Man behandelt die Bazillen zunächst mit einer essigsauren Methylenblau-Kristallviolettlösung (2 Teile einer wässerigen Lösung, die 0·1% Methylenblau und 5% Essigsäure enthält, werden mit 1 Teil einer 0·3%igen Kristallviolettlösung gemischt). Dann, nach Abspülung, etwas länger mit einer 0·5%igen wässerigen Lösung von Chrysoidin. Die Körner erscheinen nun schwarzblau, die Stäbchen gelbbraun. Diphtheriebazillenfärbung

Einfacher, und auch schöne Bilder gibt die einseitige Färbung mit milchsaurem Methylenblau (0·2 Methylenblau, 100 Aq. dest. 10 Tropfen Milchsäure); einige Sekunden nur färben und trocknen mit Fließpapier ohne Abspülen.

Die Polkörperchen färben sich auch gut mit Karbolazur II und nachfolgender Differenzierung metachromatisch, oder mit polychromen Methylenblau und nachfolgender Essigsäuredifferenzierung. Bei der Azur-Essigsäure-Methode werden die in der Hitze fixierten Ausstriche etwa 2—5 Sekunden mit Azur II gefärbt, dann abgespült, und in 3%iger Essigsäure differenziert, bis sie hellblau erscheinen, nochmals in Wasser abgespült und getrocknet.

Sporenfärbung. Leidliche Bilder erzielt man häufig schon mit der Gramfärbung oder mit altem, oxydierten Methylenblau, welches rotstichig, d. h. methylenazurhaltig geworden ist. Sporenfärbung

Eine einfache Methode ist auch, die beschickten Objektträger über der Flamme mit konzentriertem Karbolfuchsin, oder die beschickten Deckgläschen im Uhrschälchen, 3—4 Minuten bis zum Kochen zu erhitzen. Nach Abgießen der Farbe spült man möglichst kurz mit 1%igem salzsaurem Alkohol ab und färbt 1 Minute kalt mit Methylenblau nach. Die Sporen erscheinen dann rot auf blauem Grunde.

Geißelfärbungsmethode nach Zettnow. Die Deckgläschen sind äußerst sauber mit Äther und Alkohol zu reinigen, unter Vermeidung der Fingerberührung. Diejenigen beweglichen Bakterien, deren Geißeln man zur Darstellung bringen will, sind von jeder Spur des Nährbodens, auf dem sie gewachsen sind, zu befreien. Zu dem Zwecke versetzt man eine gut bewegliche Bouillonkultur, die nicht älter als 24stündig sein soll, mit 10% Formalin, läßt 10 Minuten einwirken, verdünnt mit 3 Teilen Wasser und läßt ruhig absitzen. Von dem Bodensatz gießt man ab, erneut Zusatz und Geißelfärbungsmethode

Absitzenlassen. Eine Spur des Bodensatzes wird nun ohne Verreibung in ein Tröpfchen Aqua dest. auf dem Deckgläschen eingetragen. Vorsichtiges Trocknen und Fixieren durch kurzes Ziehen durch die Flamme. Man legt das Gläschen nunmehr in ein Blockschälchen, mit der Schichtseite nach unten, übergießt es mit Beize und stellt es für 5—7 Minuten auf eine 100° heiße Blechplatte. Abkühlen lassen, bis der Inhalt sich trübt, dann Herausnehmen des Deckgläschens und sorgfältiges Abspülen mit Wasser. In senkrechter Haltung wird das mit der Cornetschen Pinzette gefaßte Deckgläschen an der Luft getrocknet und nunmehr die eigentliche Geißelfärbung vorgenommen. Dies geschieht durch Übergießen mit einer Äthylaminsilberlösung, erhitzen bis zur Rauchentwicklung und bis zur Schwarzfärbung der Ausstrichränder. Abspülen mit Wasser. Die gefärbten Geißeln erscheinen schwarz, auf klarem Untergrunde.

Herstellung der Beize zur Zettnowfärbung: Lösung von 2 g Tartarus stibiatus in 40 ccm Wasser und 10 g Tannin in 200 ccm Wasser. Man fügt zu der auf 50° erwärmten Tanninlösung 35—37 ccm der Tartarus stibiatus-Lösung hinzu und erhitzt, bis sich der Niederschlag löst. Beim Erkalten tritt eine Trübung auf, ist diese zu stark, etwa milchweiß, muß etwas Tannin hinzugefügt werden. Ist die Beize beim Erkalten klar, hinzufügen von 1 ccm Tartarus stibiatus-Lösung. Die Beize soll keinen Bodensatz bilden und beim Erhitzen völlig klar werden. Zusatz von etwas Thymol macht die Beize haltbar.

Herstellung der Äthylaminsilberlösung: 2—3 g Silbersulfat werden in 200 ccm Wasser durch Schütteln gelöst. Hiervon zu gleichen Teilen mit Aq. dest. in ein Reagenzglas und so viele Tropfen einer 33%igen Äthylaminlösung hinzufügen, bis ein vorher entstandener gelbbrauner Niederschlag sich löst und die Flüssigkeit klar wird. Die Lösung ist auch trotz später eintretender Braunfärbung zu gebrauchen.

Tuberkelbazillenfärbung

Tuberkelbazillenfärbung. Aufträufeln von Karbolfuchsin (nach Ziehl-Neelsen), so daß das ganze Objekt bedeckt ist. Erhitzen über der Flamme 2 Minuten lang unter ständigem Aufkochen.

Entfärben kurze Zeit in 20%iger Salpetersäure oder 5%iger Schwefelsäure, bis makroskopisch nichts rotes im Präparat mehr sichtbar. Abspülen in 70%igem Alkohol, sodann in Wasser.

Nachfärben mit wässeriger Methylenblaulösung etwa 30 Sekunden kalt, Abspülen mit Wasser, trocknen, Betrachtung mit Ölimmersion.

Von den sechs Modifikationen der Ziehl-Neelsenschen Methode hat sich die Spenglersche Nachfärbung eingebürgert, bei der nicht mit Methylenblau, sondern mit Pikrinsäure (konzentrierte wässerige Lösung) + Alkohol ãa. nachgefärbt wird.

Modifizierte Spenglersche Färbemethode für Tuberkelbazillen kann gelegentlich die Original-Ziehl-Neelsen-Methode ergänzen:

1. Mit Karbolfuchsin aufdampfen, etwa 10mal.
2. 20 Sekunden entfärben mit 15%iger Salpetersäure, Wasserspülung, wenn nötig, diese Entfärbung ganz kurz wiederholen.
3. 1 Minute mit Pikrinsäure-Alkohol nachfärben.

Tuberkelbazillennachweis in Gewebsschnitten. Die auf Objektträgern aufgeklebten Schnitte (keine Formalinhärtung, da sonst die Färbbarkeit der Tuberkelbazillen leidet) werden unter vorsichtigem Erwärmen in konzentriertem Karbolfuchsin 15 Minuten lang gefärbt, dann 3—5 Sekunden in salzsauren Alkohol getaucht, dann so lange in 60%igen Alkohol, bis keine Farbe mehr abgeht. Nach vorsichtigem Trocknen mit Fließpapier, mit wässeriger Methylenblaulösung 30 Sekunden lang färben; sodann für 15 Sekunden in 96%igen Alkohol. Trocknen zwischen Fließpapier, Aufhellen mit Xylol, Einbetten in Kanadabalsam. Tuberkelbazillen rot, Gewebe blau. Tuberkelbazillennachweis

Färbung von Blutausstrichen nach May-Grünwald. Hierbei werden die Blutpräparate nicht besonders fixiert, sondern kommen sofort für 2 Minuten in die Farbe, bestehend aus einer methylalkoholischen Lösung von wässerigem Eosin und Methylenblau. Für Blut- und Eiterausstriche, aber auch für bakteriologische Zwecke, sehr brauchbar. Färbung von Blutausstrichen

Auf Malaria: die Ausstriche auf Objektträger am besten, werden nach Lufttrocknen zur Fixierung ½ Stunde in eine Alkohol-Äthermischung ãa. gelegt. Nach dem Ablaufen des Alkohols vom Präparat wird dieses an der Luft getrocknet. Darauf Färbung mit Borax-Methylenblaulösung (5% Borax, 2% Methylenblau Höchst; zur Färbung so weit mit Wasser verdünnen, daß die Mischung eben transparent wird) für 15 Sekunden. Abspülen in Wasser, Blutkörperchen grünlich, Kerne und Malariaparasiten blau. Malaria

Am üblichsten ist die Färbung nach Giemsa (eine Mischung von Methylenazur, Methylenblau und Eosin in Glyzerin und Methylalkohol. Von der fertig zu beziehenden Giemsalösung wird 1 Tropfen auf je 1 ccm Aqua dest. zugesetzt, und in dieser Verdünnung auf die Präparate gegossen, welche vorher in Alkohol-Äther ãa.-Mischung fixiert worden sind. Färbung 15 Minuten und länger. Die Malariaparasiten erscheinen blau, ihr Chromatinanteil rot, die roten Blutkörperchen rosa, die weißen Blutkörperchen graubläulich und ihre Kerne lila, eosinophile Tüpfel leuchtend rot.

Amöben-Schnellfärbemethode nach Riegel: Schüttelt man eine wässerige alkalische rotstichige Methylenblaulösung mit säurefreiem Chloroform, gehen rotviolette Farbstoffe in den Chloroform über. Dies Chloroform tötet die Amöben in der feuchten Kammer (Petri-Schale mit feuchtem Fließpapier) rasch ab und durchdringt sie gleichzeitig.[1]

Anstellung der Agglutinationsreaktion. Agglutination

a) Orientierende Agglutination auf dem Objektträger. In einem Tropfen des 1:20 verdünnten Immunserums (bei Serum mit sehr hohem Titer [1:5000 und mehr] auch 1:100) wird auf dem Objektträger eine Spur der Reinkultur (von Agar) verrieben bis zur milchigen Trübung. Mit der Platin-

[1] P. Kranz, Mon. f. Zahnh. 1919.

nadel wird die Mischung etwas geschlagen, bis bei positivem Ausfall eine Schneebildung für das unbewaffnete Auge oder bei Lupenvergrößerung eintritt. Der daneben angestellte orientierende Kontrollversuch mit Kochsalzlösung bleibt diffus getrübt, ohne Schneebildung. Sind die Bakterien dem verwandten Immunserum „homolog“, so werden sie rasch von ihm agglutiniert.

b) Mikroskopisch, im hängenden Tropfen. Von dem agglutinierenden Immunserum werden Verdünnungen hergestellt, etwa 1:100 (0·1 Serum + 9·9 NaCl), 1:200 (0·5 verdünntes Serum 1:100 + 0·5 NaCl), 1:500 (0·2 Serum 1:100 + 0·8 NaCl), 1:1000 (0·1 Serum 1:100 + 0·9 NaCl), von diesen Verdünnungen wird je mit der Platinöse ein kleiner Tropfen auf ein Deckgläschen gebracht. In den Tropfen wird nun, wie unter a), eine Spur Material eingetragen und dem Deckgläschen mit dem Tropfen ein hohlgeschliffener Objektträger aufgedrückt, dessen Hohlschliff mit Vaseline umrandet ist. Dann wird der mit Vaseline beschickte hohle Objektträger umgedreht, das Deckglas liegt dann oben und der Tropfen hängt in die Höhlung hinein. Der Tropfen darf nicht mit der Vaselineumrandung in Berührung kommen. Betrachtet wird der Tropfen mit Ölimmersion (Achtung beim Senken des Tubus!) sofort, oder nach 20 Minuten Aufenthalt in der Wärme (heiße Platte oder Brutschrank). Bei stark wirksamem Serum (d. h. mit hohem „Titer“), kann eine die Agglutination einleitende Immobilisierung vorher beweglicher Bakterien schon nach einigen Sekunden festgestellt werden.

c) Makroskopisch, im Reagenzglase. Man stellt sich mit 0·85%iger NaCl-Lösung je 1 ccm der Serumverdünnungen 1:10, 1:20, 1:50, 1:100, 1:200 usw. in Reagenzgläsern her, die peinlichst sauber sein müssen. In jedes derselben wird nun vorsichtig 1 Normalöse (= 2 mg) Kultur von Agar verrieben, und darauf die Röhrchen mitsamt einem genau so mit Bakterien beschickten Kontrollröhrchen, d. h. mit 1 ccm NaCl allein, auf einige Stunden bei 37° in den Brutschrank gestellt. Die Ablesung geschieht mit unbewaffnetem Auge oder bei Lupenvergrößerung (eventuell mit dem „Agglutinoskop“). Bei ersterer Art der Ablesung werden die Röhrchen so betrachtet, daß das vom Fensterkreuz und der Zimmerdecke reflektierte Licht die horizontal nach oben gehaltenen Röhrchen beleuchtet.

Verdünnungstabelle für Seren.

Verdünnung Nr.	Serummenge	Kochsalzmenge	Hergestellte Verdünnung
1	1 Teil	9 Teile	1:10
2	1 Teil von Nr. 1	9 „	1:100
3	1 „ „ „ 2	9 „	1:1000
4	1 „ „ „ 3	9 „	1:100000

Menge des Serums und seiner Verdünnung	In NaCl Bakteriensuspension	Hergestellte Verdünnung
2 Teile reines Serum	18 Teile	1:10
1 Teil „ „	19 „	1:20
5 Teile Verdünnung Nr. 1	15 „	1:40
4 Teile „ „ 1	16 „	1:50
2·5 Teile „ „ 1	17·5 „	1:80
2 Teile „ „ 1	18 „	1:100
1 Teil „ „ 1	19 „	1:200
4 Teile „ „ 2	16 „	1:500
2 Teile „ „ 2	18 „	1:1000
1 Teil „ „ 2	19 „	1:2000
4 Teile „ „ 3	16 „	1:5000
2 Teile „ „ 3	18 „	1:10000
1 Teil „ „ 3	19 „	1:20000
4 Teile „ „ 4	16 „	1:50000
2 Teile „ „ 4	18 „	1:100000

Pfeifferscher Versuch (Bakteriolyse im Tierkörper) wird in zweifelhaften Fällen zur Unterstützung der Agglutination bei Typhus herangezogen werden können. Am typischsten fällt der Versuch aus bei Cholera. Das dazu nötige bakterizide Serum wird bezogen von einem bakteriologischen Institut. Benutzt wird Kaninchenimmunserum mit möglichst hohem Titer (mindestens 1:5000). 0·002 g dieses Serums müssen genügen, um bei Injektion einer Mischung einer Normalöse (2 mg) einer 18stündigen Choleraagarkultur von konstanter Virulenz und 1 ccm Nährbouillon, die Cholerabakterien innerhalb 1 Stunde in der Bauchhöhle des Meerschweins zur Auflösung unter Körnchen (Granula-) Bildung zu bringen. Benötigt werden vier Meerschweine von je 200 g Gewicht. Bakteriolyse im Tierkörper

Tier A erhält das 5fache der Titerdosis, also 1 mg von einem Serum mit Titer 1:5000.

Tier B erhält das 10fache der Titerdosis, also 2 mg von einem Serum mit Titer 1:5000.

Tier C dient als Kontrolltier und erhält das 50fache der Titerdosis, also 10 mg vom normalen Serum derselben Tierart, von welcher das bei Tier A und B benutzte Serum stammt.

Sämtliche Tiere erhalten diese Serumdosis gemischt mit je einer Öse der zu untersuchenden, 18 Stunden bei 37° auf Agar gezüchteten Kultur, in 1 ccm Fleischbrühe in die Bauchhöhle eingespritzt.

Tier D erhält lediglich eine Öse der zu untersuchenden Kultur in die Bauchhöhle zum Nachweis, ob die Kultur für Meerschweine virulent ist.

Von Zeit zu Zeit werden vermittelst eines feinen Glashaarröhrchens Proben aus dem Peritonealexsudat entnommen; die Betrachtung der Flüssigkeit geschieht im hängenden Tropfen, mit Ölimmersion, sofort, 20 Minuten und 1 Stunde nach der Einspritzung.

Bei Tier A und B muß nach 20 Minuten, spätestens nach 1 Stunde typische Körnchenbildung und Auflösung der Choleravibrionen erfolgt sein; während bei Tier C und D eine große Menge lebhaft beweglicher und in ihrer Form gut erhaltener Vibrionen vorhanden sein muß. Dann ist die Diagnose gesichert.

Typhusschutzimpfung

Typhusbazillenkultur in Menge einer Normalöse, = 2 mg Inhalt, wird mit 1 ccm physiologischer Kochsalzlösung 1—2 Stunden auf 60° C erhitzt und mit 0·5% Karbolsäure zwecks Haltbarmachung versetzt. Eine Modifikation dieses Verfahrens besteht darin, daß man die Typhusbazillen in obigen Mengenverhältnissen mit der physiologischen NaCl-Lösung ½ Stunde auf 53° C erhitzt, und dann mit Karbolsäure versetzt. Ist der Impfstoff steril geblieben bei der Prüfung, injiziert man den Impfstoff subkutan unterhalb des Schlüsselbeins in die Mitte des M. pectoralis, in Mengen von erstmalig 0·5 ccm, sodann nach 7 Tagen Intervall noch zweimal je 1 ccm Impfstoff.

Castellani

Castellanischer Absättigungsversuch zur Entscheidung, ob Mitagglutination oder Mischinfektion vorliegt.

Das Serum eines gegen ein einziges Bakterium immunisierten Individuums verliert seine Wirksamkeit allen Bakterien gegenüber, die es beeinflußte, wenn es mit dem betreffenden homologen Stamm in Berührung kommt (Absorption des Agglutinins durch die homologe Bakterienart). Wenn das Serum aber mit denjenigen Bakterien zusammengebracht wird, die lediglich durch Mitagglutination beeinflußt wurden, so verliert es sein Agglutinationsvermögen nur für diese, nicht für den homologen Stamm.

Das Serum eines gegen zwei verschiedene Bakterien, A und B, immunisierten Individuums (Mischinfektion) verliert, nachdem es mit A versetzt wird, seine Agglutinationskraft nur für A; nach Versetzung mit B nur sein Agglutinationsvermögen für B.

Man geht so vor, daß je 1 ccm des zu untersuchenden Serums, das gleichzeitig die Bakterienart A und B agglutiniert, in je ein steriles Zentrifugenglas gebracht wird und große Mengen (etwa 10 Normalösen einer Agarkultur) von Bakterium A (das andere mit Bakterium B) in das Serum verrieben werden. Die Emulsion kommt dann auf 12 Stunden in den Thermostaten. Man prüft dann, ob die Sera, die durch Zentrifugieren von den Bakterien getrennt wurden, noch gegen Bakterium A und B wirksam sind. Ist das noch der Fall, werden erneut Bakterien eingetragen, bis der Agglutiningehalt erschöpft ist und keine Bakterien mehr beeinflußt werden. Nun wird durch scharfes Zentrifugieren die Hauptmasse der Bakterien entfernt und das Serum mit derjenigen Bakterienart agglutiniert, die nicht zur Absorption benutzt worden war. (Serum A mit Bakterium B, Serum B mit Bakterium A.) Mischinfektion liegt vor, wenn die Serumprobe A bei Versetzung mit dem homologen Bakterium A seine Agglutinationskraft für

B voll erhalten hat, ebenso wenn die Serumprobe B bei Versetzung mit Bakterium B ihre Agglutinationskraft für A erhalten hat. Mitagglutination jedoch liegt vor, wenn die agglutinierende Kraft erloschen ist, bei Serum A für Bakterium A und B, ebenso bei Serum B für Bakterium B und A.

Prüfung auf Opsonine. Benötigt werden a) das zu untersuchende Serum des Patienten; b) normales Menschenserum zur Kontrolle; c) gewaschene Blutkörperchen; d) eine Emulsion derjenigen Bakterienart, gegen welche die opsonische Kraft des Serums geprüft werden soll. Prüfung auf Opsonine

Die gewaschenen Blutkörperchen (unter c) werden so gewonnen, daß einige Blutstropfen, am besten aus der Fingerkuppe eines Gesunden, in ein Gläschen aufgefangen werden, in dem sich eine frische Lösung von 1%iger Natriumzitratlösung befindet. Nach Mischung werden die Blutkörperchen abzentrifugiert und die Zitratlösung durch 0·85%ige NaCl-Lösung ersetzt, was nochmals wiederholt wird. Durch scharfes Zentrifugieren werden nun die weißen Blutkörperchen von den roten getrennt, bis die weißen Körperchen als ein dünner, weißlicher Schleier oben auf der Mischung zu liegen kommen. Die so getrennten weißen Blutkörperchen werden in NaCl-Lösung aufgeschwemmt (einzelne rote Blutkörper stören nicht). Die Bakterienemulsion (unter d) wird von einer 24stündigen Agarkultur gewonnen. Man nimmt davon eine Normalöse und verreibt sie in 0·85%iger NaCl-Lösung, bis eine leicht trübe Suspension gewonnen ist. Ist die Aufschwemmung zu dick, wovon man sich durch ein Präparat überzeugen muß, wird sie weiter verdünnt. Eine gute Bakterienaufschwemmung soll in jedem ccm etwa 7—10 Milliarden Bakterien enthalten. Die Prüfung kann so erfolgen, daß man etwa gleiche Teile Blut und Bakterienemulsion, mischt und von einem Tropfen des Gemisches ein Färbepräparat auf dem Objektträger herstellt. Da in 1 ccm Blut etwa 5 Milliarden rote Blutkörperchen sich befinden, müssen auf ein rotes Blutkörperchen im Gesichtsfeld durchschnittlich zwei Bakterien kommen.

Zur Anstellung des opsonischen Versuches saugt man nun gleiche Mengen der Reagentien in Kapillaren, und zwar die Leukozyten, dann das Serum, und schließlich die Bakterienaufschwemmung, zwischen jedem einzelnen dieser drei Reagentien bleibt eine kleine Luftblase. Die erste Kapillare enthält Normalserum zur Kontrolle, die zweite Kapillare das zu prüfende Krankenserum. Durch Ausblasen auf einen Objektträger werden die Bestandteile vermischt; sodann werden sie in die Kapillare zurückgesogen, das Ende zugeschmolzen und im Brutschrank oder Wasserbad bei 37°, je nach der Bakterienart verschieden lange bebrütet (Typhusbazillen 5 Minuten, Staphylokokken 10 Minuten). Nach dieser Zeit wird der Inhalt jeder Kapillare auf einen Objektträger ausgeblasen, $^1/_2$ Stunde in Alkohol fixiert und gefärbt.

Man kann schon aus der einfachen mikroskopischen Betrachtung des opsonischen Präparats schließen, ob viel oder wenig Opsonin in dem Serum vorhanden, je nachdem viel oder wenig Bakterien gefressen innerhalb der weißen Blutkörperchen liegen. Je 100 Leukozyten werden ausgezählt. „Phagozytische Zahl" ist diejenige, die man erhält, wenn man die Bakterien in 100 Leukozyten auszählt und das Resultat durch die Anzahl der gezählten Leukozyten dividiert. Indem man nun diese phagozytische Zahl auch bei dem normalen Kontrollserum feststellt und diese Zahl in die beim Kranken gefundene dividiert, erhält man den „opsonischen Index".

Wassermannsche Reaktion. Komplementbindung

Wassermannsche Reaktion. Erforderlich sind:

a) Das Serum des Patienten, $^1/_2$ Stunde auf 56° erhitzt, zum Zerstören seiner Komplemente („inaktivieren").

b) Als Antigenlösung benutzt man wässerigen Extrakt aus syphilitischer fötaler Leber. Das Organ wird feinverrieben mit Quarzsand, mit der fünffachen Menge 0·85%iger NaCl-Lösung versetzt, die 0·5% Karbolsäure enthält. 24 Stunden im Schüttelapparat extrahieren, klar filtrieren. Auch alkoholischer Extrakt normaler Meerschweinherzen ist tauglich, muß aber stets vorher sorgfältig geprüft werden auf Tauglichkeit.

c) Das Komplement erhält man, indem man frisches Meerschweinserum nimmt; dieses muß aber vorher austitriert werden, indem man abgestufte („fallende") Mengen des Komplements in Reagenzgläser bringt und hierzu Hammelblutambozeptor und Hammelblutkörperchen zusetzt. Für den Versuch wird das fünffache der Grenzdosis des Komplements, bei welcher eben noch vollkommene Hämolyse eintritt, benutzt.

d) Das hämolytische System, bestehend 1. aus einer 5%igen Emulsion von Hammelblutkörperchen in 0·85%iger NaCl-Lösung. Das defibrinierte Blut muß vorher verschiedene Male mit 0·85%iger NaCl-Lösung zentrifugiert und so gewaschen werden („gewaschen", d. h. vom anhaftenden Serum befreit werden). 2. Der Hammelblutkörperchenambozeptor, gewonnen durch langsames Vorbehandeln von Kaninchen mit gewaschenem Hammelblut. Auch dies Ambozeptorserum muß vor dem Gebrauch „inaktiviert" werden (durch längeres Stehen im Eisschrank inaktiviert es sich von selbst).

Das Antigen, d. h. der Extrakt aus den syphilitischen (eventuell auch normalen) Organen, muß vorher sorgfältig geprüft werden, ob er keine Eigenhemmung besitzt, d. h. ohne Serumzusatz darf er keine Hemmung der Hämolyse zeigen. Auch darf er keine Hemmung geben mit normalem menschlichem Serum zusammengebracht; stets aber Hemmung, mit einem als sicher positiv reagierenden, bekannten Serum von Syphilitischen. Dazu dienen die verschiedenen Kontrollen. Der Versuch selbst verläuft so, daß 0·2 ccm Patientenserum mit 0·2 Luesextrakt (oder normaler Extrakt) und 0·1 ccm unverdünntes Komplement (wenn verdünnt 1:10 nehme man 0·5 ccm) — jedes Reagens mit 0·85%iger NaCl-Lösung auf 0·5 ccm aufgefüllt — zusammengebracht werden auf 1 Stunde bei 37°. Es wird so dem Komplement Gelegenheit gegeben, sich an einen Ambozeptor zu verankern, falls derselbe in dem zu prüfenden Patientenserum vorhanden ist.

Sodann wird das hämolytische System zugefügt, 1 ccm der 5%igen Hammelblutkörperchen-Emulsion und 1 ccm des vorher geprüften verdünnten Hammelblutambozeptors (die doppelte Menge der noch komplette Lösung der Hammelblutkörperchen gebenden Ambozeptordosis). Genau so angesetzt werden die Kontrollen der sicher positiv und sicher negativ reagierenden Seren. Hinzu kommen noch die Kontrollen des Extraktes und des hämolytischen Systems allein, ohne die anderen Reagentien. Die Röhrchen kommen nun erneut in den Brutschrank bei 37° für 2 Stunden. Hemmung der Hämolyse (die Blutkörperchen liegen auf dem Grunde des Röhrchens und bilden, je nach der Menge der nicht gelösten Blutkörperchen, große, mittlere oder kleine Kuppen), d. h. eine Bindung des Komplements darf nur bei der sicher positiv reagierenden Kontrolle und bei dem Patientenserum eintreten, falls dieses luetisch ist. Die anderen Röhrchen müssen alle Hämolyse zeigen. Bei behandelten luetischen Patienten (oder bei Beginn der Lues) kann deren Serum in der Intensität abgeschwächte Hemmung zeigen („mittlere" oder „kleine" Kuppe).

Ausflockungsreaktion von Sachs-Georgi: Sie bedient sich richtig verdünnter Rinderherzextrakte. Die Methodik ist folgende: Der Extrakt wird rasch mit gleichen Teilen physiologischer NaCl-Lösung verdünnt; dieser Mischung werden dann sofort noch vier Teile physiologischer NaCl-Lösung (0·85%) zugefügt. Zu 0·5 ccm dieser Mischung kommt 1 ccm 10mal verdünnten, inaktivierten (d. h. $^1/_2$ Stunde auf 55° C erhitztes) Patientenserums und läßt 24 Stunden bei 37° stehen. Das Resultat wird mit dem Kuhn-Woitheschen Agglutinoskop abgelesen. Ausflockungsreaktionen

Die Lipoidbindungsreaktion nach Meinicke wird in ihrer sog. „dritten Modifikation" (D. M. Meinicke) angewandt. Man mischt 0·8 ccm der vorher eingestellten Extraktverdünnung mit 0·2 ccm des inaktivierten Serums. Die Röhrchen kommen 24 Stunden in den Brutschrank bei 37°. Die Flocken, die bei positiven Seren entstehen, sind durch ihre Größe schon makroskopisch, oder aber mit Lupenvergrößerung (Agglutinoskop) sichtbar.

Doldsche Trübungsreaktion nennt man die Vorstufen zur Sachs-Georgi- oder Meinicke-Reaktion. Diesen beiden Flockungsreaktionen geht ein Stadium voraus, wo die vergrößerten kolloidalen Teile der Gemische als Trübung wahrgenommen werden können. Die Doldsche Trübungsreaktion wird nach 2—4stündigem Aufenthalt bei 37° der Röhrchen abgelesen; es ist in der Praxis also eine Frühablesung der nach Sachs-Georgi oder Meinicke angestellten Reaktion.

Eine weitere Flockungsreaktion ist die R. Müllersche Ballungsreaktion. Sie bedient sich entsprechend cholestearinisierten, eingeengten Alkoholextraktes aus besonders geeigneten Rinderherzen. Bei positiven, luetischen Seren schließen sich hier die ausgeflockten Lipoidteilchen zu kompakten, leicht sichtbaren Ballen zusammen. In zwei enge, sog. Vidalröhrchen, kommen je 0·2 ccm (4 Tropfen) und 0·25 ccm (5 Tropfen) des zu prüfenden inaktivierten Serums. Dazu kommen je 0·5 ccm des mit physiologischer NaCl-Lösung (0·85%) verdünnten und vorher im Wasserbad erwärmten, gut geschüttelten Antigens. Der Inhalt der Vidalröhrchen wird nochmals gut durchmischt, und diese dann nicht verkorkt 7—9 Stunden bei 37° gehalten. Es kann jetzt schon eine erste Ablesung erfolgen, oder eine zweite nach 9—15stündigem weiteren Aufenthalt bei Zimmertemperatur.

Dunkelfeld

Beobachtung im Dunkelfeld (Leuchtbildmethode).

Sie bedeutet eine Bereicherung der mikroskopischen Technik, weil sie im bisher üblichen Hellfeld nur schwach oder gar nicht wahrnehmbare Mikroorganismen (hauptsächlich Spirillen und Spirochäten) scharf sichtbar macht.

Früher schon wurde aufmerksam gemacht auf die Erscheinung, daß gefärbte Mikroorganismen bei hellster Beleuchtung und gleichzeitig zentraler Abblendung hell aufleuchten (Amann, Siedentopf). P. Schmidt benutzte sie auch schon bei der Untersuchung gefärbter Erythrozyten auf Basophilie. Sie wurde dann systematisch angewandt auf gefärbte Ausstriche und Schnitte und als Leuchtbildmethode von E. Hoffmann bezeichnet.

Mit eine Hauptsache bei der Methode ist eine intensive Lichtquelle, hierzu eignet sich die Zeisssche Lampe oder auch die Leitzsche Liliputbogenlampe vorzüglich.

Zu beachten ist, daß die Lampe richtig angeschlossen wird, und der Lichtkegel des dickeren Kohlenstabes den Planspiegel des Mikroskops voll trifft.

Zu Dunkelfeldsystemen eignen sich der Paraboloidkondensor von Zeiss, der Spiegelkondensor von Leitz, oder auch die Helldunkelfeldkondensoren von Zeiss oder Leitz, welche abwechselnde Betrachtung im Hellfeld und Dunkelfeld gestatten (Wechselkondensor).

Die Beobachtung wird so ausgeführt, daß man das Präparat auf den mit Immersionsöl bedeckten Dunkelfeldkondensor auflegt, unter sorgfältiger Vermeidung von Luftblasen. Zunächst wird es mit schwacher Vergrößerung, dann mit Ölimmersion betrachtet. Durch Einschaltung einer Mattscheibe zwischen Dunkelfeldlampe und Mikroskopspiegel können störende Bildpunkte leicht ausgeschaltet werden. Wichtig ist, erst ohne Mattscheibe die hellste Beleuchtung zu suchen.

---

[1] Amann, C. f. Bakt., XIII, 1893. — Siedentopf, C. f. wissensch. Mikrosk. 1908, 1912. — E. Hoffmann, D. m. Woch. 3, 1921.

1.

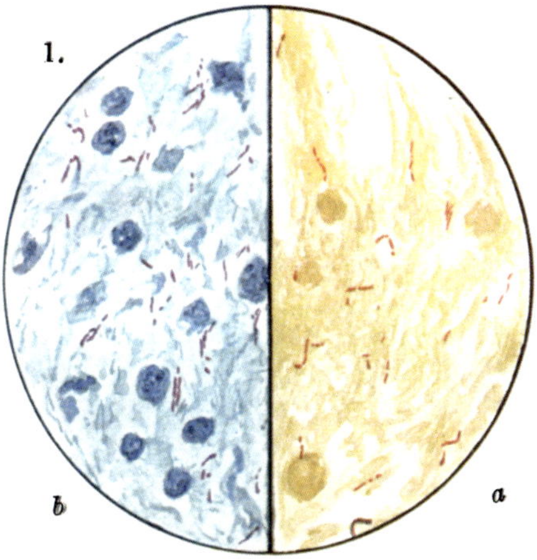

2.

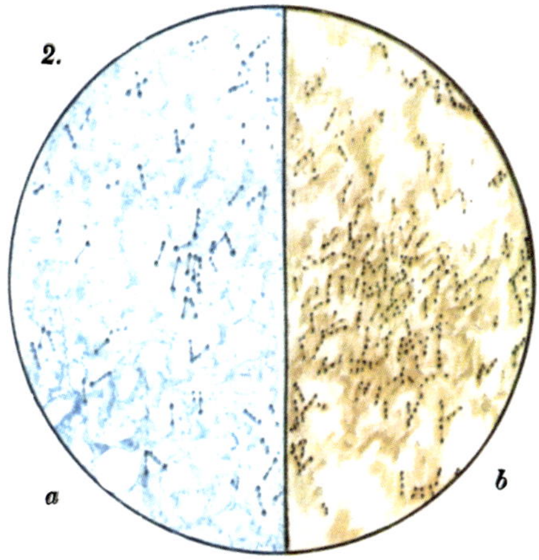

3.

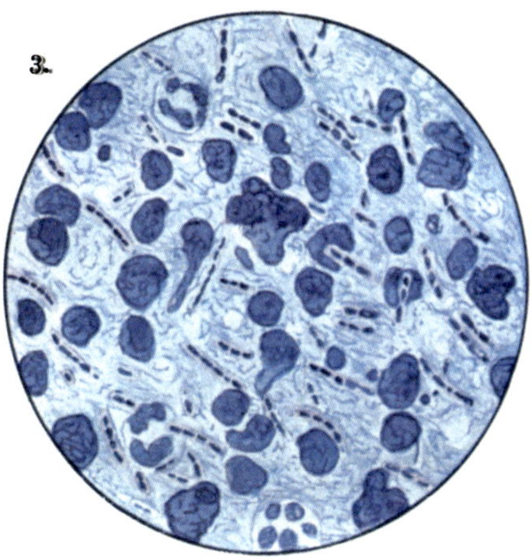

4.

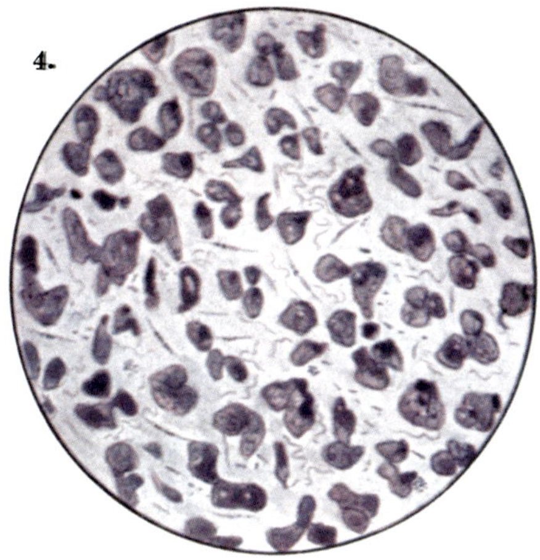

5.

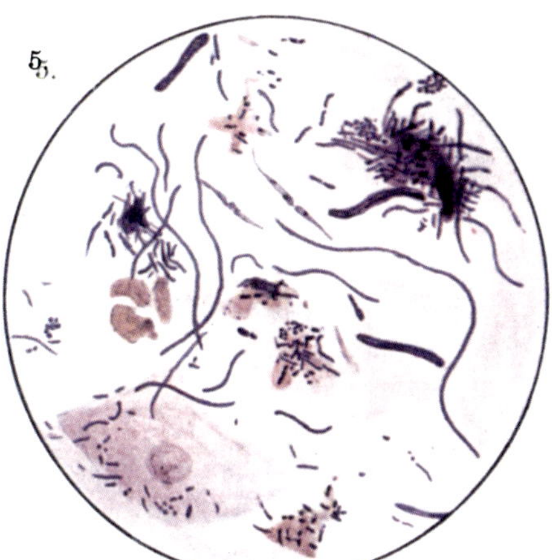

1. Tuberkelbazillen. *a* Spengler-Färbung. *b* Ziehl-Neelsen-Färbung.
2. Diphtheriebazillen. *a* Färbung mit milchsaurem Methylenblau. *b* Neisser-Färbung.
3. Milzbrandkapseln.
4. Alveolarpyorrhoe (Spießbazillen, Spirillen u. Spirochäten, Kokken. Methylenblau-Färbung.
5. Mund- u. Zungenbelag. Giemsafärbung.

Walter de Gruyter & Co., Berlin.

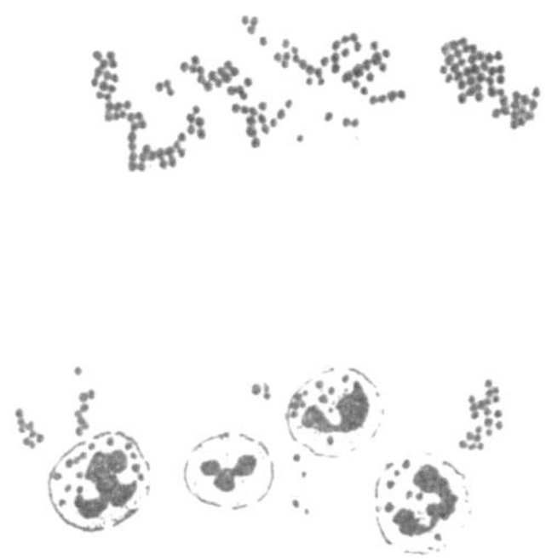

1 Staphylokokken (Reink. u. Eiter) [Phagozytose]

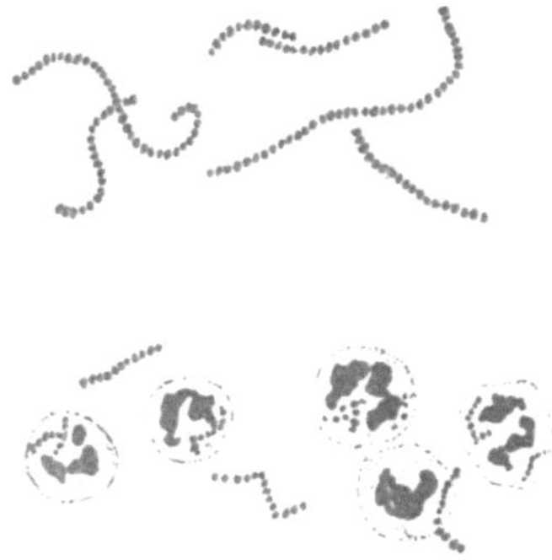

2 Streptokokken (Reink. u. Eiter) [Phagozytose]

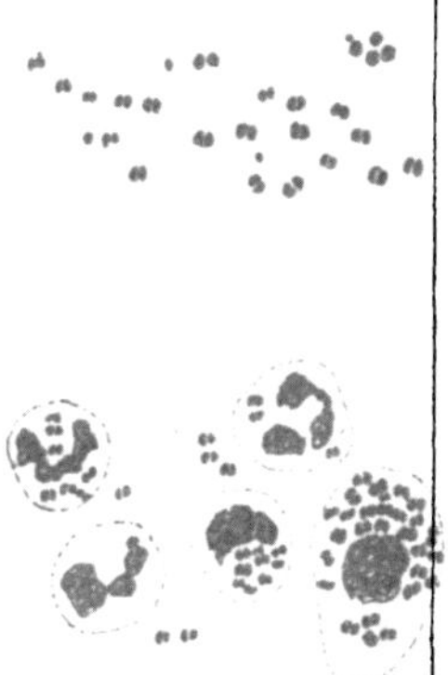

3. Gonokokken (Reink. u. Trippereiter)

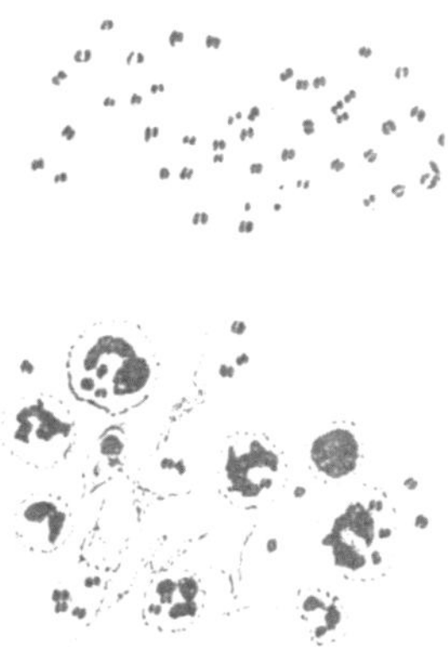

4. Meningokokken (Reink. u. Sediment der Lumbalflüssigkeit einer epidem. Hirnhautentzündung)

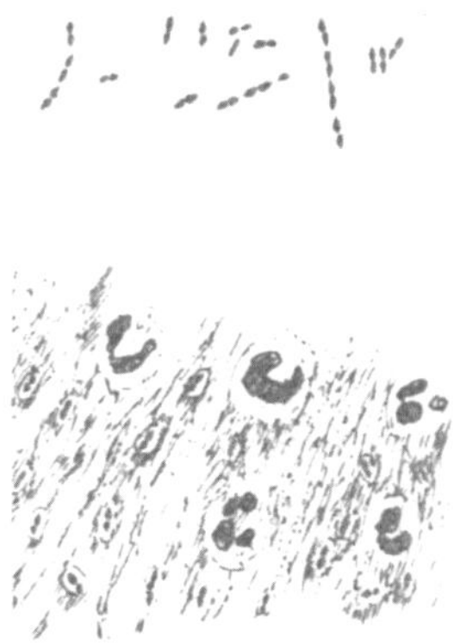

5. Pneumokokken (Reink u. peumon. Sputumausstrich)

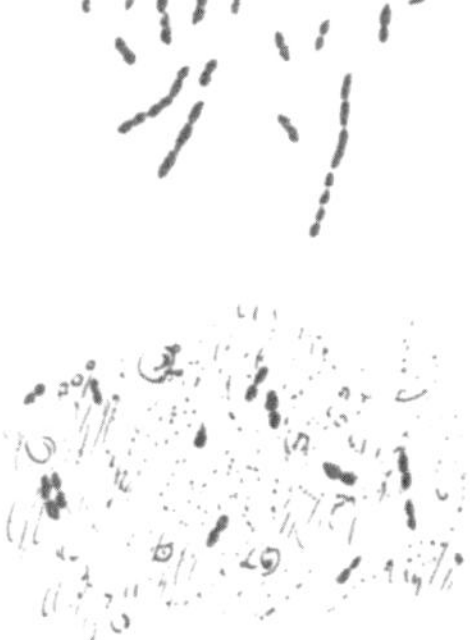

6. Streptokokkus lacticus (Reink. u. Milch)

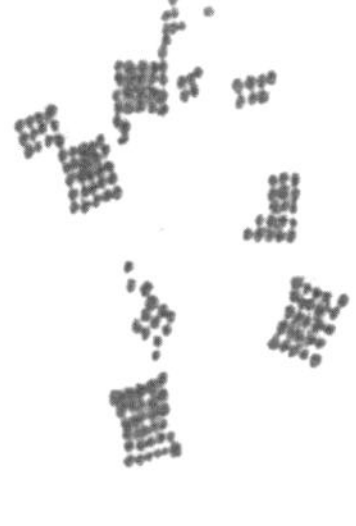

7. Tafelkokken

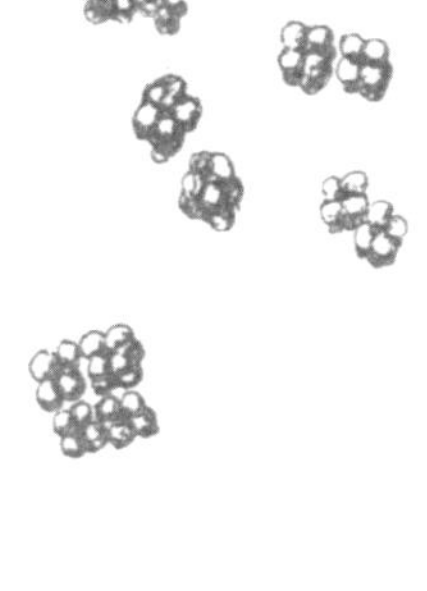

8. Paketkokken (Sarzinen)

Walter de Gruyter & Co., Berlin.

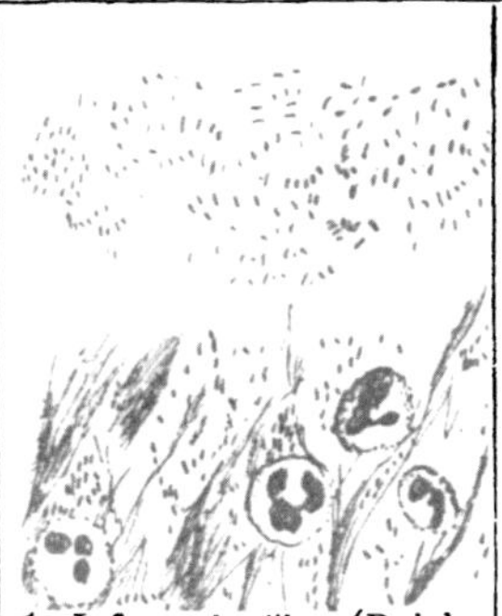

1. Influenzabazillen (Reink. u. Influenzasputum).

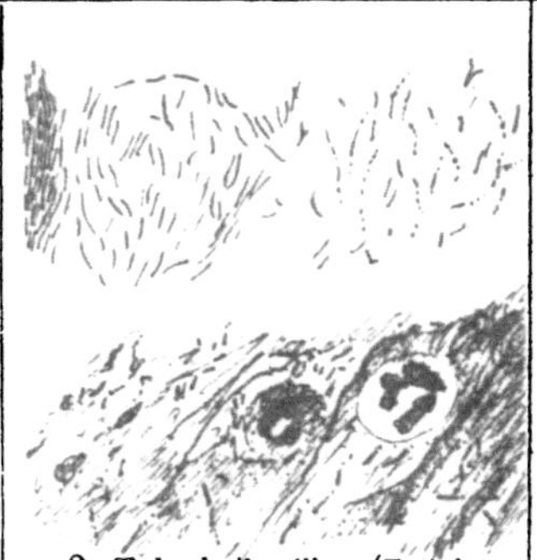

2. Tuberkelbazillus (Reink. u. Tuberk.-Auswurf).

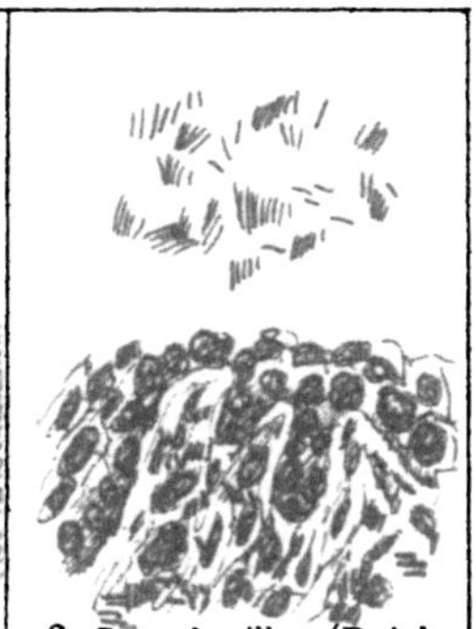

3. Leprabazillus (Reink. u. lepröses Gewebe).

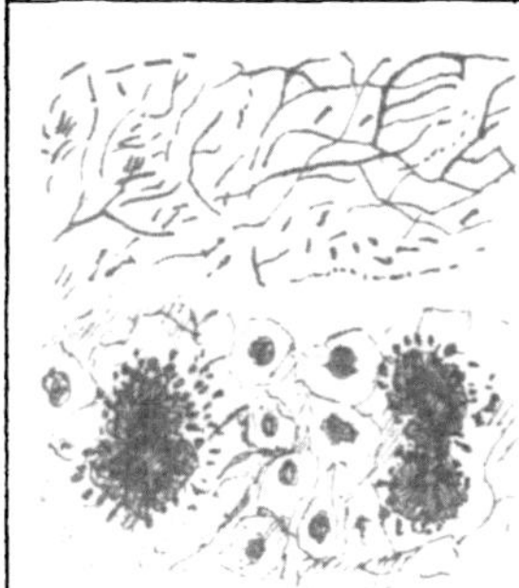

4. Strahlenpilz (Aktinomyces) (Reink. u. Gewebe mit Drusen).

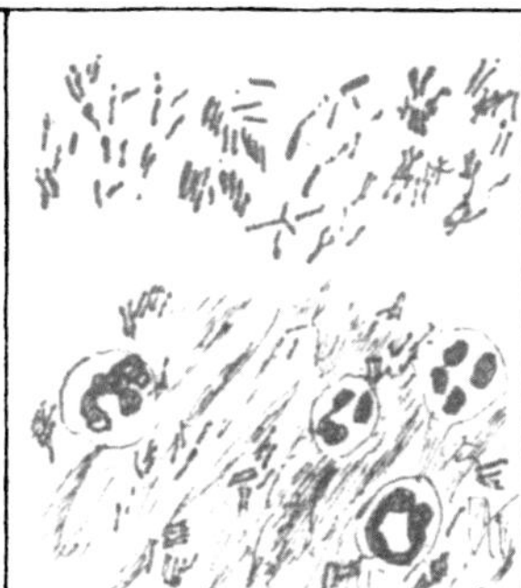

5. Diphtheriebazillen (Reink. u. Diphtheriemembran).

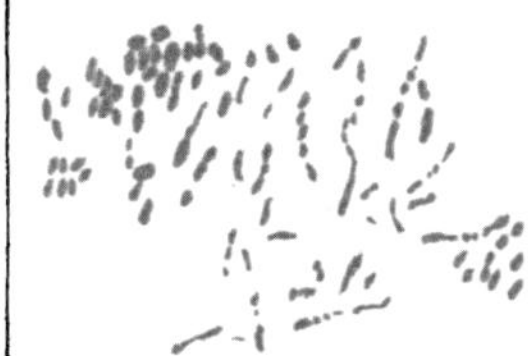

6. Pseudodiphtheriebazillen (Reinkultur).

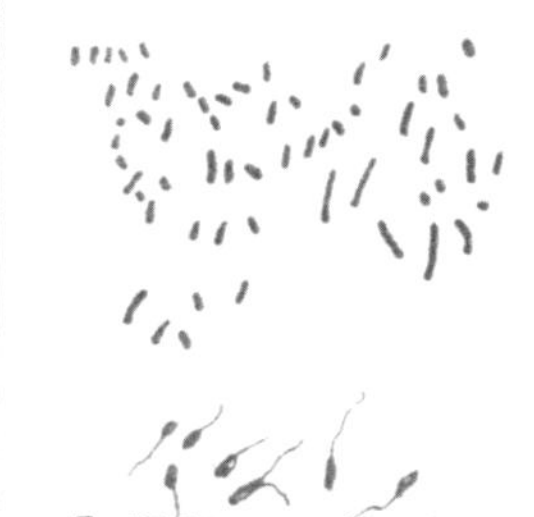

7. Kolibazillen (Reink. u. Geisseldarstellung).

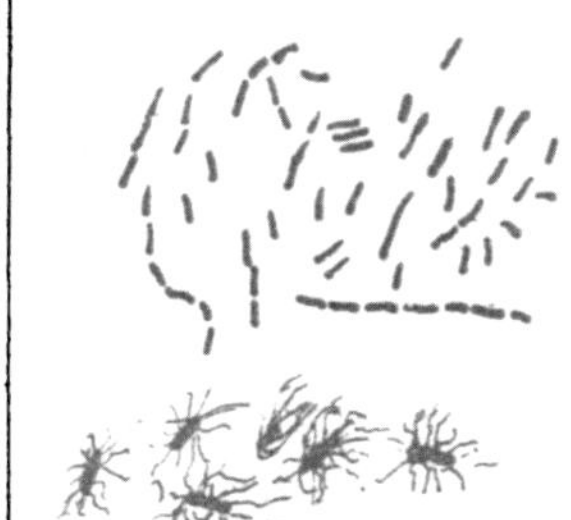

8. Typhusbazillen (Reink. u. Geissseldarstellung).

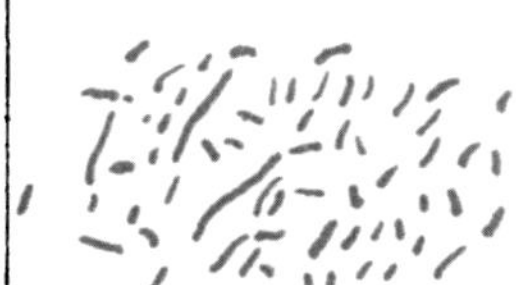

9. Echte Ruhrbazillen.

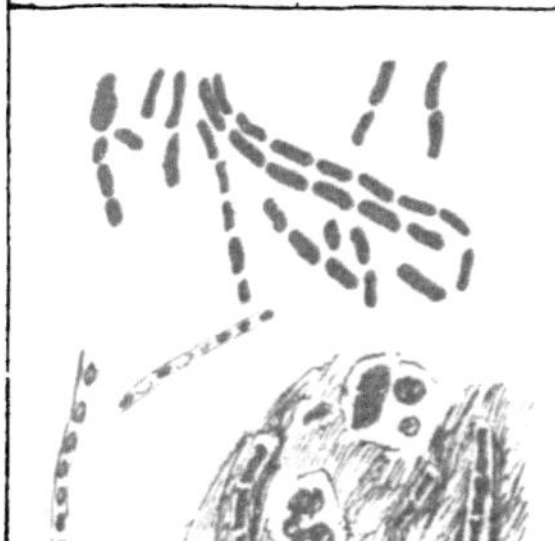

10. Milzbrandbazillen (Reink. Sporenfäden, Kapselbild).

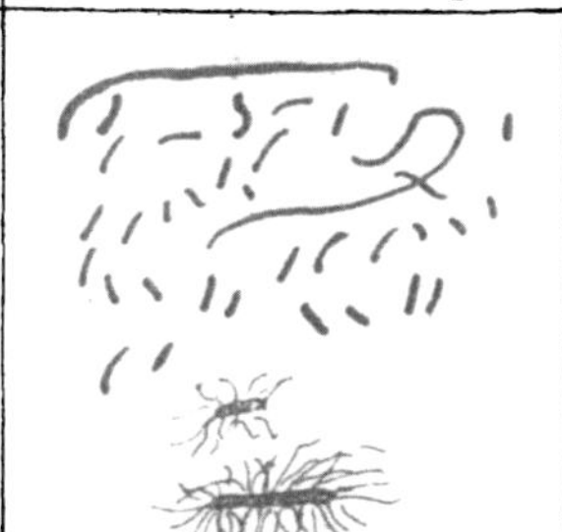

11. Fäulnisstäbchen (Reink. u. Geisseldarstellung).

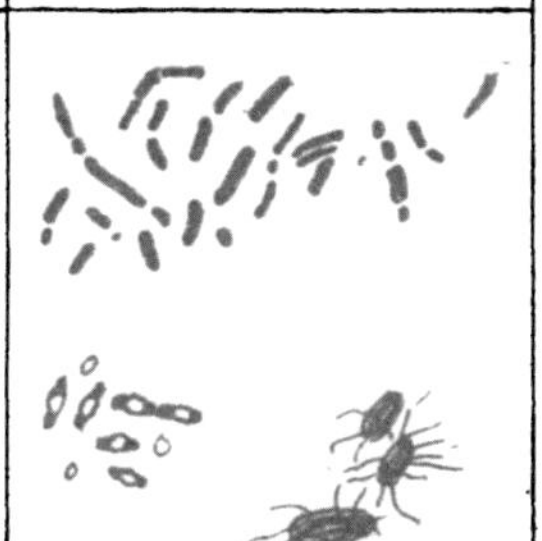

12. Heubazillen (Reink. Geisseldarstellung u. Sporenbild).

Walter de Gruyter & Co., Berlin.

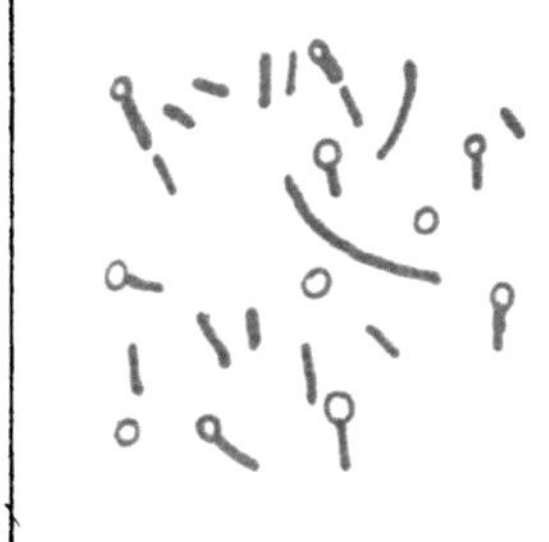

1. Tetanusbazillen (Reinkultur, Sporenbild).

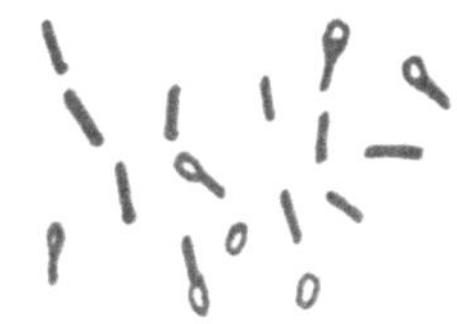

2. Gasbrandbazillen (Reink., Sporenbild).

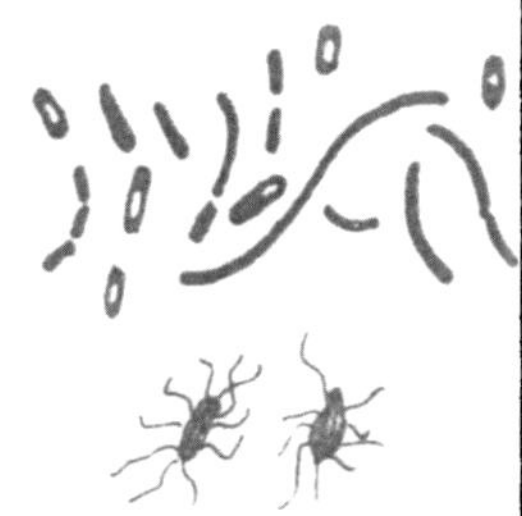

3. Bazillen d. malignen Oedems (Reink., Sporenbild u. Geisseldarstellung.

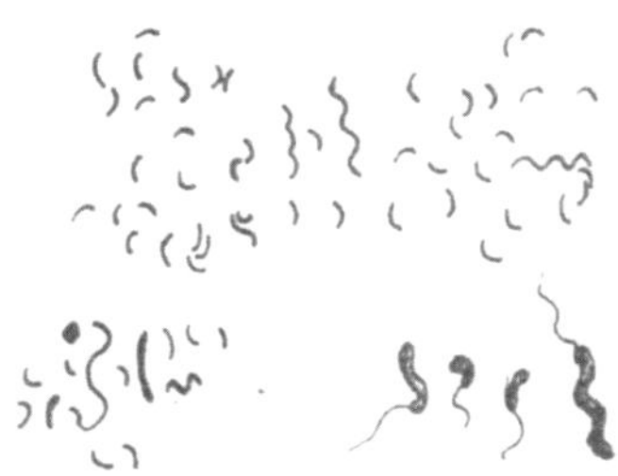

4. Choleravibrionen (Reinkultur u. Sporenbild).

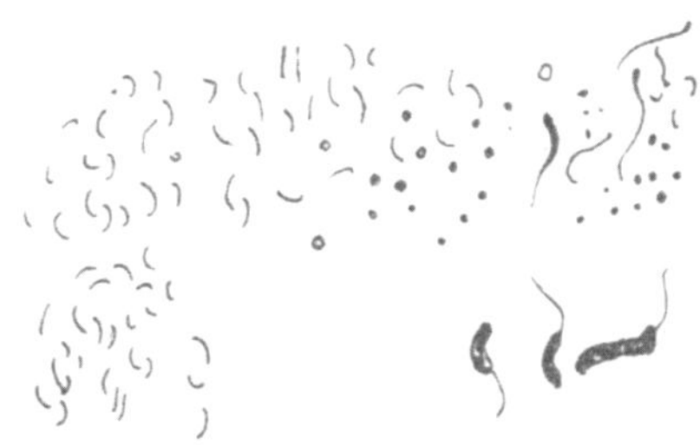

5. Vibrio Metschnikow (Reinkultur u. Geisseldarstellung).

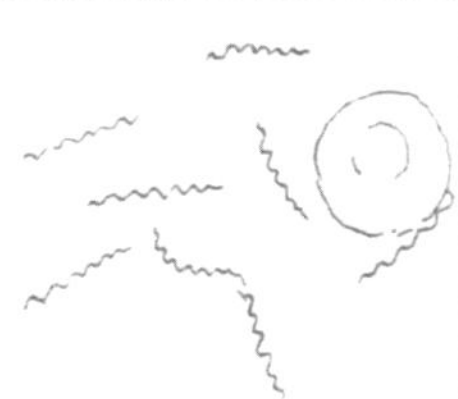

6. Syphilisspirochaeten (Reizserumausstrich).

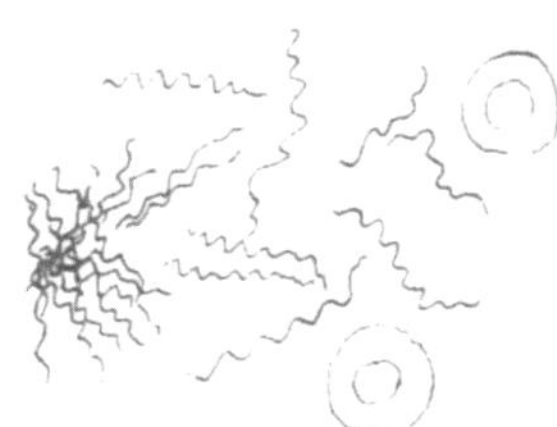

7. Rekurrensspirochaeten (Blutausstrich).

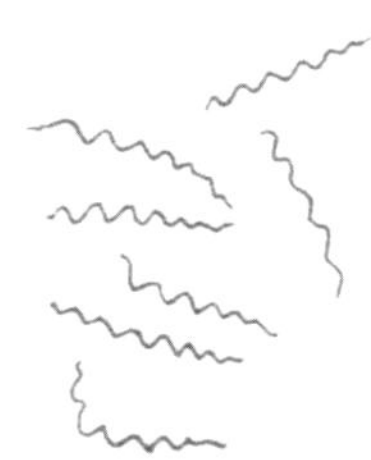

8. Refringensspirochaeten (kommen parasitisch neben Syphil spiroch. i. Reizserum v. Syph. Papeln vor.).

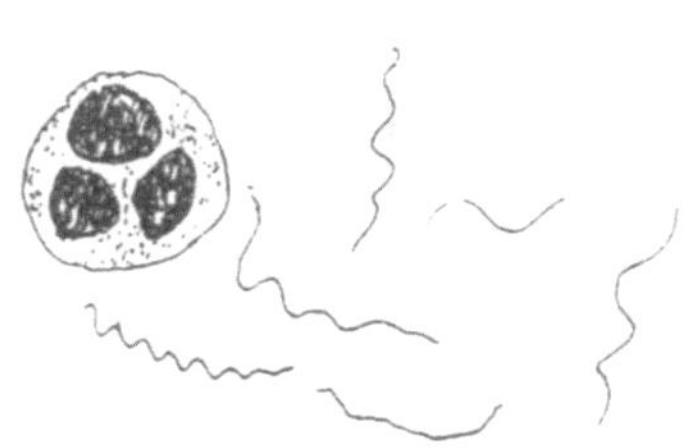

9. Spirochaeta buccalis.

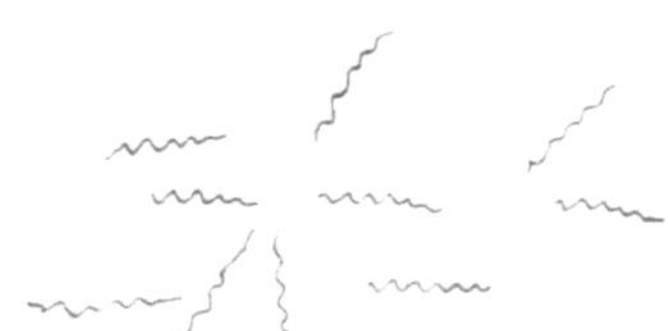

10. Spirochaeta dentium.

Walter de Gruyter & Co., Berlin.

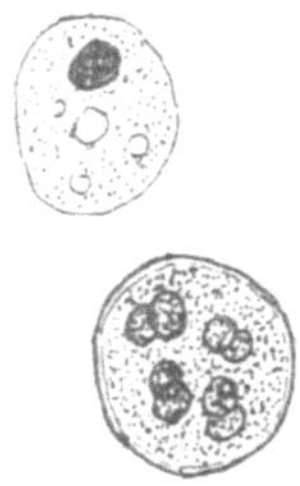

1. Amoeba buccalis.

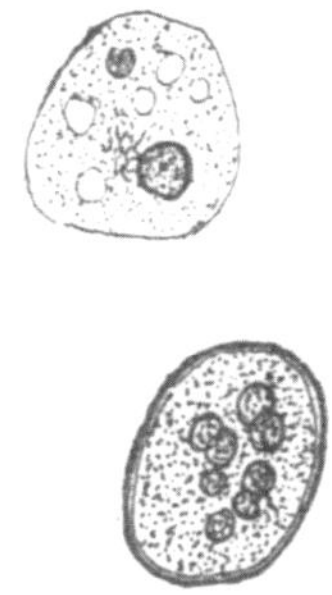

2. Amoeba coli.

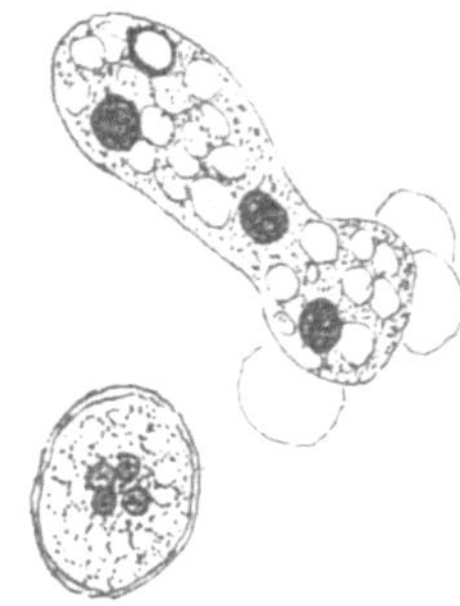

3. Ruhramoebe.

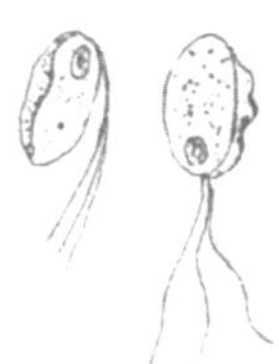

4. Trichomonas buccalis.

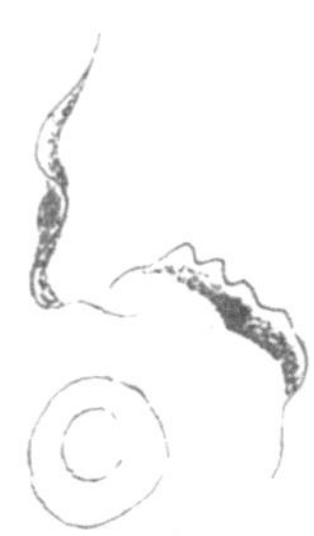

5. Trypanosoma gambiense.

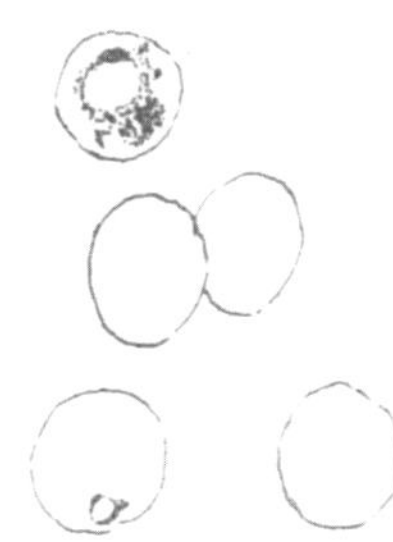

6. Malariaplasmodien (Tertiana) in Erythrocyten.

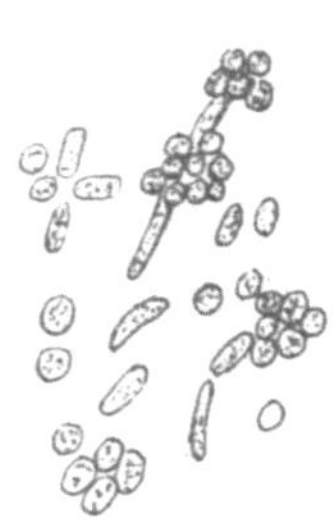

7. Oïdium albicans, Soor.

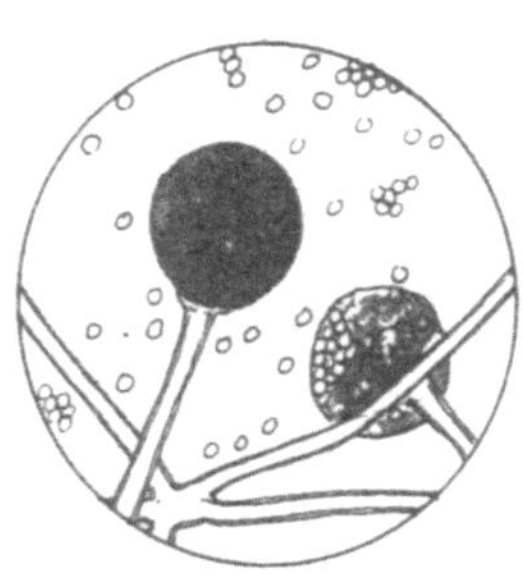

8. Mucor.

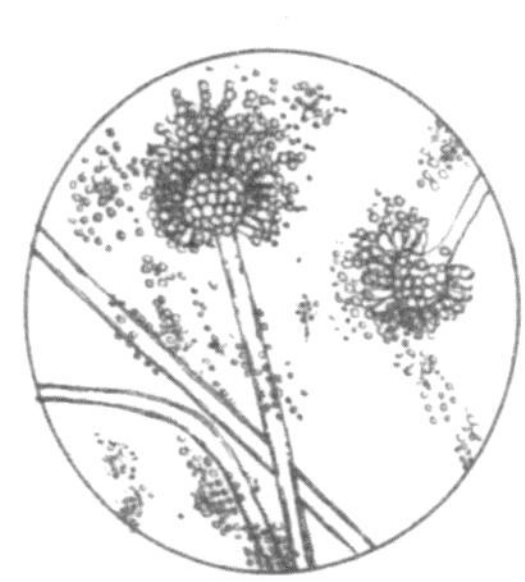

9. Aspergillus.

Walter de Gruyter & Co., Berlin.

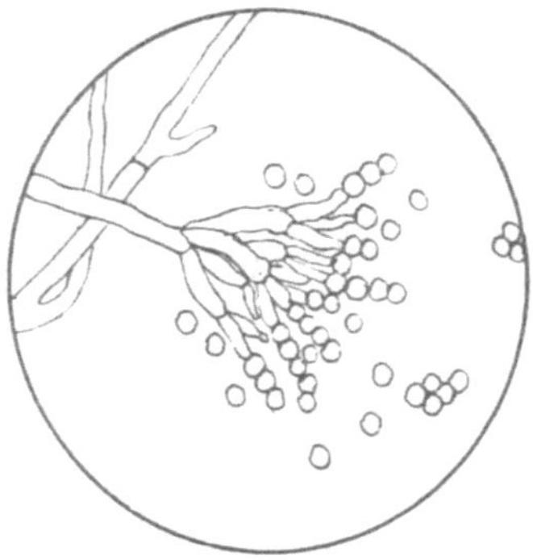

1. Penicillium.

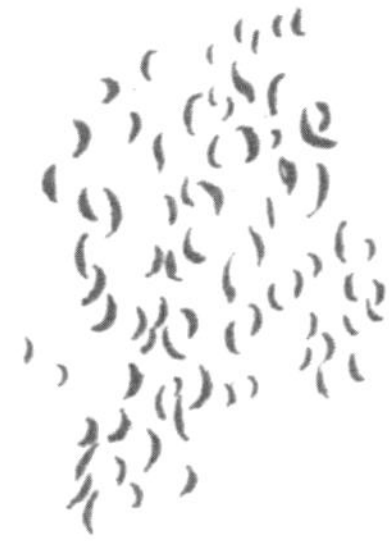

2. Millerscher Kommabazillus des Mundes.

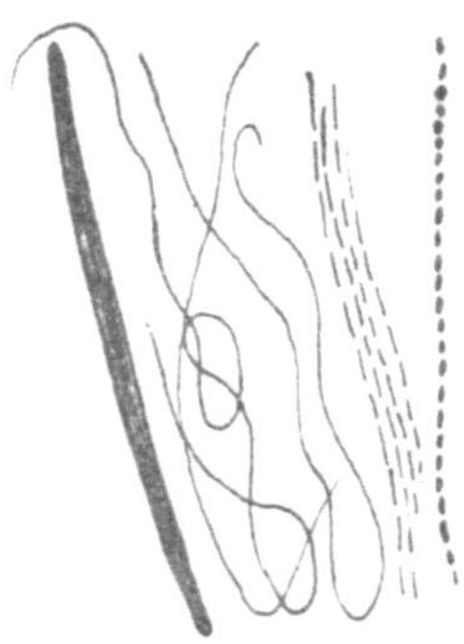

3. Leptothrix buccalis.

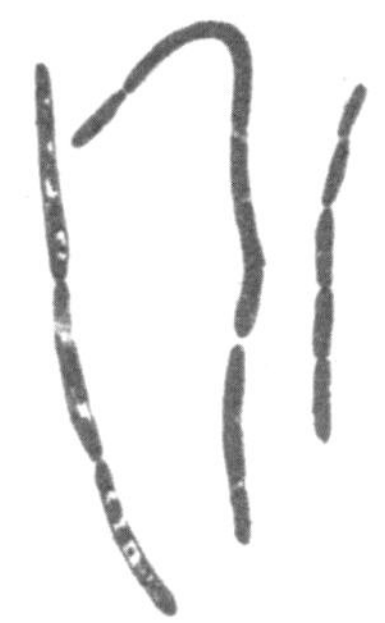

4. Bacillus maximus buccalis.

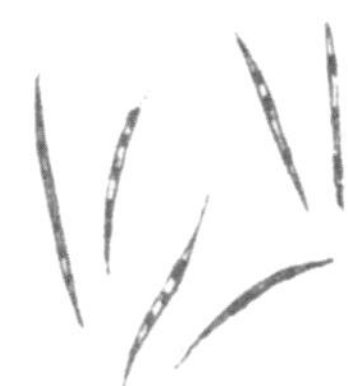

5. Bacillus fusiformis.

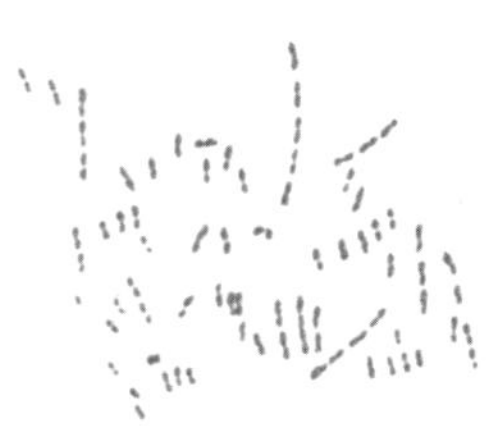

6. Streptococcus lacticus (zarter Typ aus Mundhöhle).

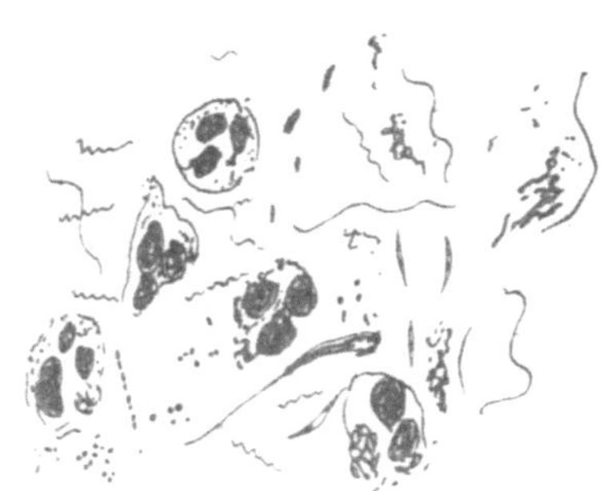

7. Ausstrich von Eiter bei pyorrhoischer Diathese.

Walter de Gruyter & Co., Berlin.

Register.

FSC
www.fsc.org
MIX
Papier | Fördert
gute Waldnutzung
FSC® C083411

Zeitfracht Medien GmbH
Ferdinand-Jühlke-Straße 7
99095 Erfurt, Deutschland
produktsicherheit@kolibri360.de